全国高等医学教育课程创新
"十三五"规划教材

供临床、预防、基础、口腔、麻醉、影像、药学、检验、护理、法医、生物工程等专业使用

形态学实验

（组织学与胚胎学分册）

主　编　郝利铭　邓香群
副主编　柴继侠　肖　玲　张国境　黄　鹂
编　者　（以姓氏笔画排序）
邓香群　邵阳学院
田洪艳　吉林医药学院
刘　颖　吉林大学
刘忠平　吉林医药学院
肖　玲　中南大学
邹维艳　蚌埠医学院
张国境　首都医科大学燕京医学院
林冬静　吉林医药学院
孟晓婷　吉林大学
赵　佳　吉林大学
郝利铭　吉林大学
姜文华　吉林大学
柴继侠　蚌埠医学院
黄　鹂　河南科技大学
董智勇　吉林大学

华中科技大学出版社
http://www.hustp.com
中国·武汉

内 容 提 要

本教材是全国高等医学教育课程创新"十三五"规划教材。

全书包括基础性实验、开放性实验和综合性实验三篇。书中添加了知识链接方便学生们理解切片的内容并拓宽视野,同时还设计了适当的案例,使学生们能够正确而全面地掌握组织结构,并学会分析问题和解决问题。为了方便学生阅读知识链接和案例分析,本教材尝试使用二维码,从而使纸质的书与互联网联系起来。

本教材可供临床、预防、基础、口腔、麻醉、影像、药学、检验、护理、法医、生物工程等专业使用。

图书在版编目(CIP)数据

形态学实验.组织学与胚胎学分册/郝利铭,邓香群主编.—武汉:华中科技大学出版社,2018.8(2021.1重印)
全国高等医学教育课程创新"十三五"规划教材
ISBN 978-7-5680-4066-2

Ⅰ.①形…　Ⅱ.①郝…　②邓…　Ⅲ.①人体形态学-实验-医学院校-教材　②人体组织学-实验-医学院校-教材　③人体胚胎学-实验-医学院校-教材　Ⅳ.①R32-33

中国版本图书馆 CIP 数据核字(2018)第 205223 号

形态学实验(组织学与胚胎学分册)　　　　　　　　　　　郝利铭　　邓香群　主编
Xingtaixue Shiyan(Zuzhixue yu Peitaixue Fence)

策划编辑:蔡秀芳
责任编辑:熊　彦　张　琴
封面设计:原色设计
责任校对:李　弋
责任监印:周治超
出版发行:华中科技大学出版社(中国·武汉)　　　电话:(027)81321913
　　　　　武汉市东湖新技术开发区华工科技园　　　邮编:430223
录　　排:华中科技大学惠友文印中心
印　　刷:湖北新华印务有限公司
开　　本:880mm×1230mm　1/16
印　　张:15.5
字　　数:426千字
版　　次:2021年1月第1版第3次印刷
定　　价:69.00元

全国高等医学教育课程创新"十三五"规划教材
编委会

总 序

Zongxu

《国务院办公厅关于深化医教协同进一步推进医学教育改革与发展的意见》指出："医教协同推进医学教育改革与发展，加强医学人才培养，是提高医疗卫生服务水平的基础工程，是深化医药卫生体制改革的重要任务，是推进健康中国建设的重要保障""始终坚持把医学教育和人才培养摆在卫生与健康事业优先发展的战略地位。"我国把质量提升作为本科教育改革发展的核心任务，发布落实了一系列政策，有效促进了本科教育质量的持续提升。而随着健康中国战略的不断推进，加大了对卫生人才培养支持力度。尤其在遵循医学人才成长规律的基础上，要求不断提高医学青年人才的创新能力和实践能力。

为了更好地适应新形势下人才培养的需求，按照《国务院办公厅关于深化医教协同进一步推进医学教育改革与发展的意见》《国家中长期教育改革和发展规划纲要（2010—2020 年）》《国家中长期人才发展规划纲要（2010—2020 年）》等文件精神要求，进一步出版高质量教材，加强教材建设，充分发挥教材在提高人才培养质量中的基础性作用，培养医学人才。在认真、细致调研的基础上，在教育部相关医学专业专家和部分示范院校领导的指导下，我们组织了全国 50 多所高等医药院校的近 200 位老师编写了这套全国高等医学教育课程创新"十三五"规划教材，并得到了参编院校的大力支持。

本套教材充分反映了各院校的教学改革成果和研究成果，教材编写体系和内容均有所创新，在编写过程中重点突出以下特点：

（1）教材定位准确，突出实用、适用、够用和创新的"三用一新"的特点。

（2）教材内容反映最新教学和临床要求，紧密联系最新的教学大纲、临床执业医师资格考试的要求，整合和优化课程体系和内容，贴近岗位的实际需要。

（3）以强化医学生职业道德、医学人文素养教育和临床实践能力培养为核心，推进医学基础课程与临床课程相结合，转变重理论而轻临床实践，重医学而轻职业道德、人文素养的传统观念，注重培养学生临床思维能力和临床实践操作能力。

（4）问题式学习（PBL）与临床案例进行结合，通过案例与提问激发学生学习的热情，以学生为中心，利于学生主动学习。

本套教材得到了专家和领导的大力支持与高度关注，我们衷心希望这套教材能在相关课程的教学中发挥积极作用，并得到读者的青睐。我们也相信这套教材在使用过程中，通过教学实践的检验和实际问题的解决，能不断得到改进、完善和提高。

全国高等医学教育课程创新"十三五"规划教材
编写委员会

前 言

Qianyan

本教材是全国高等医学教育课程创新"十三五"规划教材。组织学与胚胎学是医学各专业非常重要的一门基础课程,其实验课对于提升本课程教学效果和全面掌握人体组织结构和胚胎发育规律,具有不可替代的作用。近年来,各医学院校将注重传授知识和技能的教学模式与教学理念逐渐转变为注重培养学生自主学习和创新能力的教育理念。本教材正是基于此目的而设计和编写的。全书共分为三篇:第一篇为基础性实验,以培养学生正确掌握组织学与胚胎学的基本结构,该篇内容是传统组织学的教学内容,涵盖了教学大纲中所有的组织学与胚胎学教学内容,可满足大多数医药院校的教学需要;第二篇为开放性实验,涵盖当今形态学教学和课外实验所需要的基本实验技术,该篇中既有传统、经典和适用的技术方法,又有最新的形态定量技术;第三篇为综合性实验,该篇是引导学生将上述两篇的教学内容运用于实际科研中的实例,可根据实际情况选用,或作为知识拓展使用。

为了适应现代组织学与胚胎学的发展,同时,也为了方便学生们理解切片的内容,拓宽学生视野,在教材中适当位置添加了知识链接;同时还设计了适当的案例,使学生们能够正确而全面地掌握组织结构,并学会分析问题和解决问题。

本教材选用的光学显微镜图片大部分为各章节作者拍摄(除标注供图者外),少部分为吉林大学基础医学院组织学与胚胎学系教师拍摄的照片;文中选用的电子显微镜图片全部源于吉林大学基础医学院 尹昕 教授和朱秀雄技师多年的工作成果。所以,由衷地感谢他们多年来的辛勤耕耘,为我们留下了珍贵的教学资源。

希望本教材的出版能为培养更多具有创新能力的优秀医学工作者做出贡献。

郝利铭

目录

Mulu

第一篇　基础性实验

第二篇　开放性实验

第三篇　综合性实验

·第一篇·

基础性实验

第一章 绪 论

【实验目的】

1. 掌握光学显微镜的构造与使用方法。
2. 掌握组织切片观察时的注意事项。
3. 熟悉电子显微镜的原理。
4. 熟悉普通光学显微镜组织标本的制作方法。
5. 了解实验报告书写的注意事项。

【实验内容】

一、光学显微镜

（一）光学显微镜的构造

光学显微镜由机械部分和光学部分组成（图 1-1）。

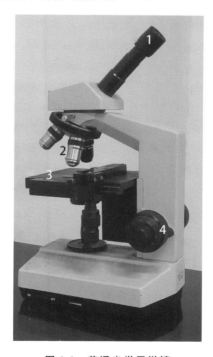

图 1-1　普通光学显微镜
1.目镜;2.物镜;3.载物台;4.粗、细准焦螺旋

1. 机械部分
（1）镜座:显微镜的基座,其他机械装置直接或间接附于其上。
（2）镜臂:便于移动显微镜时握取。
（3）镜筒:上端装有目镜,下端连接物镜转换器。

光学显微镜的基本
构造和成像原理

（4）物镜转换器：安装并更换物镜的装置。

（5）载物台：用于承放玻片标本。方形，中央有通光孔。配有标本移动器。

（6）调焦装置：包括粗准焦螺旋和细准焦螺旋。前者由粗动手轮控制，可使载物台出现明显的升降；后者由微动手轮控制，可使载物台轻微地上升或下降。

2. 光学部分

（1）目镜：靠近观察者的眼睛，实验室常用的目镜放大倍数为 10×。目镜通常由两个透镜组成，上面一个称为接目透镜，下面一个称为视野目镜。上、下透镜之间，或视野透镜的下面装有用来成像的光阑。

（2）物镜：一般有 4×、10×、20×、40× 和 100× 等几种，常用的低倍镜为 10×，高倍镜为 40×，油镜为 100×（图 1-2）。显微镜的放大倍数是目镜放大倍数与物镜放大倍数的乘积。

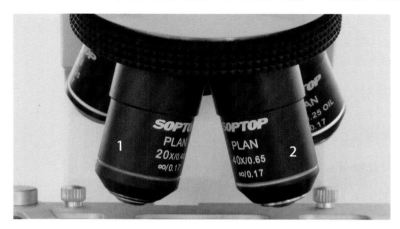

图 1-2　物镜

1.20×物镜；2.40×物镜

（3）聚光器：在载物台的下方，将光源射来的光线集合成束，经过标本再折射入物镜。

（4）光圈：位于聚光器下方，由许多小金属片组成，可调节视野的光亮，同时也可调节影像的反差。光圈小时，反差大；光圈大时，反差小。在一般性观察时，不可将光圈完全开大或关闭。在进行显微摄影时，光圈开的大小要同物镜的径口率相匹配，匹配的数值＝径口率×70％。

（二）光学显微镜的使用

1. 普通光学显微镜组织标本的制作方法　切片标本的制备：制成薄片，有利于光线通过，这就是组织制片法，包括切片、涂片、磨片。按照制片中所使用的介质不同，切片又分为石蜡切片法、冰冻切片法、火棉胶切片法、组织印片等。其中，最常用的是石蜡切片法，其制备过程如下（详见第二十五章）。

（1）取材与固定：取人体或动物的新鲜材料，切成适当的小块，立即投入固定剂（如甲醛、多聚甲醛、乙醇（俗称酒精）、Bouin's 液等）中固定，防止组织自溶，使组织中的蛋白质凝固，保持其生活状态下的组织结构。

（2）脱水、透明与包埋：将固定好的组织块用梯度乙醇脱水，用二甲苯透明，再放入融化的石蜡中浸蜡（使石蜡分子浸入组织的细胞内和细胞之间），用石蜡包埋。

（3）切片与染色：用石蜡切片机切成 5～10 μm 的薄片，贴于载玻片上，经脱蜡后染色。最常用的染色方法是 HE 染色。

（4）封片：滴加中性树胶，用盖玻片封片。

制作较大组织器官切片时，常用火棉胶包埋；为了更好地保存细胞内的酶活性和尽快观察切片,多选用冷冻切片(比如临床上快速病理检验就常用冷冻切片)。

涂片、铺片、磨片标本的制备:血液等液体材料可直接在玻片上涂片;疏松结缔组织、肠系膜等薄层组织,可撕开铺于玻片上;骨骼和牙齿等坚硬组织可直接研磨成薄的磨片;组织印片是将适当大小的新鲜组织压至载玻片,取下组织,载玻片用吹风机吹干,即制成组织印片,可进行 DNA 倍体分析、细胞学染色、组织化学染色等实验。

2.使用显微镜的注意事项

(1)显微镜的使用环境应清洁、干燥、无振动、无腐蚀性物质。

(2)使用之前,检查显微镜部件是否松动、有无缺损,不得擅自拆卸显微镜零部件。

(3)显微镜和组织标本要轻拿轻放。镜检时,需两眼同时睁开,如为单目显微镜,也需两眼同时睁开。

(4)不得沾污显微镜部件,若发现污物,应用擦镜纸擦拭干净。

3.光学显微镜的使用方法

(1)放置:显微镜置于桌面稍偏左,距桌沿 5 cm 以上。

(2)对光:打开光源,旋转物镜转换器,先将低倍镜对准载物台圆孔(调节聚光器和光圈),从目镜观察视野,得到明亮、柔和的光亮。科研用显微镜一般需要调节光轴,而学生用显微镜不需要调节光轴。

(3)置片:将载玻片放置在载物台上,正面朝上,用标本移动器固定,将组织部分对准载物台圆孔。

(4)低倍镜观察:慢慢转动粗准焦螺旋,使载物台上升到最高位置。从目镜观察,向反方向缓慢转动粗准焦螺旋,载物台下降,配合细准焦螺旋,直到看清物像。

(5)高倍镜观察:在低倍镜观察的基础上,选定目标结构,移至视野中央,换高倍镜,转动细准焦螺旋,直到看清物像。

(6)油镜观察:在标本所要观察部位滴一滴香柏油,转换油镜,使镜面与油接触,转动细准焦螺旋,直到看清物像。油镜使用完毕,须用镜头清洁剂和擦镜纸将镜头和玻片清洁干净。

(7)使用完毕,下移载物台,取下切片,放回切片盒,物镜镜头叉开,将光调至最暗,关闭电源开关,盖上防尘罩。

案例 1-1

标本在低倍镜下能调清楚,高倍镜下一直无法看清楚(此为阅片中常见现象,需认真思考)。

提问:产生这种状况的原因是什么?

案例分析 1-1

案例 1-2

低倍镜下观察,标本放置在载物台上,转动粗准焦螺旋,使载物台上升到最高位置,下降载物台的过程中,从目镜观察,始终看不到图像(此也为阅片中常见现象,需认真思考并解决)。

提问:如何解决这种情况?

案例分析 1-2

4.切片观察时的注意事项 光学显微镜下呈现的为平面结构,但组织本身是三维立体结构。因此,观察显微镜时,需要运用空间思维,从整体构建认知。同时,观察切片时,需要考虑到切片制作过程中的人为因素。

5.绘图的注意事项

(1)应实事求是,不可人为加工,不可艺术夸张,不可抄袭。

（2）注意选择所见典型结构,注意各部分之间的比例及颜色。

（3）HE 染色的标本,用红色绘细胞质(简称胞质)和细胞间质,用蓝色绘细胞核。同种颜色深浅运用、粗细结合,点线描画。

（4）注字整洁规范,标线平行整齐。

（5）记录好标本名称、染色方法、放大倍数、绘图日期等信息(图 1-3)。

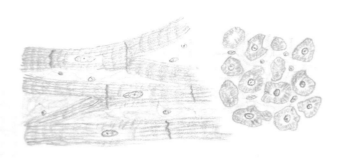

图 1-3　绘制心肌实物图示例（周莉供图）

二、电子显微镜

电子显微镜用电子束代替可见光,用电磁场代替玻璃透镜,使用荧光屏将肉眼不可见的电子束成像,可放大几万到几十万倍。一定波长的电子束通过标本,不同组织成分吸附金属染料不同,会发生散射。散射越强,在荧光屏上越暗,电子密度越高。

1.透射电镜　又称透射电子显微镜,以电子束为光源,穿透力低。其标本制作过程:机体死亡后数分钟内取材,组织块约 1 mm³,用戊二醛、锇酸等固定,用梯度乙醇脱水,用树脂包埋,超薄切片 60~90 nm,醋酸铀和枸橼酸铅等染色。

2.扫描电镜　用于观察组织细胞的表面结构。组织固定后,无须包埋和切片,直接在真空镀膜仪内干燥,在组织表面喷镀一层碳膜和金膜,增加二次电子数。

小结

组织学是研究人体细胞、组织、器官和系统的微细结构及其相关功能的学科;胚胎学是研究从受精卵发育为新个体的过程及其机理的学科,以形态观察为基本研究方法,需要借助于光学显微镜、电子显微镜等。组织学与胚胎学实验教学主要借助于光学显微镜观察组织切片,验证组织器官的微细结构和胚胎发育过程的理论知识,培养学生辨认组织和细胞结构的能力,培养学生综合观察、分析所见切片的结构和功能关系的能力。光学显微镜的构造和使用是实验教学的重要环节,使用光学显微镜观察不同组织标本是每一次实验课的教学任务,熟悉组织标本制作过程能加深对观察结果的理解。从平面结构到立体结构的思维,以及实事求是、不加工、不夸张的态度,是从事科学研究的基础。

能力测试

能力测试

1.通过本次课的操作,说出肉眼观察、低倍镜观察与高倍镜观察的顺序、重要性及其原因。

2.通过本次课的操作,说出标本移动器对整个过程的影响。

3.通过本次课的操作,比较粗准焦螺旋与细准焦螺旋的特点和作用。

参考文献

[1] 高英茂.组织学与胚胎学[M].3版.北京:高等教育出版社,2016.

[2] 李和,李继承.组织学与胚胎学[M].3版.北京:人民卫生出版社,2015.

[3] 周莉,齐亚灵.组织学与胚胎学实验[M].武汉:华中科技大学出版社,2013.

[4] 石玉秀.组织学与胚胎学[M].2版.北京:高等教育出版社,2013.

[5] 田洪艳,李质馨,徐冶.组织学与胚胎学实验[M].北京:科学出版社,2013.

[6] 张学舒.显微观察与生物制片技术[M].北京:中国水利水电出版社,2012.

（邓香群）

第二章　细　　胞

【实验目的】

1. 掌握细胞的基本形态结构。
2. 掌握各种细胞器的电镜结构特点及其相关功能。
3. 熟悉细胞核的光镜结构、电镜结构及其相关功能。
4. 了解细胞器、细胞核与细胞功能间的相互关系。

【实验内容】

一、细胞

材料与方法：人脊神经节，HE 染色。

1. 肉眼观　切片中椭圆形膨大部分是脊神经节，与神经节相连且较细的是脊神经。

2. 低倍镜　脊神经节内可见节细胞胞体，节细胞群弥漫性分布；细胞群之间可见纵行神经纤维。

3. 高倍镜

（1）节细胞（胞体）呈圆形或卵圆形（该细胞为假单极神经元），大小不等。细胞质嗜酸性，内有许多颗粒状的尼氏体（电镜下为粗面内质网和游离核糖体）。细胞核呈圆形，居中，染色淡，核仁清晰。

（2）卫星细胞位于节细胞胞体周围，呈扁平状，细胞核呈圆形或卵圆形，细胞质不明显（图 2-1）。

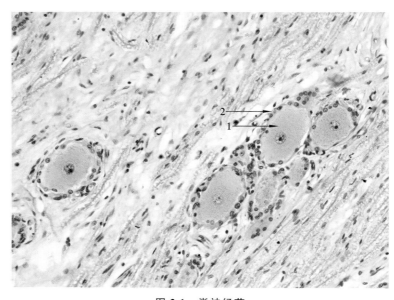

图 2-1　脊神经节
1. 节细胞；2. 卫星细胞

二、细胞的超微结构

1.细胞质

（1）粗面内质网和核糖体。

材料与方法：豚鼠神经元，透射电子显微镜制片。

游离核糖体呈颗粒状，附着核糖体与内质网形成粗面内质网（图2-2）。

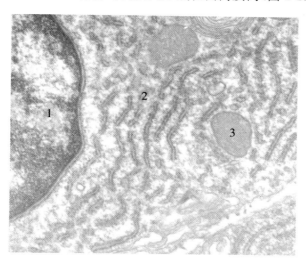

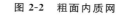

图 2-2　粗面内质网

1.细胞核；2.粗面内质网；3.线粒体

内质网与癌变

不同状态下的
核糖体变化

（2）高尔基复合体和线粒体。

材料与方法：兔浆细胞，透射电子显微镜制片。

高尔基复合体由扁平囊、小泡和大泡组成。线粒体具有双层膜，外膜光滑，内膜向内折叠成线粒体嵴，线粒体嵴与其长轴垂直，外膜与内膜之间为膜间腔（图2-3）。

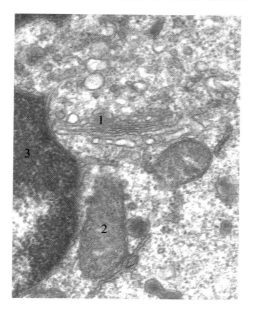

图 2-3　高尔基复合体和线粒体

1.高尔基复合体；2.线粒体；3.细胞核

病理条件下高尔
基复合体的改变

线粒体与癌变

案例 2-1

　　附着核糖体位于内质网膜表面,这种内质网称为粗面内质网,分布于绝大多数细胞中,主要合成分泌性蛋白质,高尔基复合体形成面附近的小泡由粗面内质网芽生而来,高尔基复合体的成熟面脱落形成许多大泡。

　　提问:说明这三种细胞器功能上的联系。

　　(3)滑面内质网和溶酶体。

　　材料与方法:小鼠肝脏,透射电子显微镜制片。

　　滑面内质网呈管泡状膜性结构,表面无核糖体附着。溶酶体有膜包裹,大小不等,初级溶酶体内容物电子密度较高,次级溶酶体内容物电子密度不均匀(图2-4)。

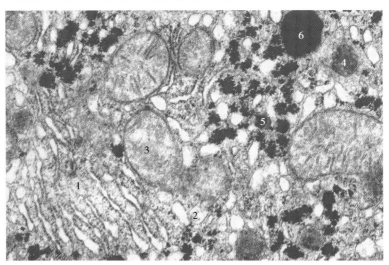

图 2-4　滑面内质网和溶酶体
1.粗面内质网;2.滑面内质网;3.线粒体;4.微体;5.糖原颗粒;6.溶酶体

　　(4)中心体。

　　材料与方法:猴肾上腺结缔组织成纤维细胞,透射电子显微镜制片。

　　多位于细胞核周围,由2个互相垂直的中心粒组成(图2-5)。每个中心粒由9组三联微管

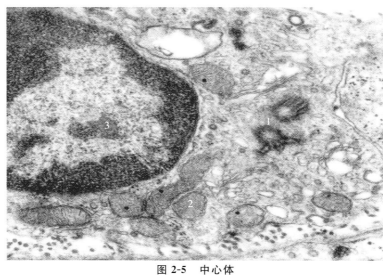

图 2-5　中心体
1.中心粒;2.线粒体;3.细胞核

和电子致密的物质构成,呈圆筒状。

2.细胞核

材料与方法:小鼠胰腺细胞,透射电子显微镜制片。

核膜包裹在细胞核表面,由两层单位膜构成,两层膜之间为核周隙。外核膜有核糖体附着,与粗面内质网相连。核膜上有圆形核孔,核孔由内、外核膜相互融合而成。核仁位于核中央,类圆形结构,电子密度高。染色质位于核膜与核仁之间,由颗粒和细丝组成,常染色质电子密度低,异染色质电子密度高(图2-6)。

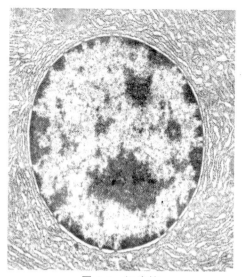

图2-6 细胞核

细胞核与肿瘤

小结

细胞由细胞膜、细胞质和细胞核三部分组成。细胞膜由脂质双分子层构成支架,蛋白质构成主体,外表面分布着糖类,执行着物质转运、信息传递等功能。细胞质的主要成分是细胞器,它们具有一定的形态结构,执行特定的生理功能。粗面内质网和核糖体能合成蛋白质,其中,粗面内质网合成分泌性蛋白,核糖体合成结构性蛋白,用于细胞结构本身。高尔基复合体将粗面内质网合成的蛋白质加工、修饰、浓缩和糖基化,最终形成分泌颗粒排出细胞外。线粒体是细胞的"供能器"。细胞中的滑面内质网因所含酶类不同功能各异。溶酶体在细胞内、外发挥着生物降解作用,参与细胞自我更新和组织改建等过程。中心体参与细胞分裂过程,参与纤毛、鞭毛等的组成。细胞核由核膜、核仁、染色质和核基质组成。

细胞膜、细胞核和细胞质是一个完整的有机体,它们相互配合,共同完成一个特定的生理功能。同时,三者的结构与功能是相互关联的,而且,细胞核的结构也可反映出细胞功能的强弱,同样,细胞质的染色特性也可反映出细胞的功能特点。如:合成代谢旺盛的细胞,其细胞核染色浅,核仁清晰,细胞质中粗面内质网、核糖体多,细胞质呈弱嗜碱性;若细胞吞噬功能强,细胞质内含有大量的溶酶体,细胞质呈强嗜酸性。

能力测试

1.通过本次课结合细胞膜的结构,说出细胞膜的功能。

2.通过本次课总结各种细胞器在机体内发挥的作用。

3.通过本次课比较染色质和染色体。

能力测试

推荐阅读文献

[1] 唐军民,张雷.组织学与胚胎学[M].3版.北京:北京大学医学出版社,2013.

[2] 周莉,齐亚灵.组织学与胚胎学实验[M].武汉:华中科技大学出版社,2013.

[3] 石玉秀.组织学与胚胎学[M].2版.北京:高等教育出版社,2013.

[4] 刘艳平.细胞生物学[M].长沙:湖南科学技术出版社,2008.

(邓香群)

第三章 上皮组织

【实验目的】

1.掌握各种被覆上皮的结构、功能和分布。
2.熟悉细胞表面特化结构的形成与功能。
3.了解外分泌腺的组成、分类和结构特点。

【实验内容】

一、单层扁平上皮

材料与方法：大动脉，HE染色。

1.肉眼观 凹面为管腔面（内表面），凸面为外膜部位。

2.低倍镜 定位于管腔面进行观察。

3.高倍镜 衬贴在大动脉内表面的一层扁平细胞为单层扁平上皮，即内皮。可见单层排列的扁椭圆形细胞核，细胞扁薄，胞质很少（图3-1）。

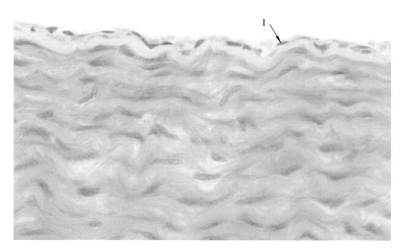

图3-1 单层扁平上皮（HE染色，高倍镜）
1.单层扁平上皮

二、单层立方上皮

材料与方法：甲状腺，HE染色。

1.肉眼观 组织呈粉红色的不规则形。

2.低倍镜 可见许多大小不等的圆形或不规则形滤泡。滤泡腔内有染成粉红色的胶质。

3.高倍镜 滤泡壁为单层立方上皮。细胞近似立方形，排列紧密。细胞核呈圆形，位于细胞中央（图3-2）。

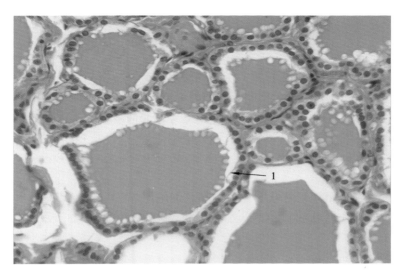

图 3-2 单层立方上皮（HE 染色，高倍镜）
1.单层立方上皮

三、单层柱状上皮

材料与方法：小肠，HE 染色。

1.**肉眼观** 标本为长条形，染成蓝紫色的一面为小肠腔面的黏膜，其余染成粉红色的部分为小肠壁的其他组织。

2.**低倍镜** 定位于小肠腔面的黏膜，小肠黏膜表面有许多细小的突起，为小肠绒毛。绒毛表面被覆单层柱状上皮。

3.**高倍镜** 大部分上皮细胞为柱状细胞，细胞核呈椭圆形，靠近细胞基底部，细胞质染成粉红色。细胞游离面可见染色略深的粗线状结构，为纹状缘。柱状细胞之间还散在有杯状细胞，形似高脚杯，顶部膨大，染色浅，呈空泡状。底部窄，含深染的细胞核，核呈倒三角形或不规则形（图 3-3）。

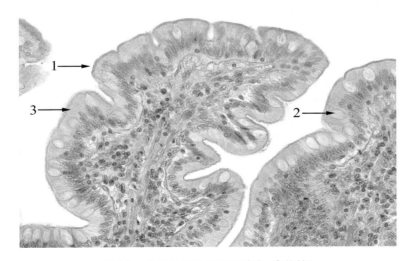

图 3-3 单层柱状上皮（HE 染色，高倍镜）
1.纹状缘；2.杯状细胞；3.柱状细胞

肠上皮切片中杯状
细胞的光镜结构

四、假复层纤毛柱状上皮

材料与方法：气管，HE 染色。

1. 肉眼观 凹面为气管腔面，腔面上蓝紫色的薄层组织为假复层纤毛柱状上皮。

2. 低倍镜 假复层纤毛柱状上皮的基底面和游离面均较整齐，但细胞核的位置高低不等。

3. 高倍镜 上皮游离面可见大量突起，即纤毛。基底面附着于基膜上，基膜是均质粉红色的窄带状薄膜，较明显。上皮内可辨认以下四种细胞。

（1）柱状细胞：呈高柱状，顶部达上皮游离面，并布满纤毛。细胞核呈长椭圆形，位置靠近细胞的游离面。

（2）杯状细胞：形态似单层柱状上皮中的杯状细胞。

（3）梭形细胞：位于柱状细胞和杯状细胞之间，细胞呈长梭形，细胞核呈椭圆形位于细胞中央。

（4）锥形细胞：位于上皮基部，细胞呈锥体形，细胞核呈圆形，染色较深（图 3-4）。

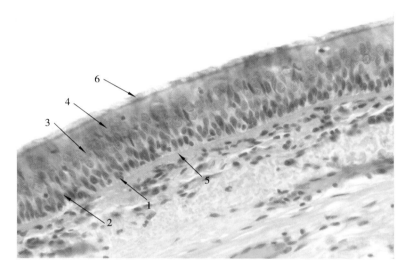

图 3-4 假复层纤毛柱状上皮（HE 染色，高倍镜）
1. 锥形细胞；2. 梭形细胞；3. 柱状细胞；4. 杯状细胞；5. 基膜；6. 纤毛

五、复层扁平上皮

材料与方法：食管，HE 染色。

1. 肉眼观 管腔面起伏不平，腔面呈蓝紫色的组织为复层扁平上皮。

2. 低倍镜 上皮由多层细胞组成，从基底层向表层，细胞形态渐变。上皮的基底部凹凸不平，与结缔组织交错相连。游离面较平整。

3. 高倍镜 从上皮的基底层向表层仔细观察细胞的形态变化规律。

（1）基底层：一层，细胞呈矮柱状或立方形，细胞核呈圆形，胞质嗜碱性，染色深。

（2）多边形细胞层：数层，细胞呈多边形，体积大；细胞核呈椭圆形或圆形，位于中央；胞质染色浅。

（3）梭形细胞层：数层，细胞呈梭形，细胞核呈扁椭圆形。

（4）表层：数层，细胞扁平状，细胞核呈扁平状，较小（图 3-5）。

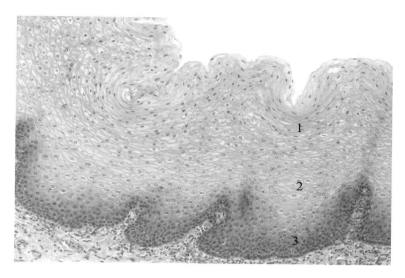

图 3-5　复层扁平上皮（HE 染色，高倍镜）
1.扁平细胞；2.多边形细胞；3.基底层细胞

六、变移上皮

材料与方法：膀胱，HE 染色。

1. 肉眼观　膀胱腔面凹凸不平，着色较深的部位为变移上皮。

2. 低倍镜　空虚状态时上皮较厚，细胞层数较多。

3. 高倍镜（图 3-6）

（1）基底层：位于上皮基底部的一层立方形或矮柱状细胞。

（2）中间层：数层多边形细胞。

（3）表层：一层大立方形细胞，可以盖住几个中间层细胞，称为盖细胞。细胞核圆形居中，偶见双核。胞质嗜酸性，朝向腔面侧的胞质着色较深。

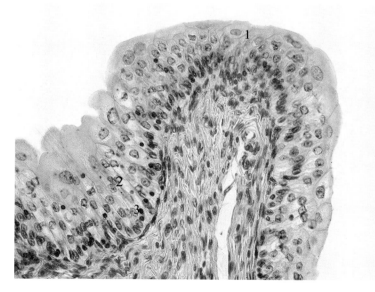

图 3-6　变移上皮（HE 染色，高倍镜）
1.表层细胞；2.中间层细胞；3.基底层细胞

案例分析 3-1

案例 3-1

有一张 HE 染色的切片,切片所呈现的是一种上皮组织,这种上皮组织的特点是:有多层细胞;上皮的一个面凹凸不平,呈波浪状,相对的面较为平整;凹凸不平的部分为一层呈矮柱状的细胞,核圆形,胞质嗜碱性较强,染色深;矮柱状细胞之上为多层多边形细胞;多边形细胞之上为数层梭形细胞;梭形细胞再向上为数层扁平细胞。

提问:1. 根据上述描述,判断该切片中的上皮组织属于哪一种类型?

2. 上皮的一个面凹凸不平,呈波浪状有什么意义?

七、上皮细胞表面的特化结构

1. 上皮细胞游离面和侧面

(1)微绒毛。

材料与方法:小鼠小肠上皮,透射电子显微镜制片。

柱状细胞游离面排列整齐的指状突起为微绒毛。上皮细胞侧面近细胞游离面处有紧密连接,其下方依次有中间连接、桥粒和缝隙连接(图 3-7)。

(2)纤毛。

材料与方法:大鼠气管上皮,透射电子显微镜制片。

柱状细胞表面的粗而长的突起为纤毛。纤毛外表面的细胞膜清晰,其内的细胞质中可见数条纵行排列的微管,基底部为高电子密度的基体(图 3-8)。

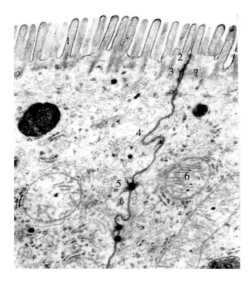

图 3-7 微绒毛与细胞连接(小肠上皮,TEM)
1.微绒毛;2.紧密连接;3.中间连接;4.缝隙连接
5.桥粒;6.线粒体;7.终末网

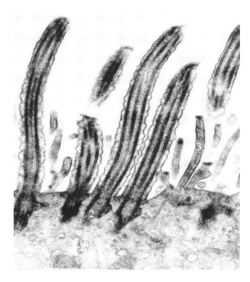

图 3-8 纤毛(气管上皮,TEM)
1.纤毛;2.基体;3.微绒毛

2. 上皮细胞基底面

(1)基膜。

材料与方法:大鼠气管上皮,透射电子显微镜制片。

在上皮与结缔组织连接处可见半桥粒和较厚的基膜。基膜由基板和网板组成,基板靠近上皮组织,分为紧贴在上皮细胞基底面的透明层和其下方的致密层两部分。网板与结缔组织相连,主要由网状纤维和基质构成(图 3-9)。

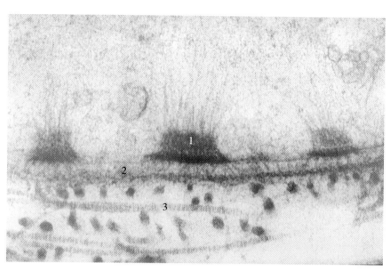

图 3-9　基膜与半桥粒(气管上皮,TEM)
1.半桥粒;2.基板;3.网板

（2）质膜内褶。

材料与方法:小鼠肾小管上皮细胞,透射电子显微镜制片。

远曲小管上皮细胞基底面的细胞膜向胞质内折叠形成的褶即质膜内褶,内褶间可见长椭圆形的线粒体(图 3-10)。

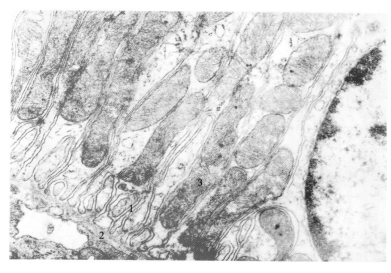

图 3-10　质膜内褶(肾小管上皮细胞,TEM)
1.内褶;2.基膜;3.线粒体

八、腺上皮

材料与方法:颌下腺,HE 染色。

1.肉眼观　组织被分隔成许多蓝紫色小块。

2.低倍镜　可见许多圆形、椭圆形或不规则形的腺泡及少量导管的切面。腺泡染色深浅不一,着色深的为浆液性腺泡,着色浅的为黏液性腺泡,着色深浅不一的为混合性腺泡。

3.高倍镜

（1）腺泡:由一层锥体形的腺细胞围成,有些腺泡的中央可见腺泡腔。

浆液性腺泡:由浆液性细胞围成,细胞核圆形,位于细胞偏基底部。基底部的胞质嗜碱性强,呈紫蓝色,顶部胞质含嗜酸性的红色酶原颗粒。

　　黏液性腺泡:由黏液性细胞围成,细胞核扁圆形,位于细胞基底部。细胞质着色浅淡,呈空泡状。

　　混合性腺泡:主要由黏液性细胞组成,少量浆液性细胞位于腺泡一侧,形成浆半月。

　　(2)导管:由单层或复层上皮构成,管腔明显(图3-11)。

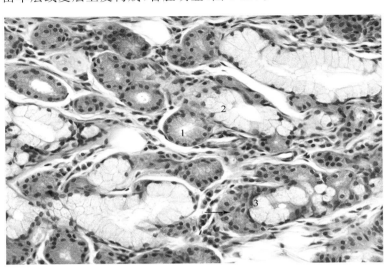

图 3-11　颌下腺(HE 染色,高倍镜)
1.浆液性腺泡;2.黏液性腺泡;3.混合性腺泡
箭头所指结构为浆半月

小结

　　根据上皮组织的功能可将其分为被覆上皮和腺上皮两大类。被覆上皮覆盖于身体表面,衬贴在体腔和有腔器官的内表面。依据构成被覆上皮的细胞层数和细胞(或表层细胞)形态将其分为下列几种类型:单层扁平上皮、单层立方上皮、单层柱状上皮、假复层纤毛柱状上皮、复层扁平上皮、变移上皮和复层柱状上皮。每种被覆上皮的结构特点都是与其分布器官的功能相适应的。因此,在观察结构的同时要联系其分布及功能。除此之外,还要注意切面与立体的关系。

能力测试

　　1.通过本次课所观察的切片总结上皮组织的共同特点。

　　2.通过本次课所观察的切片说出复层扁平上皮和变移上皮的区别。

推荐阅读文献

[1]　周莉,齐亚灵.组织学与胚胎学实验[M].武汉:华中科技大学出版社,2013.

[2]　邹仲之,李继承.组织学与胚胎学[M].8 版.北京:人民卫生出版社,2013.

能力测试

(张国境)

第四章 结缔组织

【实验目的】

1. 掌握疏松结缔组织中细胞和纤维的光镜结构。
2. 熟悉成纤维细胞、巨噬细胞、浆细胞和肥大细胞的电镜结构和功能。
3. 了解致密结缔组织、脂肪组织和网状组织的结构和功能。

【实验内容】

一、疏松结缔组织铺片

材料与方法:肠系膜铺片,台盼蓝注射,醛复红染色。

1. 肉眼观 可见紫红色菱形薄片,厚薄不一。

2. 低倍镜 选择标本较薄处观察,可见细丝状纤维交织成网,深染的细胞散在于纤维之间。

3. 高倍镜(图 4-1)

（1）胶原纤维:数量多;粗大,有分支;呈粉红色,交织成网。

（2）弹性纤维:很细,有分支,末端卷曲;被醛复红染成紫色。

（3）巨噬细胞:形态不规则,轮廓不清;细胞核呈圆形或卵圆形,因未复染而不着色;胞质内充满吞噬的大小不一的、蓝色的台盼蓝颗粒。

（4）肥大细胞:呈圆形或卵圆形;核小而圆,居中,也不着色;胞质内充满密集的紫色分泌颗粒。

（5）在纤维与细胞之间的空隙中,生活状态时充满基质。

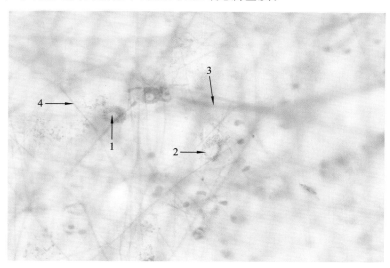

图 4-1 疏松结缔组织铺片(台盼蓝,醛复红染色,高倍镜)
1.肥大细胞;2.巨噬细胞;3.胶原纤维;4.弹性纤维

二、疏松结缔组织切片

材料与方法:胃底切片,HE 染色。

1. 肉眼观 在蓝紫色胃黏膜层和红色肌层间的色浅的区域是疏松结缔组织所在部位。

2. 低倍镜 结构疏松,富含血管。

3. 高倍镜(图 4-2)

(1)纤维:纤维染成粉红色,排列疏松,呈不同形状的切面,主要为胶原纤维。HE 染色中弹性纤维与胶原纤维颜色相近,故不易分辨。

(2)细胞:纤维之间可见较多被染成蓝紫色的梭形细胞核,多为成纤维细胞的核,其胞质分辨不清。其他细胞不易辨认。

(3)在纤维与细胞之间的空隙中,生活状态时充满基质。

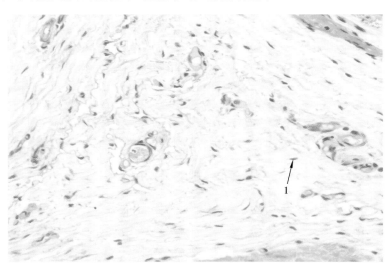

图 4-2 疏松结缔组织切片(HE 染色,高倍镜)
1.疏松结缔组织的细胞

三、疏松结缔组织细胞的超微结构

1. 成纤维细胞

材料与方法:小鼠结缔组织,透射电子显微镜制片。

成纤维细胞胞质内有丰富的粗面内质网、游离核糖体和高尔基复合体,细胞周围可见胶原纤维(图 4-3)。

2. 巨噬细胞

材料与方法:猴垂体,透射电子显微镜制片。

巨噬细胞表面伸出伪足,胞质内含大量溶酶体、吞噬体、吞饮泡和残余体(图 4-4)。

3. 肥大细胞

材料与方法:大鼠,透射电子显微镜制片。

肥大细胞的胞质内充满大小不一、密度不均的包膜颗粒(图 4-5)。

4. 浆细胞

材料与方法:人骨髓,透射电子显微镜制片。

浆细胞核中的异染色质分布于核膜周围,似车轮状;胞质内含大量平行排列的粗面内质网和游离核糖体;核旁可见高尔基复合体(图 4-6)。

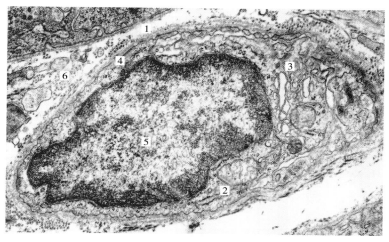

图 4-3　成纤维细胞(TEM)

1.分泌小泡；2.线粒体；3.粗面内质网；4.细胞膜；5.细胞核；6.胶原原纤维

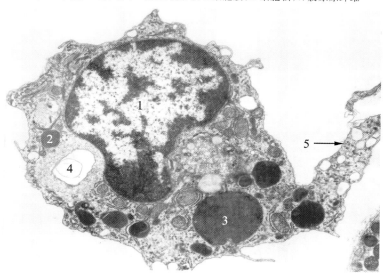

图 4-4　巨噬细胞(TEM)

1.细胞核；2.溶酶体；3.吞噬体；4.吞饮泡；5.伪足

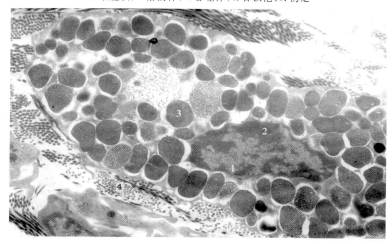

图 4-5　肥大细胞(TEM)

1.细胞核常染色质；2.细胞核异染色质；3.分泌颗粒；4.胶原原纤维

NOTE

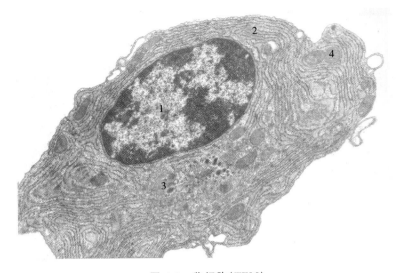

图 4-6　浆细胞(TEM)
1.细胞核;2.粗面内质网;3.高尔基复合体;4.线粒体

显示动物体内巨噬
细胞的吞噬功能

案例分析 4-1

案例4-1

在一张标本中呈现了如下的内容:许多粉红色的粗大的带状结构与紫色的细丝状结构纵横交错,其间散在分布有细胞。一种细胞形态不规则,轮廓不清,细胞核呈圆形或卵圆形,胞质内充满大小不一的、蓝色的颗粒;另一种细胞呈圆形或卵圆形,核小而圆,居中,胞质内充满密集的紫色颗粒。还有一些体积较小的圆形细胞,核呈环形,胞质呈粉红色。

提问:1.根据上述描述,判断这是哪种组织?

2.根据上述描述,判断该标本采用的是哪种制片方法?

3.体积较小的圆形细胞可能是哪种细胞?

四、致密结缔组织和脂肪组织

1.规则致密结缔组织(图 4-7)

材料与方法:肌腱(纵切),HE 染色。

(1)肉眼观:组织呈长条形,呈粉红色。

(2)低倍镜:染成粉红色的条带状结构为胶原纤维束,束间可见成行排列的腱细胞的细胞核。

(3)高倍镜:胶原纤维束密集平行排列,腱细胞轮廓不清,细胞核呈长杆状。

2.不规则致密结缔组织

材料与方法:皮肤,HE 染色。

(1)肉眼观:标本为半圆形,表面染蓝紫色的部分为皮肤的表皮,其深部染粉红色的部分为真皮的致密结缔组织,真皮下方色浅、结构疏松处为皮下组织,由疏松结缔组织和脂肪组织构成。

(2)低倍镜:构成真皮的为不规则致密结缔组织,胶原纤维束交错成网,细胞散在纤维之间。

(3)高倍镜:可见胶原纤维不同的断面(纵切面、横切面和斜切面),其间的细胞只能看清细胞核,主要是成纤维细胞和纤维细胞(图 4-8)。

皮下组织中的脂肪组织(图 4-9)被疏松结缔组织分割成许多脂肪小叶,小叶中有紧密排列的脂肪细胞。脂肪细胞体积大,呈多边形,胞质呈空泡状,扁椭圆形的细胞核位于周边。

图 4-7 规则致密结缔组织

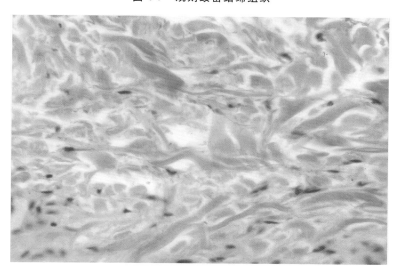

图 4-8 不规则致密结缔组织(HE 染色,高倍镜)

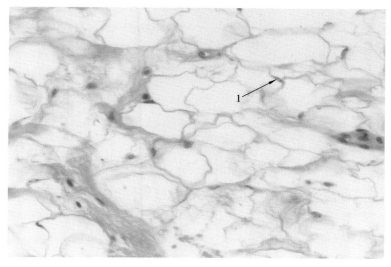

图 4-9 脂肪组织(HE 染色,高倍镜)

1.脂肪细胞

NOTE

小结

　　结缔组织由细胞和大量的细胞外基质构成。细胞外基质分化出基质和纤维。细胞散在于细胞外基质内,无极性。结缔组织分布广泛,形态多样,包括疏松结缔组织、致密结缔组织、脂肪组织、网状组织、血液、淋巴、软骨组织和骨组织。而疏松结缔组织是最典型的结缔组织,细胞种类较多,纤维数量较少,排列疏松,血管丰富。疏松结缔组织中的细胞包括成纤维细胞、巨噬细胞、肥大细胞、浆细胞、脂肪细胞、未分化的间充质细胞和白细胞。纤维包括胶原纤维、弹性纤维和网状纤维。在细胞和纤维之间填充有基质。

能力测试

　　1.通过本次课所观察的标本总结疏松结缔组织的特点。

　　2.通过本次课所观察的疏松结缔组织铺片说出如何区分巨噬细胞和肥大细胞。

能力测试

推荐阅读文献

[1]　周莉,齐亚灵.组织学与胚胎学实验[M].武汉:华中科技大学出版社,2013.

[2]　邹仲之,李继承.组织学与胚胎学[M].8 版.北京:人民卫生出版社,2013.

(张国境)

第五章　血液和血细胞发生

【实验目的】

1. 掌握各种血细胞的光镜结构和功能。
2. 熟悉各种血细胞的电镜结构特点。
3. 了解血细胞发生过程中形态变化的规律。

【实验内容】

一、血液

（一）血细胞的光镜结构

材料与方法：血涂片，Wright 染色。

1. 肉眼观　血液被涂成紫红色的薄膜。

2. 低倍镜　可见大量圆形、无核、粉红色的红细胞。红细胞间散在分布着胞体较大、核染成蓝紫色的白细胞。

3. 高倍镜

（1）红细胞：数量多；体积较小，呈圆形；无核；胞质呈粉红色，细胞中央着色浅，周围着色深。

（2）白细胞。

①中性粒细胞：细胞呈圆形，体积比红细胞大；核深染，呈弯曲的杆状或分为 2～5 叶；胞质呈浅粉红色，可见有细小的粉红色颗粒(图 5-1)。

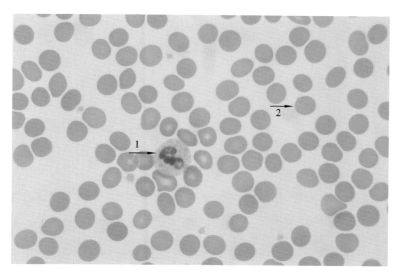

图 5-1　血细胞 1(Wright 染色，高倍镜)

1.中性粒细胞；2.红细胞

②嗜酸性粒细胞:数目较少;细胞呈圆形,体积比中性粒细胞稍大;核多为两叶;胞质内充满粗大、均匀的红色嗜酸性颗粒(图 5-2)。

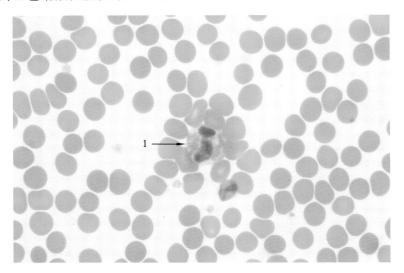

图 5-2　血细胞 2(Wright 染色,高倍镜)
1.嗜酸性粒细胞

③嗜碱性粒细胞:数量极少,故镜下很难找到。细胞呈圆形,胞体大小似中性粒细胞;核着色浅,呈 S 形或者不规则形;胞质内可见大小不等、分布不均匀的紫蓝色嗜碱性颗粒,常掩盖细胞核(图 5-3)。

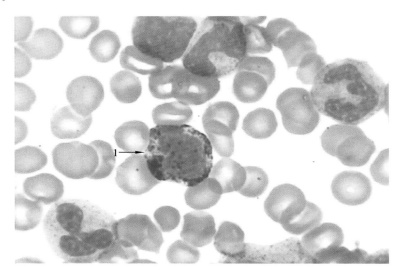

图 5-3　血细胞 3(Wright 染色,油镜)
1.嗜碱性粒细胞

④淋巴细胞:胞体大小不等,小淋巴细胞居多,细胞呈圆形,胞体大小似红细胞;核呈圆形,一侧常有小凹痕,染色质粗密,呈块状,着色深,核占细胞的大部分;胞质很少,嗜碱性强,呈蔚蓝色。淋巴细胞的核染色略浅;胞质较多(图 5-4)。

⑤单核细胞:体积最大,呈圆形或卵圆形;核呈肾形、马蹄形或不规则形,染色质颗粒细而松散,故染色较浅;胞质丰富,呈灰蓝色(图 5-5)。

(3)血小板:体积最小,分布于血细胞之间,常聚集成群。当受到刺激时,血小板呈不规则形;无核;胞质周边呈淡蓝色,较透明,中央有细小的紫蓝色颗粒(图 5-5)。

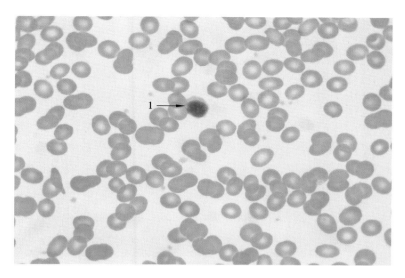

图 5-4　血细胞 4(Wright 染色,高倍镜)
1.淋巴细胞

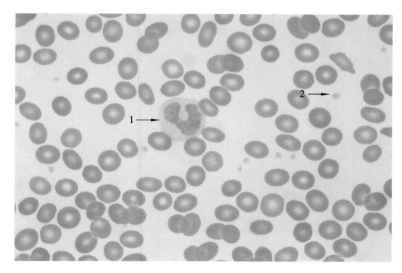

图 5-5　血细胞 5(Wright 染色,高倍镜)
1.单核细胞;2.血小板

(二)血细胞的电镜结构

1.红细胞

材料与方法:人血细胞,扫描电子显微镜制片。

多数为红细胞,呈双凹圆盘状,中央薄,周边厚,可见少量较大的白细胞和血小板(图 5-6)。

2.中性粒细胞

材料与方法:人骨髓中性粒细胞,透射电子显微镜制片。

细胞核呈分叶状,叶间有纤细的染色质丝相连;胞质中富含颗粒,其中圆形或椭圆形较大的颗粒为嗜天青颗粒,电子密度较高。另一种呈哑铃形或椭圆形较小的颗粒为特殊颗粒,电子密度较低(图 5-7)。

3.嗜酸性粒细胞

材料与方法:人骨髓嗜酸性粒细胞,透射电子显微镜制片。

胞质中充满颗粒,颗粒基质中有长方形或不规则形结晶体(图 5-8)。

NOTE

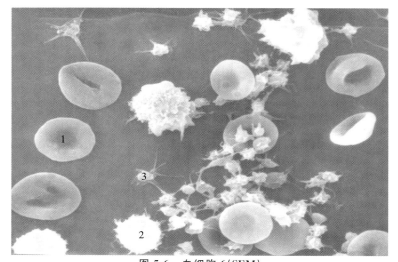

图 5-6 血细胞 6(SEM)

1.红细胞;2.白细胞;3.血小板

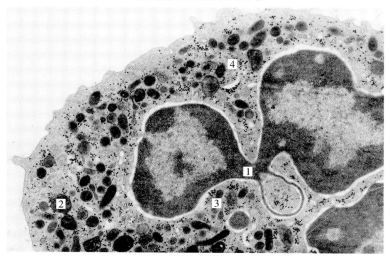

图 5-7 中性粒细胞

1.分叶核;2.嗜天青颗粒;3.特殊颗粒;4.糖原

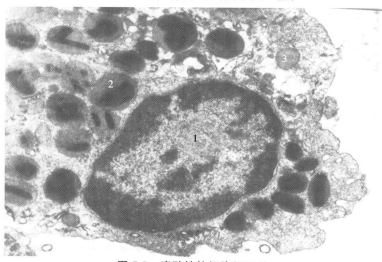

图 5-8 嗜酸性粒细胞(TEM)

1.细胞核;2.嗜酸性颗粒;3.线粒体

4.嗜碱性粒细胞

材料与方法:人骨髓嗜碱性粒细胞,透射电子显微镜制片。

胞质中可见大小不等、分布不均、电子密度较高的颗粒(图 5-9)。

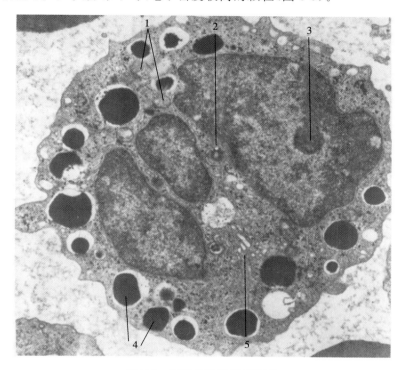

图 5-9 嗜碱性粒细胞(TEM)

1.线粒体;2.中心粒子;3.细胞核;4.嗜碱性颗粒;5.高尔基复合体

二、血细胞的发生

材料与方法:骨髓涂片,吉姆萨(Giemsa)染色。

1.肉眼观 骨髓涂片呈薄膜状。

2.低倍镜 选择有核细胞较多的区域观察。

3.高倍镜

(1)红细胞系。

①原红细胞:细胞呈圆形;细胞核呈圆形,体积大;胞质很少,核质比大于3/4,胞质呈强嗜碱性。

②早幼红细胞:细胞呈圆形,体积略小;细胞核呈圆形,体积稍小;胞质少,核质比大于1/2,胞质呈强嗜碱性。

③中幼红细胞:细胞呈圆形,体积进一步变小;细胞核呈圆形,体积进一步变小;胞质增多,核质比近似1/2,胞质嗜碱性减弱。

④晚幼红细胞:细胞呈圆形,体积更小;细胞核呈圆形,体积更小;胞质增多,核质比更小,胞质嗜碱性弱。

(2)粒细胞系。

①原粒细胞:细胞呈圆形;细胞核呈圆形,体积大;胞质很少,核质比大于 3/4,胞质呈强嗜碱性。

②早幼粒细胞:细胞呈圆形,体积略大;细胞核呈卵圆形,体积稍小;胞质少,核质比大于1/2,胞质嗜碱性减弱,有颗粒出现。

显示网织红
细胞的方法

③中幼粒细胞:细胞呈圆形,体积进一步变小;细胞核呈半圆形,体积进一步变小;胞质增多,核质比近似 1/2,胞质嗜碱性弱,颗粒增多。

④晚幼红细胞:细胞呈圆形,体积似成熟粒细胞大小;细胞核呈肾形,体积更小;胞质增多,核质比小于 1/2,胞质嗜碱性极弱,颗粒明显增多。

(3)巨核细胞系:原巨核细胞经幼巨核细胞发育为巨核细胞。巨核细胞是骨髓中体积最大的细胞,细胞形状不规则,核巨大呈分叶状;胞质内已出现血小板颗粒。

案例 5-1

血涂片中所呈现的内容是:有两个大小相近的球形细胞,一个细胞的细胞核呈弯曲的杆状,另一个细胞的细胞核分了五叶。两个细胞的胞质都呈浅粉红色,其内都可见细小的粉红色颗粒。在这两个细胞的周围分布许多小球形细胞,该细胞没有细胞核,胞质呈粉红色,且细胞中央着色浅,周围着色深。在这些细胞之间,还散在一些粉红色的体积较小的不规则形细胞,也没有细胞核。

提问:1.根据上述描述,判断两个大小相近的球形细胞哪一个更衰老。

2.根据上述描述,判断该血涂片中有哪几种血细胞。

小结

血液由红细胞、白细胞、血小板和血浆组成,血浆相当于细胞外基质。成熟的红细胞呈双凹圆盘状,无细胞核和细胞器,细胞质内主要成分是血红蛋白。白细胞是有细胞核的球形细胞,根据其细胞质内有无特殊颗粒,可将其分为有粒白细胞和无粒白细胞。依据有粒白细胞内特殊颗粒的染色性质,又将其分为中性粒细胞、嗜酸性粒细胞和嗜碱性粒细胞三种。无粒白细胞则有单核细胞和淋巴细胞两种。血小板是骨髓巨核细胞脱落的胞质碎块,呈双凸圆盘状,当受到刺激时,呈不规则形。在血涂片中,血小板中央部分有紫蓝色的颗粒,称为颗粒区;周边呈浅蓝色,称为透明区。成人的红骨髓是人体主要的造血器官,主要产生红细胞系、粒细胞系、单核细胞系的细胞和血小板。

能力测试

1.通过本次课所观察的标本照片描述各种血细胞的结构特点。

2.通过本次课所观察的三种粒细胞的电镜照片叙述各种有粒白细胞的功能。

3.试通过本次课所观察的标本照片描述血细胞发生过程中形态变化的规律。

推荐阅读文献

[1] 周莉,齐亚灵.组织学与胚胎学实验[M].武汉:华中科技大学出版社,2013.

[2] 邹仲之,李继承.组织学与胚胎学[M].8 版.北京:人民卫生出版社,2013.

(张国境)

第六章 软骨与骨

【实验目的】

1. 掌握透明软骨和骨组织中基质和细胞的结构。
2. 掌握密质骨和长骨的结构。
3. 了解弹性软骨和纤维软骨的光镜结构。
4. 了解骨的发生方式及其形成的基本过程。

【实验内容】

一、透明软骨

材料与方法：人气管，HE 染色。

1. 肉眼观 该标本为气管横切面，其中呈蓝色"C"字形的组织为透明软骨。

2. 低倍镜

（1）软骨膜：位于透明软骨表面（注意是在整个软骨组织的周围），由致密结缔组织构成，分为内外两层，但是，这两层分界不清，其中，外层含纤维较多。

（2）透明软骨组织：基质染成深浅不一的蓝色，靠近软骨细胞的部位着色深。软骨细胞形态不一致，靠近软骨膜的细胞较小，呈椭圆形，单个分布，与软骨膜平行排列。软骨深部的细胞较大，呈圆形或椭圆形，成对或成群分布（同源细胞群）（图 6-1）。

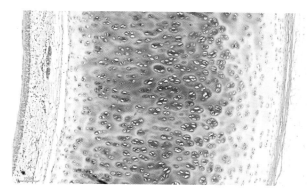

透明软骨切片
中的人工假象

图 6-1 透明软骨（HE 染色，低倍镜）

3. 高倍镜

（1）软骨囊：为围绕在软骨细胞周围的基质，其嗜碱性强，呈深蓝色。

（2）软骨细胞：生活状态时，软骨细胞充满整个软骨陷窝内。切片中多数细胞收缩变成有突起的细胞（实际由于固定和脱水导致），细胞核浓缩呈小圆形，染色深。很多细胞与软骨囊之间出现透亮的空隙，其实为陷窝的一部分或软骨细胞皱缩所形成（图 6-2）。

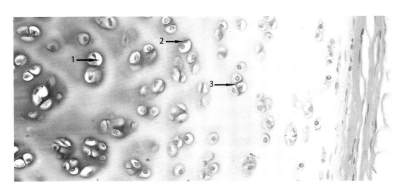

图 6-2 透明软骨(HE 染色,高倍镜)
1.软骨陷窝;2.软骨囊;3.同源细胞群

二、弹性软骨

材料与方法:人的耳廓,HE 染色。

1.肉眼观 该标本中部可见一紫红色的带状组织,即弹性软骨。

2.低倍镜 弹性软骨与透明软骨相似,软骨表面有薄层软骨膜,软骨细胞位于软骨陷窝内,软骨基质中含大量弹性纤维,交织成网。弹性纤维折光率强,呈亮红色(图 6-3)。

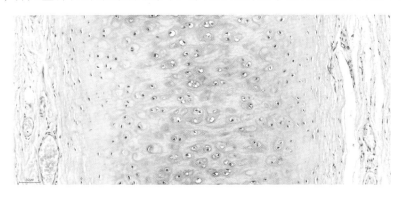

图 6-3 弹性软骨(HE 染色,高倍镜)

三、纤维软骨

材料与方法:人的椎间盘,HE 染色。

1.肉眼观 该标本周边部染成粉红色的部分为纤维软骨(构成纤维环),中央染成蓝色的部分即髓核。

2.低倍镜

(1)胶原纤维:数量多,平行或交错排列。

(2)软骨细胞:数量较少,位于纤维束之间,常成行排列。

(3)基质:很不明显,仅见于软骨细胞周围。

3.高倍镜 大量胶原纤维束染成粉红色,软骨细胞呈梭形或杆状,细胞界限不清,软骨囊不明显(图 6-4)。

四、密质骨

材料与方法:人长骨骨干(脱钙后),硫堇-苦味酸法。

图 6-4　纤维软骨 (HE 染色, 高倍镜)

1.肉眼观　切片上有两块染成黄色的组织,显条纹状的是骨的纵切面,略呈扇形的是横切面。骨的横切面,一侧呈光滑弧形,为外环骨板所在,对侧边缘凹凸不平,为内环骨板所在。

2.低倍镜　着重分辨密质骨中的四种骨板。

(1) 外环骨板:环形排列于骨外表面,骨板与骨表面平行,层数多而整齐。

(2) 内环骨板:位于骨髓腔面骨内膜的外侧,围绕骨髓腔面排列,骨板层数少且厚薄不一。

(3) 哈弗斯骨板(骨单位骨板):位于内、外环骨板之间,常呈圆形,其中央为紫褐色(或呈空腔)的中央管,许多层哈弗斯骨板围绕中央管呈同心圆排列。

(4) 间骨板:位于哈弗斯骨板之间,大小不等,骨板排列成半环形或不规则形,其结构与哈弗斯骨板局部结构相似。

(5) 穿通管:两个相邻的中央管之间常有穿通管相连,纵切面上常与中央管交叉。

3.高倍镜

(1) 骨陷窝:位于骨板间或骨板内,呈长椭圆形或梭形,着紫褐色。

(2) 骨小管:从骨陷窝向四周伸出的许多放射状小管,着紫褐色,相邻的骨小管相互连接。

(3) 黏合线:横切面上可见骨单位表面的轮廓线,呈环形,骨单位表面的骨小管在此处折返(图 6-5)。

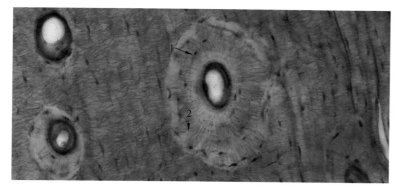

图 6-5　哈弗斯骨板(硫堇-苦味酸法,高倍镜)

1.骨陷窝;2.骨小管

案例 6-1

有一张骨的 HE 染色切片,切片所呈现的内容是:标本一侧较规则,有数层平行排列的骨板,另一侧较粗糙,中间部位可见很多同心圆样的结构。

提问:1.根据上述描述,判断该切片属于密质骨还是松质骨,及其组织结构的方向。

案例分析 6-1

2.根据上述描述,辨认密质骨骨板排列的规律。

五、骨发生

（一）骨发生的光镜结构

材料与方法:胎儿的指骨,HE 染色。

1.肉眼观　标本为胎儿手指的纵切面,表面为皮肤,内部有指骨。选择一完整的指骨观察,两端膨大为骨骺与关节软骨,呈浅蓝色,是透明软骨;中间部分较细,为骨干,染成红色,骨的中央为骨髓腔。

2.低倍镜

选择一个指骨的骺端重点观察(图 6-6)。

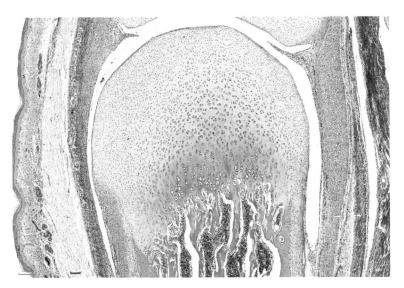

图 6-6　骨发生(HE 染色,低倍镜)

（1）软骨储备区:很薄,为透明软骨,软骨细胞小,分散存在,软骨基质着色浅(淡蓝色甚至无色)。

（2）软骨增生区:位于软骨储备区的骨干侧,软骨细胞增大,呈扁平状,同源细胞群顺骨的长轴单行排列形成细胞柱。

（3）软骨成熟区:软骨细胞进一步变大,呈圆形,柱状排列,软骨基质变薄。

（4）软骨钙化区:软骨细胞肥大,细胞呈空泡状变性,核固缩。有些细胞死亡,留下空的软骨陷窝。基质较窄,染成蓝色(钙盐沉积)。此处常见破骨细胞附着于软骨基质。

（5）成骨区:在残留蓝色的软骨基质表面,被覆薄层红色的新生骨组织,共同形成条索状的过渡型骨小梁。骨小梁伸向骨干中央的骨髓腔。

（6）骨髓腔:骨髓腔中充满红骨髓,网状组织构成网状支架,网眼中有处于不同发育阶段的血细胞。

（7）骨领:骨髓腔的周围为已经形成的较厚的骨领,嗜酸性,可见骨陷窝及其中的骨细胞,此时的骨组织属非板层骨。骨领不断增厚,并不断向两端延伸、钙化,逐渐形成骨干,这是长骨增粗的方式。骨领表面的致密结缔组织为骨膜。

（8）初级骨化中心:位于骨干中部,其中仍可见一些过渡型骨小梁,过渡型骨小梁之间即为初级骨髓腔。

3.高倍镜(图6-7)

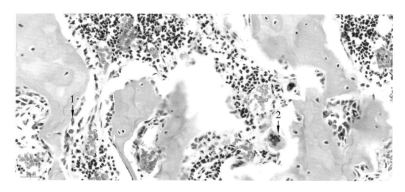

图6-7 骨发生(HE染色,高倍镜)
1.成骨细胞;2.破骨细胞

（1）成骨细胞:分布在骨小梁的外表面,成骨区新生骨组织的表面。细胞常排列成一层,细胞呈矮柱状、椭圆形或不规则形,胞质嗜碱性,呈紫蓝色。

（2）骨细胞:位于骨陷窝(骨细胞存在的空间)内,单个散在分布,由于细胞收缩,其周围出现空隙。

（3）破骨细胞:数目较少,在成骨区的凹面多见,细胞体积大,呈不规则形,有多个细胞核,胞质嗜酸性强,被染成红色。

（二）骨组织的超微结构

1.成骨细胞

材料与方法:人成骨细胞,透射电子显微镜制片。

胞质中有大量粗面内质网和发达的高尔基复合体,靠近骨质面的胞质中有许多与成骨有关的基质小泡(图6-8)。

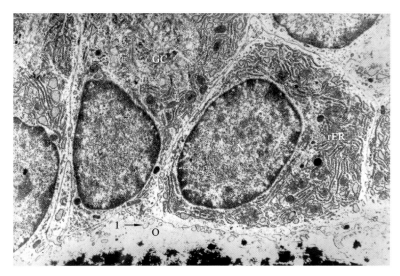

图6-8 成骨细胞(TEM)
N表示细胞核;rER表示粗面内质网;GC表示高尔基复合体;O表示类骨质;1.基质小泡

2.骨细胞

材料与方法:人骨细胞,透射电子显微镜制片。

骨细胞位于骨陷窝内,其突起伸入骨小管,细胞核呈椭圆形,细胞器不发达(图6-9)。

NOTE

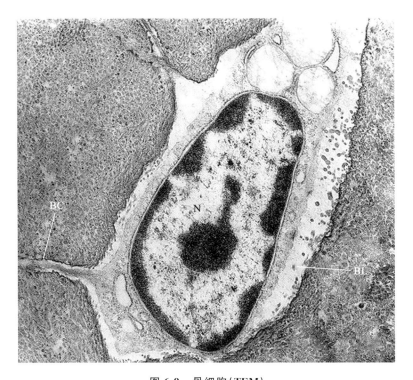

图 6-9　骨细胞（TEM）

N 表示细胞核；BC 表示骨小管；BL 表示骨陷窝

3. 破骨细胞

材料与方法：人破骨细胞，透射电子显微镜制片。

有多个细胞核，靠近骨质面可见皱褶缘。胞质中可见溶酶体、吞饮泡和大量线粒体，细胞一侧电子密度低，为亮区，其内含有微丝和微管，无其他细胞器（图 6-10）。

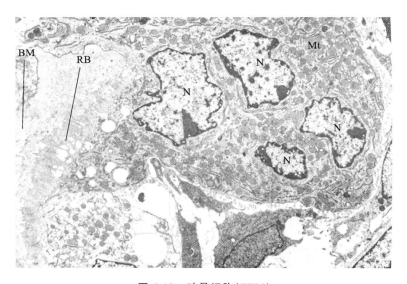

图 6-10　破骨细胞（TEM）

RB 表示皱褶缘；Mt 表示线粒体；N 表示细胞核；BM 表示骨基质

小结

    1.软骨组织由软骨细胞和软骨基质(细胞外基质)构成。根据软骨基质中纤维的种类,可将软骨分为透明软骨(含胶原原纤维)、弹性软骨(含弹性纤维)、纤维软骨(含胶原纤维束)三种类型。透明软骨的软骨细胞形态和分布有规律,软骨周边为幼稚的细胞,较小,单个分布。软骨中央的细胞较大,常成群分布,由一个软骨细胞分裂而来,称为同源细胞群。软骨细胞所在的基质腔隙称为软骨陷窝。在软骨陷窝周围含硫酸软骨素多,嗜碱性强,称为软骨囊。

    2.骨组织由大量钙化的细胞外基质和细胞组成。细胞包括骨祖细胞、成骨细胞、骨被覆细胞、骨细胞和破骨细胞。骨细胞位于骨板之间或骨板内,有多个突起,胞体位于骨陷窝,突起伸入骨小管内。破骨细胞体积大,多核,具有很强的溶解和吸收骨质的作用。

    3.长骨骨干为密质骨,其骨板排列有3种方式:环骨板、哈弗斯骨板和间骨板。长骨骨干主要由哈弗斯骨板(骨单位骨板)构成。哈弗斯骨板由哈弗斯管(中央管)和同心圆排列的哈弗斯骨板共同组成。

能力测试

    1.通过本次课所观察的切片照片比较透明软骨、弹性软骨和纤维软骨的异同点。

    2.通过本次课所观察的切片照片阐述密质骨的组织结构。

    3.试通过本次课所观察的切片照片阐述骨组织发生的基本过程及骨的增粗、加长的过程。

能力测试

推荐阅读文献

[1] 周莉,齐亚灵.组织学与胚胎学实验[M].武汉:华中科技大学出版社,2013.

[2] 邹仲之,李继承.组织学与胚胎学[M].8版.北京:人民卫生出版社,2013.

(肖　玲)

第七章 肌 组 织

【实验目的】

1. 掌握骨骼肌、心肌和平滑肌的形态结构与功能的关系。
2. 掌握骨骼肌和心肌纵切面的区别。
3. 了解平滑肌的超微结构。

【实验内容】

一、骨骼肌

（一）骨骼肌的光镜结构

材料与方法：狗的肋间肌，HE 染色。

1. 肉眼观 该标本有两块组织，长条形的为纵切面，椭圆形的为横切面。

2. 低倍镜 肌肉的表面有致密结缔组织包绕，为肌外膜（即深筋膜）；它伸入肌肉内，包裹着许多肌纤维，为肌束膜；每条肌纤维周围有薄层结缔组织，为肌内膜。

（1）骨骼肌纵切面：骨骼肌纤维呈长圆柱形，相互平行排列，聚集呈束（由于肌纤维较长，标本中往往不能见到其两端）；细胞核多个，呈扁椭圆形，位于肌纤维膜下。

（2）骨骼肌横切面：呈圆形或多边形，常见 1～3 个椭圆形或圆形的细胞核位于肌纤维膜下。

3. 高倍镜 适当调小光圈，将视野亮度调暗。首先在纵切面上选择一条界线清晰的骨骼肌纤维，每条肌纤维的两边染色较深的为肌膜（实际上还包括外面紧密贴附的基膜）。骨骼肌纤维显出着色深浅不同的横纹。暗带为深红色，明带着色稍浅，其中央有一条细线为 Z 线。

横切面上，可见肌膜染色深红，核呈圆形或卵圆形，位于细胞周边。肌纤维内有许多红色点状结构，为肌原纤维（图 7-1）。

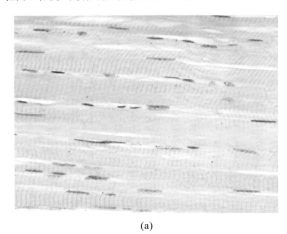

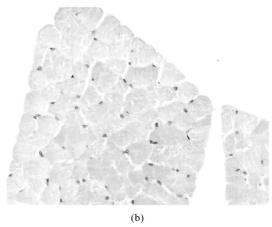

(a)   (b)

图 7-1 骨骼肌的光镜结构（HE 染色，高倍镜）

（a）纵切面；（b）横切面

（二）骨骼肌的超微结构

材料与方法：小鼠骨骼肌，透射电子显微镜制片。

为骨骼肌纤维的纵切面，明暗相间的肌原纤维由粗细肌丝规则排列而成，粗肌丝中央固定于 M 线，两端游离；细肌丝一端附着于 Z 线，另一端游离穿插于粗肌丝之间，终止于 H 带外侧。I 带中间为 Z 线，两侧为细肌丝；H 带中间为 M 线，两侧为粗肌丝，H 带两侧的暗带区域粗细肌丝皆有。肌原纤维间可见线粒体、横小管、肌浆网（终池）等结构，三联体位于明暗带交界处（图 7-2）。

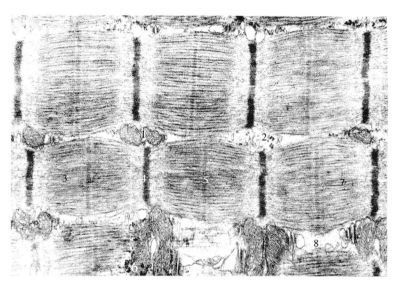

图 7-2 骨骼肌的超微结构（TEM）
1.线粒体；2.横小管；3.肌原纤维；4.Z 线；5.M 线；6.糖原颗粒；7.三联体；8.肌浆网

二、心肌

（一）心肌的光镜结构

材料与方法：羊的心脏，HE 染色。

1.肉眼观 该标本为心壁的一部分，绝大部分着色较红，为心肌。

2.低倍镜 由于心肌层心肌纤维走行方向不一，可见纵、横、斜等切面。心肌纤维呈不规则短圆柱状，有分支且互相吻合成网，为纵切面，呈圆形或椭圆形的小块为横切面。

3.高倍镜 适当调小光圈，将视野亮度调暗，首先选择形态典型的心肌纤维纵切面观察。心肌纤维有暗带和明带构成的横纹，但不如骨骼肌明显。心肌纤维细而短，分支吻合成网，连接处有与横纹平行着深红色的直线状结构，为闰盘；细胞核呈卵圆形，位于肌纤维的中央，有时可见双核。肌纤维间有疏松结缔组织相连。

心肌纤维横切面：肌纤维呈圆形、椭圆形或不规则。肌原纤维呈点状，着红色，分布在肌浆的周边。细胞核位于肌纤维中央，呈圆形，有的未见核。肌浆着色浅，由于肌浆在核的两端较多，因此，在未切到细胞核的肌纤维中央常有浅染区（图 7-3）。

（二）心肌的超微结构

材料与方法：大鼠心肌，透射电子显微镜制片。

许多平行排列的肌原纤维被粗大的线粒体等结构分隔。粗细肌丝排列规律同骨骼肌纤维，肌节明显。肌原纤维间还可见二联体，位于 Z 线水平。相邻的心肌纤维以闰盘相连，其横向部分位于 Z 线水平，有中间连接和桥粒；纵向部分有缝隙连接（图 7-4）。

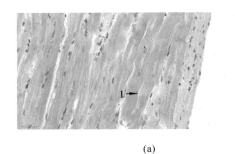　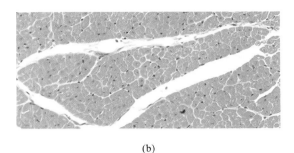

(a)　　　　　　　　　　　　　　(b)

图 7-3　心肌 1（HE 染色，高倍镜）

(a)纵切面；(b)横切面

1.闰盘

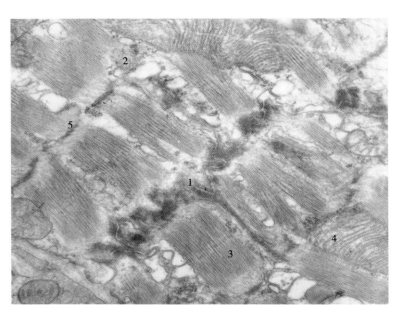

图 7-4　心肌 2（TEM）（天津医科大学供图）

1.闰盘；2.肌浆网；3.肌丝束；4.线粒体；5.Z 线

三、平滑肌

材料与方法：猫的十二指肠，HE 染色。

1.肉眼观　该标本呈圆形，中间不规则的腔隙是肠腔，周围的组织为肠壁外层，染成红色的是平滑肌。

2.低倍镜　平滑肌组织位于标本平坦侧，着红色，较其附近的结缔组织深。平滑肌组织可分为两层，内层为纵切面，较厚，平滑肌纤维呈长梭形，外层为横切面，较薄，平滑肌纤维呈大小不一圆点形。

3.高倍镜　纵切面上平滑肌纤维呈梭形，相邻的肌纤维彼此交错，相互嵌合，界限不清。肌浆呈均质状嗜酸性；细胞核位于细胞的中央，呈长杆状，由于细胞收缩使核变形而呈螺旋形或边缘为锯齿形，染色质较少，故细胞核着色较浅。横切面上，平滑肌纤维呈大小不等的圆形，一些细胞中可见圆形的核（图 7-5）。

四、闰盘

材料与方法：羊的心脏，铁苏木精染色。

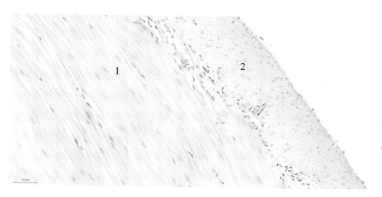

图 7-5 平滑肌(HE 染色,高倍镜)
1.纵切面;2.横切面

高倍镜:闰盘着深蓝色,呈直线或阶梯状,较粗,与心肌纤维横纹平行。

案例 7-1

有一张器官的 HE 染色切片,切片所呈现的内容是:标本中间有明显的管腔,其外侧有一层着明显的红色,部分胞质嗜酸性,可见周期性的横纹。

提问:1.根据上述描述,判断此种组织属于何种组织。

2.在高倍镜下,可见该层部分细胞排列成束,多核,核呈卵圆形,位于细胞周边,细胞表面有周期性横纹。肌纤维内有许多红色点状的肌原纤维;一些细胞呈梭形,彼此交错,相互嵌合,界限不清,胞质嗜酸性;核位于细胞的中央,呈长杆状。请分析为何种肌组织?

案例分析 7-1

------- **小结** -------

肌组织分为骨骼肌、心肌、平滑肌。骨骼肌和心肌为横纹肌。骨骼肌纤维细长,有明暗相间的横纹;细胞核呈扁椭圆形,多个,位于肌膜下方;肌浆中含有丰富的肌原纤维;相邻两条 Z 线之间的一段肌原纤维称为肌节,是骨骼肌纤维结构和功能的基本单位。心肌纤维呈不规则的短圆柱状,有分支,相邻的心肌纤维通过闰盘连接;有明暗相间的周期性横纹;1～2 个核,位于细胞中央。平滑肌纤维呈长梭形,无横纹,中央有一个长杆状或长椭圆形细胞核。

能力测试

1.通过本次课所观察的切片照片比较三种肌组织光镜结构的异同点。

	骨骼肌	心肌	平滑肌
细胞形态			
细胞的排列			
细胞核的位置和数目			
横纹			
闰盘			

能力测试

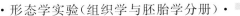

NOTE

2.通过本次课所观察的切片照片阐述骨骼肌、心肌超微结构的异同点及与功能的关系。

3.如何在显微镜下只看组织的横切面就鉴别出该组织是平滑肌还是骨骼肌。

推荐阅读文献

[1]　周莉,齐亚灵.组织学与胚胎学实验[M].武汉:华中科技大学出版社,2013.

[2]　邹仲之,李继承.组织学与胚胎学[M].8版.北京:人民卫生出版社,2013.

（肖　玲）

第八章 神 经 组 织

【实验目的】

1. 掌握神经元的光镜、电镜结构。
2. 掌握突触的超微结构。
3. 掌握有髓神经纤维、无髓神经纤维的光镜结构。
4. 掌握运动终板的光镜、电镜结构。
5. 了解神经胶质细胞的分类、结构和功能。
6. 了解各种感受器的光镜结构。

【实验内容】

一、神经元

（一）多极神经元的光镜结构

材料与方法：猫的脊髓，HE 染色。

1. 肉眼观　该标本为脊髓横切面，呈椭圆形。灰质居中，着色较红，呈蝴蝶形，两个较宽大的突起为灰质前角，两个较细长的突起为灰质后角，周围染成淡红色的为白质。

2. 低倍镜　白质呈浅粉红色，为神经纤维集中处。神经纤维呈圆形，大小不等，髓鞘被溶解，呈空泡状，其中紫红色小点为轴突，其间散布许多神经胶质细胞核，较小，呈圆形或椭圆形。灰质前角中有许多体积很大的细胞，呈紫蓝色，为前角多极神经元的胞体（主要为运动神经元）。灰质后角的神经细胞（主要为感觉神经元）较小。脊髓中央两侧灰质连接处一圆形小孔为中央管。

3. 高倍镜　前角多极神经元，胞体呈多角形，伸出数个突起（由于切片原因，仅见突起根部）。细胞核位于细胞中央，大而圆、染色浅，呈空泡状，核仁明显，着红色（有些较小的神经细胞，由于染色质聚集，空泡状核不明显）。胞质着浅红色，内含许多蓝色块状的尼氏体。突起的胞质中含尼氏体者为树突，数量多；偶尔可见轴突，轴丘呈圆锥形，浅染，轴丘和轴突的胞质中均无尼氏体。神经元周围染成紫蓝色的呈圆形或椭圆形的小细胞核，为神经胶质细胞核，粉红色交织成网的纤维为神经纤维（图 8-1）。

（二）假单极神经元的光镜结构

材料与方法：猫的脊髓，HE 染色。

1. 肉眼观　脊髓横切面的两侧各有一小块椭圆形结构，有时可见与灰质后角相连，为脊神经节。

2. 低倍镜　脊神经节表面包有结缔组织被膜，节内有许多大小不一、圆形的神经节细胞，成团分布，为假单极神经元。

3. 高倍镜　假单极神经元的胞体呈圆形或椭圆形，核大而圆，呈空泡状，位于胞体中央，核仁圆形，呈紫色，胞质内含尼氏体，呈蓝紫色细颗粒状（胞突很难切到）。每个假单极神经元的胞体周围都有一层扁平的神经胶质细胞，即卫星细胞，细胞核呈圆形，着色较浅（图 8-2）。

脊髓神经细胞
的人工假象

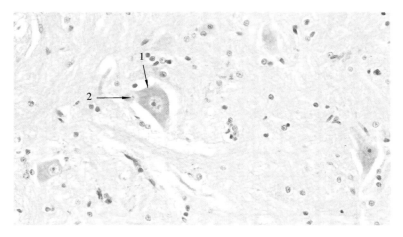

图 8-1 多极神经元(HE 染色,高倍镜)
1.细胞体;2.轴丘

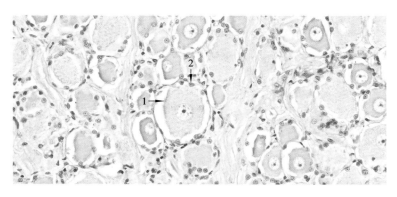

图 8-2 假单极神经元(HE 染色,高倍镜)
1.假单极神经元;2.卫星细胞

(三)神经元的超微结构

材料与方法:大脑神经元,透射电子显微镜制片。

神经元胞体中细胞器丰富,粗面内质网和游离核糖体聚集,高尔基复合体发达。细胞体周围可见突触小体、神经纤维等结构。从胞体发出的突起中富含大量纵行微管和线粒体(图8-3)。

(四)突触的超微结构

材料与方法:豚鼠大脑突触,透射电子显微镜制片。

标本上可见膨大的突触小体与神经元的树突棘接触。突触小体内含大量突触小泡和线粒体,它们与突触前膜(增厚的细胞膜)构成突触前成分,突触前、后膜电子密度高,中间狭窄的缝隙即为突触间隙(图 8-4)。

二、神经胶质细胞

材料与方法:兔大脑,金-升汞法染色,此法特异性地将星形胶质细胞染为黑色。

1.肉眼观 染色浅部为大脑灰质,染色深部为白质。重点观察大脑灰质。

2.高倍镜 大脑灰质中可见神经元的胞体及许多无明显突起的小胶质细胞或少突胶质细胞的胞体。有许多淡黑色突起的细胞为原浆性星形胶质细胞,其突起短而粗,分支多。白质中可见纤维性星形胶质细胞,其突起细长,分支较少(图 8-5)。

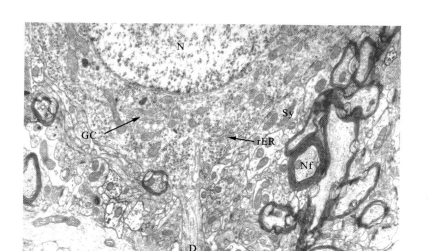

图 8-3 神经元(TEM)

N 表示细胞核；GC 表示高尔基复合体；rER 表示粗面内质网；

D 表示树突；Sy 表示突触；Nf 表示有髓神经纤维

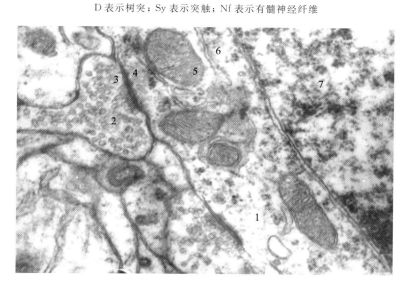

图 8-4 突触(TEM)

1.细胞体；2.突触小泡；3.突触前膜；4.突触后膜；5.线粒体；6.粗面内质网；7.细胞核

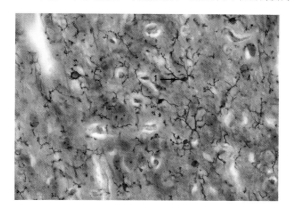

图 8-5 神经胶质细胞(金-升汞法,高倍镜)

1.神经胶质细胞

NOTE

三、神经纤维

（一）有髓神经纤维的光镜结构

材料与方法：猫的坐骨神经，HE 染色。

肉眼观：该标本有两块组织，长条形的是神经的纵切面，圆形的是横切面。

1. 纵切面

（1）低倍镜：许多有髓神经纤维平行排列成束，束内的神经纤维排列较紧密，每条神经纤维界线难以辨认。神经纤维之间有极薄结缔组织。

（2）高倍镜：可见与神经纤维纵行方向垂直的紫红色短线条状的结构，即郎飞结。郎飞结实为两个相邻的神经膜细胞不完全连接的区域，此处无髓鞘，只有轴突。一条紫红色的轴突横穿郎飞结，髓鞘位于轴突两侧，呈絮状或红色稀疏网状。神经膜位于髓鞘两侧，为红色的细线。某些部位含长椭圆形神经膜细胞（施万细胞）核，染色较浅。相邻的两个郎飞结之间的神经纤维为一个结间体，由一个施万细胞包裹轴突组成。

2. 横切面

（1）低倍镜：标本最外围的致密结缔组织为神经外膜，其内可见许多神经纤维束，呈圆形，大小不一；每条神经纤维束的表面有多层扁平上皮细胞以及致密结缔组织包裹，构成神经束膜；神经纤维束内有许多圆形的神经纤维。

（2）高倍镜：神经纤维呈圆形，粗细不一；中央紫红色小点为轴突；轴突的周围是髓鞘，呈絮状或红色网状；髓鞘外面是神经膜，很薄，染成红色，有的尚有神经膜细胞核。每条神经纤维周围有很薄的结缔组织，即神经内膜，不易辨认（图 8-6）。

石蜡切片下的有
髓神经纤维髓鞘

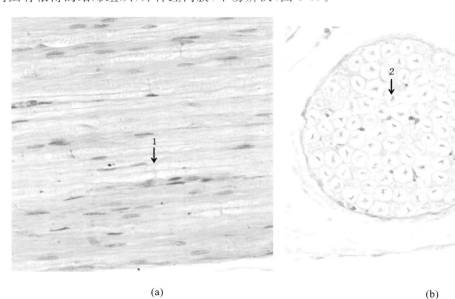

(a)　　　　　　　　　　　　(b)

图 8-6　有髓神经纤维（HE 染色，高倍镜）

(a)纵切面；(b)横切面

1. 郎飞结；2. 轴突

（二）有髓神经纤维的超微结构

材料与方法：大鼠有髓神经纤维（横切面），透射电子显微镜制片。

髓鞘由施万细胞胞膜或少突胶质细胞的胞膜环绕轴突而成，故髓鞘为多层电子密度高的膜性结构；轴突内微丝、微管和线粒体明显（图 8-7）。

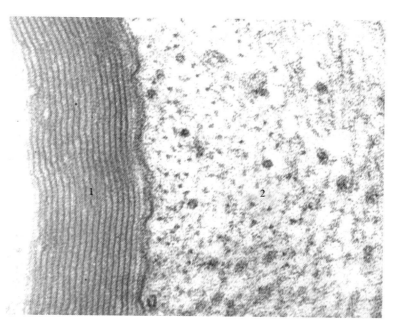

图 8-7 有髓神经纤维(TEM)
1.髓鞘；2.轴突

（三）无髓神经纤维的光镜结构

材料与方法：猴的膀胱，HE染色。

1.肉眼观 该标本一侧表面染成蓝色为黏膜上皮；中间的大部分染成红色，为平滑肌；另一侧是外膜，即要观察的部位。

2.低倍镜 在外膜侧找到一薄层结缔组织，其中有几条较小的无髓神经纤维束，多为斜切面或横切面，与血管伴行。

3.高倍镜 神经纤维束的外周被一层结缔组织包裹。其内有多条细小的无髓神经纤维，呈波浪状，排列紧密，界限不清，其中有椭圆形的神经膜细胞核(图8-8)。

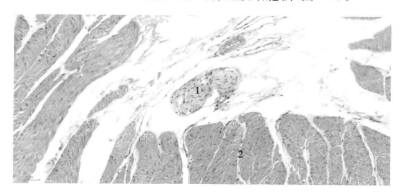

图 8-8 无髓神经纤维(HE染色，高倍镜)
1.无髓神经纤维；2.平滑肌纤维束

（四）无髓神经纤维的超微结构

材料与方法：大鼠无髓神经纤维(横切面)，透射电子显微镜制片。

多个轴突嵌入施万细胞胞质内，其周围有质膜和施万细胞胞膜相连。无髓神经纤维轴突结构与有髓神经纤维相同。无髓神经纤维周围可见结缔组织胶原原纤维断面(图8-9)。

NOTE

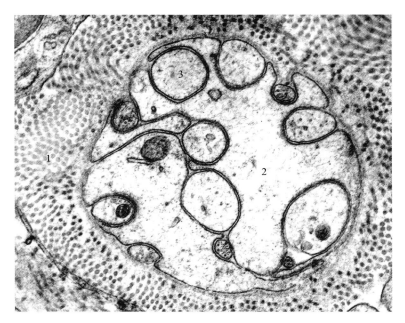

图 8-9　无髓神经纤维（TEM）
1.神经内膜；2.施万细胞；3.轴突

案例分析 8-1

案例 8-1

有一张器官的 HE 染色切片,切片一侧为变移上皮,相对一侧为结缔组织构成的外膜。在外膜中,可见一些外周有结缔组织包裹,呈波浪状,排列紧密,界限不清的结构。

提问：1.根据上述描述,判断此种组织属于何种组织。

2.根据切片,辨析无髓神经纤维与有髓神经纤维结构的区别。

四、神经末梢

（一）触觉小体

材料与方法：手指皮肤,HE 染色。

1.低倍镜　掌侧面的外表是表皮,为角化程度高的复层扁平上皮。表皮下方是结缔组织组成的真皮,真皮乳头层向表皮突出形成真皮乳头。触觉小体一般位于真皮乳头内,小体的长轴与表皮长轴垂直,为染成粉红色的卵圆形实心结构。

2.高倍镜　卵圆形,外包薄层结缔组织被囊,内有许多横列的扁平细胞,其中的神经纤维在 HE 染色切片上看不清楚（图 8-10）。

（二）环层小体

材料与方法：手指皮肤,HE 染色。

1.低倍镜　掌侧面的外表是表皮,为角化程度高的复层扁平上皮。表皮下方是结缔组织组成的真皮,在真皮深层皮下结缔组织内,可见环层小体。环层小体体积较大,呈圆形、椭圆形或不规则形,呈同心圆结构。

2.高倍镜　环层小体的中心有一红色的圆点或圆柱,为无髓神经纤维轴突的断面。周围为扁平的上皮样成纤维细胞和少量纤维同心圆样排列组成的结缔组织被囊（图 8-11）。

（三）运动终板（神经肌连接）（示教）

材料与方法：兔骨骼肌,铺片,氯化金-甲酸浸染法。

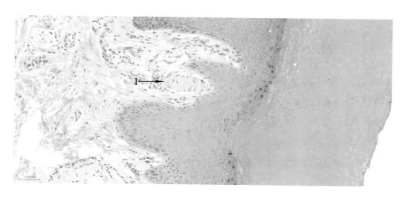

图 8-10　触觉小体(HE 染色,高倍镜)
1. 环层小体

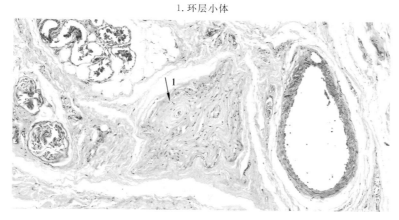

图 8-11　环层小体(HE 染色,低倍镜)
1. 环层小体

高倍镜骨骼肌呈蓝黑色宽带状,细胞核未着色。神经纤维呈黑色,其分支末端形成爪状贴附在骨骼肌纤维的表面,两者共同构成运动终板(图 8-12)。

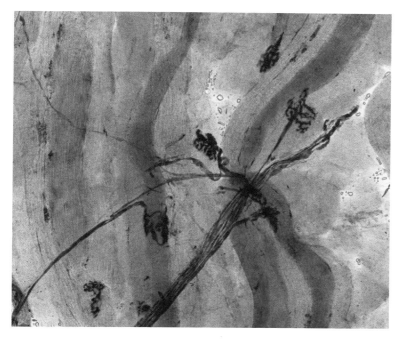

图 8-12　运动终板(氯化金-甲酸浸染法,高倍镜)

NOTE

能力测试

小结

1.神经元包括胞体和突起两部分。细胞质内有强嗜碱性的尼氏体和细丝状的神经原纤维;细胞核居中,大而圆,着色浅,核仁大而圆。突起分为轴突和树突两种。轴突起始部隆起称为轴丘,轴丘和轴突内无尼氏体和高尔基复合体。

2.神经元按其突起数量分为多极神经元、双极神经元和假单极神经元。

3.神经元与神经元之间或神经元与非神经元(效应细胞)之间传递信息的特化的细胞连接称为突触。突触分为化学突触和电突触。化学突触由突触前成分、突触间隙和突触后成分组成;电突触为缝隙连接。

4.神经纤维由神经元长轴突以及神经胶质细胞构成,分为有髓神经纤维和无髓神经纤维两类,有髓神经纤维的髓鞘是由施万细胞或少突胶质细胞的胞膜包绕轴突形成。

能力测试

1.通过本次课所观察的切片照片说明在 HE 染色切片中树突的起始部和轴丘有何不同。

2.通过本次课所观察的切片照片阐述多极神经元的形态结构。

3.试通过本次课所观察的切片照片比较多极神经元与假单极神经元横切面的异同点。

4.通过本次课所观察的切片照片阐述突触的形态结构。

推荐阅读文献

[1] 周莉,齐亚灵.组织学与胚胎学实验[M].武汉:华中科技大学出版社,2013.

[2] 邹仲之,李继承.组织学与胚胎学[M].8 版.北京:人民卫生出版社,2013.

(肖　玲)

第九章 神 经 系 统

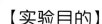

【实验目的】

1. 掌握大脑皮质、小脑皮质及脊髓灰质的光镜结构。
2. 熟悉血-脑屏障的超微结构。
3. 了解脊神经节、交感神经节的光镜结构。

【实验内容】

一、大脑

（一）大脑的一般组织学结构

材料与方法：人大脑，HE染色。

1.肉眼观 大脑皮质表面凹陷形成沟，隆起处为回，其周边为皮质，深部染色稍深的为髓质。

2.低倍镜 首先区分软脑膜、皮质和髓质，再选一个典型区域观察（图9-1）。

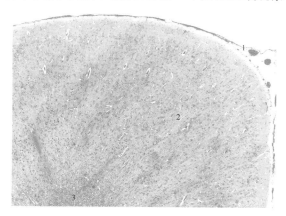

图9-1 大脑（HE染色，低倍镜）
1.软脑膜；2.皮质；3.髓质

（1）软脑膜：位于大脑回的表面，由薄层的疏松结缔组织构成，富含血管。

（2）皮质：毗邻软脑膜，较厚，由神经元、神经胶质细胞及神经纤维构成。HE染色切片上，神经元细胞核较大，呈圆形，胞质嗜碱性较强；神经胶质细胞核相对较小，染色较深；神经纤维染成淡粉红色。大脑皮质的神经元分层排列，各层间无明显界限，一般由表及里分为6层（图9-2）。

分子层：位于皮质最表层，染色较浅，神经元较少，排列稀疏，神经纤维丰富。

外颗粒层：厚度与分子层接近，由许多颗粒细胞和少量小型锥体细胞构成，细胞排列密集，呈细颗粒状，故整体染色较深。

外锥体细胞层：最厚，细胞密度比外颗粒层低，主要含中、小型锥体细胞，中型占多数。

NOTE

图 9-2　大脑皮质(HE 染色,低倍镜)

1.分子层;2.外颗粒层;3.外锥体细胞层;4.内颗粒层;5.内锥体细胞层;6.多形细胞层

内颗粒层:厚度接近外颗粒层,细胞密集,颗粒细胞占主体。

内锥体细胞层:主要含有锥体细胞,以大、中型为主,故很容易辨认此层。

多形细胞层:细胞散在分布,胞体较小,含多种类型细胞,包括梭形细胞、锥体细胞和上行轴突细胞。

(3)髓质:染色比皮质稍深。

阿尔茨海默病的组织学特征

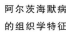

案例 9-1

有一张大脑的 HE 染色切片,切片所呈现的内容是:标本一侧染色较浅,靠近另一侧可见较大的锥体形的细胞胞体,中间的部位还可见一些中、小型的锥体细胞。

提问:1.根据上述描述,判断该切片的组织结构的方向。

2.根据上述描述,总结辨认大脑皮质分层的规律。

案例分析 9-1

(二)大脑锥体细胞的光镜结构

材料与方法:人大脑,Cox 染色。

高倍镜:锥体细胞胞体呈棕黑色,尖端发出粗大的顶树突伸向皮质表面并有分支;胞体侧面突起较细;轴突较细,发自胞体底部并伸向髓质(图 9-3)。在神经元胞体和突起周围可见较多黑色细颗粒状的突触小体。

(三)血-脑屏障

材料与方法:豚鼠大脑超薄切片,透射电子显微镜制片。

标本中可见连续毛细血管横切面,血管内皮细胞间以紧密连接封闭,内皮外为连续的基膜,其周围有星形胶质细胞突起形成的脚板即神经胶质膜附着,在血液与脑组织之间形成血-脑屏障,阻止血液中某些有害物质进入神经组织;选择性地让营养物质和代谢产物通过,以维持组织内环境的相对稳定(图 9-4)。

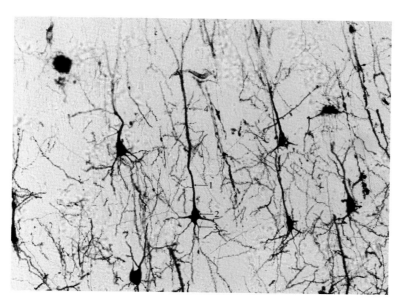

图 9-3　大脑锥体细胞(Cox 染色,高倍镜)
1.树突;2.胞体;3.轴突;4.突触小体

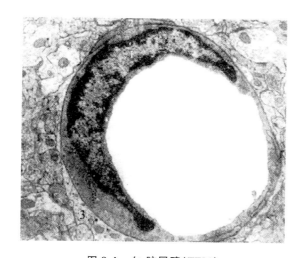

图 9-4　血-脑屏障(TEM)
1.内皮细胞;2.周细胞;3.神经胶质膜

二、小脑

(一)小脑的一般组织学结构

材料与方法:人小脑,HE 染色。

1.肉眼观　小脑表面有许多沟,将小脑分成许多小叶,每一小叶为一小脑回。每一小脑回
浅层呈粉红色,为皮质;深部呈紫红色,为髓质。

2.低倍镜　首先区分软脑膜、皮质和髓质,再选一个小脑回观察(图 9-5)。

3.高倍镜

(1)软脑膜:位于小脑回的表面,由薄层的疏松结缔组织构成,富含血管。

(2)皮质:较厚,由表及里可分为 3 层(图 9-6)。

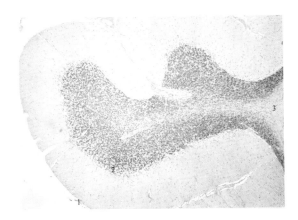

图 9-5　小脑(HE 染色,低倍镜)
1.软脑膜;2.皮质;3.髓质

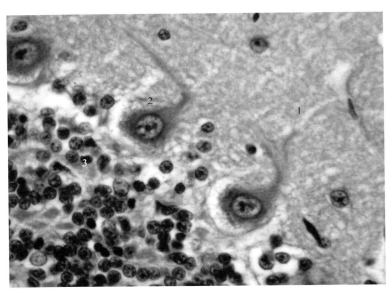

图 9-6　小脑皮质(HE 染色,高倍镜)
1.分子层;2.浦肯野细胞层;3.颗粒层

　　分子层:较厚,染色浅淡,含大量神经纤维;神经元少而稀疏,细胞核小、着色深,在 HE 染色标本中不能分辨神经元类型。

　　浦肯野细胞层:由一层排列规则、形态相似的浦肯野细胞胞体构成,它们是小脑皮质中最大的神经元。胞体呈细颈瓶状或梨状,核大而圆,位于细胞中央,胞质内可见点状尼氏体。顶端发出粗大的主树突和 2~3 条次级树突伸向皮质表面并在分子层内反复分支,形如扁薄的扇状。细长的轴突自胞体底部发出,穿过颗粒层进入小脑髓质。

　　颗粒层:位于皮质最深层,染色最深,由密集的颗粒细胞和一些高尔基细胞构成,在 HE 染色标本中,不易区分细胞类型。细胞间可见染成粉红色的团块状结构,为小脑小球。

　　(3) 髓质:染成紫红色,可见神经胶质细胞核。

(二) 小脑浦肯野细胞的光镜结构

　　材料与方法:人小脑,Cox 染色。

　　高倍镜:浦肯野细胞层可见浦肯野细胞排列为一行,胞体呈细颈瓶状或梨状,顶端发出 2~3 条粗大的主树突伸向皮质表面并在分子层内反复分支,形如扁薄的扇状铺展在与小脑叶片长轴垂直的平面上。除几个主树突干外,所有树突的分支上都密布树突棘。细长的轴突自胞体底部发出,穿过颗粒层进入小脑髓质(图9-7)。

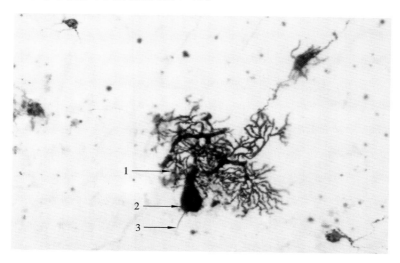

图 9-7　小脑浦肯野细胞(Cox 染色,高倍镜)
1.树突;2.胞体;3.轴突

三、脊髓

材料与方法:兔脊髓(横切面),天竺牡丹染色。

1.肉眼观　脊髓横切面呈扁椭圆形,中央蝴蝶形结构为脊髓灰质,周围染色浅淡的结构为白质(图9-8)。

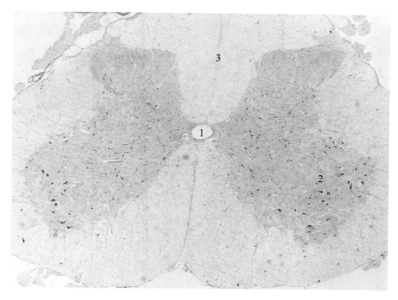

图 9-8　脊髓(甲苯胺蓝染色,低倍镜)
1.中央管;2.灰质;3.白质

2.低倍镜　脊髓表面为一层结缔组织软膜,表面被覆间皮;脊髓中央可见中央管,管壁由室管膜上皮围成;前角较粗,其神经细胞多为躯体运动神经元,细胞较大、染色较深,结构清晰,周围的神经纤维染成蓝色,其间可见神经胶质细胞核;侧角可见较小的神经细胞,为交感神经元;后角较小,可见神经元、神经纤维和神经胶质细胞核。白质中有大量神经纤维,髓鞘被染成蓝色,其间可见少量神经胶质细胞核(图9-9)。

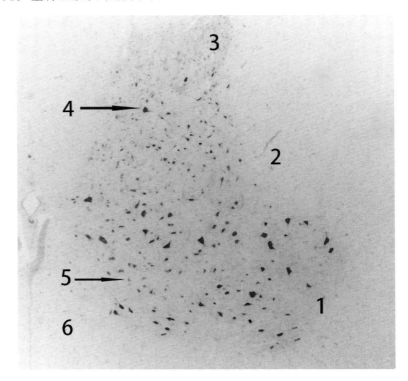

图9-9 脊髓灰质(甲苯胺蓝染色,低倍镜)
1.前角;2.侧角;3.后角;4.神经细胞;5.神经胶质细胞核;6.白质

3.高倍镜 神经元内可见大量呈蓝色的尼氏体,细胞核呈圆形,染色浅,核仁清晰。

四、脊神经节

材料与方法:人脊神经节,HE染色。

1.肉眼观 标本中椭圆形膨大是脊神经节,与脊神经节相连且较细的是脊神经的背根。

2.低倍镜 脊神经节表面有致密结缔组织构成的被膜,脊神经节内可见许多脊神经节细胞胞体,成群分布;细胞群之间有平行排列的神经纤维(图9-10)。

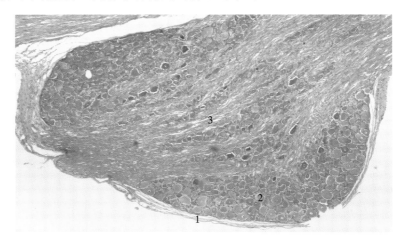

图9-10 脊神经节(HE染色,低倍镜)
1.被膜;2.脊神经节细胞;3.神经纤维

3.高倍镜 脊神经节细胞胞体呈圆形或卵圆形,大小不等,大的细胞染色浅,小的细胞染色深;核圆,居中,染色浅,核仁明显;胞质嗜酸性,内有许多细颗粒状尼氏体。每个脊神经节细胞胞体周围均可见一层扁平或立方形的卫星细胞,其核呈圆形或卵圆形,染色较浅,胞质不明显(图9-11)。

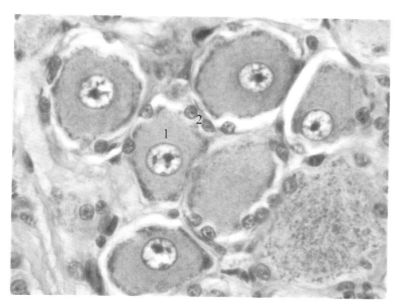

图 9-11 脊神经节(HE 染色,高倍镜)
1.脊神经节细胞;2.卫星细胞

五、交感神经节

材料与方法:人交感神经节,HE 染色。

1.低倍镜 表面被覆结缔组织被膜,内可见大小、形状不同的交感神经节细胞及大量神经纤维(图9-12)。

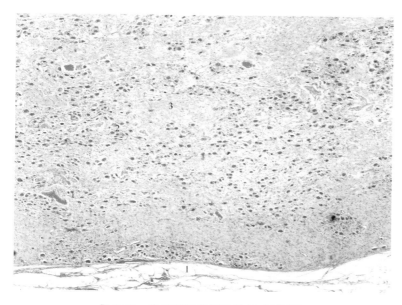

图 9-12 交感神经节(HE 染色,低倍镜)
1.被膜;2.交感神经节细胞;3.神经纤维

NOTE

2. 高倍镜 交感神经节细胞胞体呈圆形,大小不等,透亮的胞核常位于细胞一侧,部分细胞有双核或多核,尼氏体细小,均匀分布。多数细胞体及其突起由单层卫星细胞包裹(图9-13)。

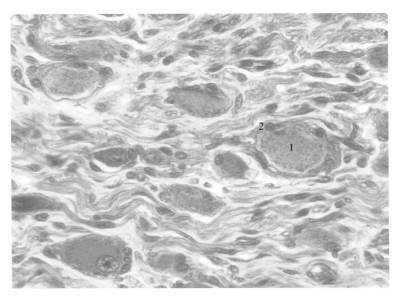

图 9-13 交感神经节(HE 染色,高倍镜)
1. 交感神经节细胞;2. 卫星细胞

小结

大脑皮质和小脑皮质的分层结构是本章学习重点。典型的大脑皮质由表及里分为 6 层:分子层、外颗粒层、外锥体细胞层、内颗粒层、内锥体细胞层、多形细胞层;小脑皮质由表及里分3 层:分子层、浦肯野细胞层、颗粒层。脊髓分为灰质和白质,灰质呈蝴蝶形,前角内多数是躯体运动神经元,后角内的神经元主要接受脊神经节内感觉神经元轴突传入的神经冲动;白质由大量纵横交错的神经纤维构成。脊神经节和自主神经节内含有节细胞和神经纤维。血-脑屏障由脑毛细血管内皮细胞、基膜和神经胶质膜构成。

能力测试

1. 通过本次课所观察的大脑切片照片阐述辨别皮质分层的规律。
2. 通过本次课所观察的小脑切片照片分析皮质各层细胞之间的关系。
3. 通过本次课所观察的血-脑屏障照片分析临床用药如何保证药物疗效。

能力测试

推荐阅读文献

[1] 周莉,齐亚灵.组织学与胚胎学实验[M].武汉:华中科技大学出版社,2013.

[2] 邹仲之,李继承.组织学与胚胎学[M].8 版.北京:人民卫生出版社,2013.

[3] 施新猷.现代医学实验动物学[M].北京:人民军医出版社,2000.

[4] 高慧.长期摄入 α-亚麻酸对自然衰老大鼠学习记忆能力和阿尔茨海默病样改变的保护作用及机制[D].武汉:华中科技大学,2016.

［5］ 秦川,吴善球,陈保生,等.灵芝制剂治疗 APP/PS-1 阿尔茨海默病转基因小鼠模型的病理学改变[J].中国医学科学院学报,2017,39(4):552-561.

（田洪艳）

第十章　循 环 系 统

【实验目的】

1. 掌握心脏组织结构特点。
2. 掌握大动脉、中动脉和小动脉组织结构与功能特点。
3. 掌握毛细血管组织结构、功能和分类特点。
4. 熟悉循环系统管壁一般组织结构特点。
5. 了解静脉一般组织结构特点。

【实验内容】

一、心脏的光镜结构

材料与方法:心脏,HE染色。

1. 肉眼观　心室壁较厚,而心房壁较薄;心瓣膜位于心室壁与心房壁之间凸向内侧,呈薄片状结构;心外膜位于外侧,多见脂肪组织。

2. 低倍镜　心室壁由内向外分为心内膜、心肌膜和心外膜三层(图10-1)。

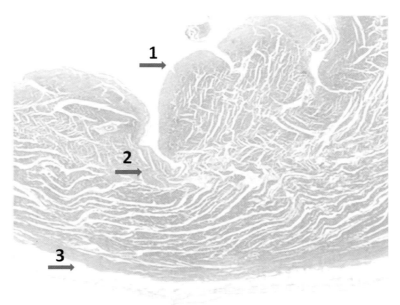

图 10-1　心室壁(HE 染色,低倍镜)
1.心内膜;2.心肌膜;3.心外膜

(1)心内膜。

①内皮:为单层扁平上皮,表面光滑,位于心脏壁腔面。

②内皮下层:由结缔组织构成,分为内、外两层。内层由细密结缔组织构成,富含弹性纤

维;外层由疏松结缔组织构成,又称心内膜下层,富含小血管、神经和心脏传导系统分支的浦肯野纤维。

（2）心肌膜:心肌膜较厚,心肌纤维集合成束,呈螺旋状排列,可分为内纵行、中环行和外斜行三层。心肌纤维之间有少量结缔组织和丰富的毛细血管。

（3）心外膜:心外膜是浆膜,为心包膜的脏层,由最外层的间皮和其内侧的疏松结缔组织组成,其中含血管、神经、神经节,常见脂肪组织。

（4）心瓣膜:位于心房与心室之间、心室与大动脉之间,是心内膜向腔内凸起形成的薄片状结构。心瓣膜包括 3 层结构,其表面为内皮覆盖,内皮下为致密结缔组织。

3. 高倍镜 位于心内膜下层,可见心脏传导系统分支的浦肯野纤维。该纤维较心肌纤维短而粗,核位于细胞中央,胞质内的肌原纤维少且分布于细胞周边,胞质染色浅（图 10-2）。

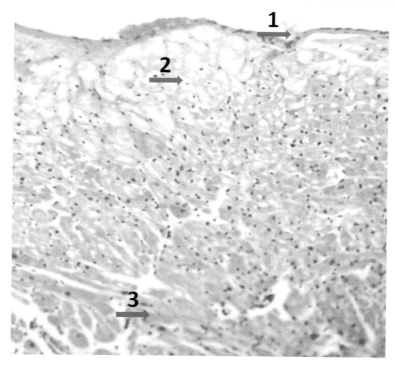

图 10-2 心内膜（HE 染色,高倍镜）
1.内皮;2.浦肯野纤维;3.心肌膜

二、大动脉的光镜结构

材料与方法:人主动脉,HE 染色。

1. 肉眼观 标本中凹面是大动脉的腔面,对侧凸面是大动脉的外膜部位。

2. 低倍镜 大动脉由腔面向外依次分为内膜、中膜和外膜。

（1）内膜。

①内皮:由单层扁平上皮构成,衬于腔面。

②内皮下层:由疏松结缔组织构成,含纵行胶原纤维和少量平滑肌纤维。大动脉的内弹性膜与中弹性膜相连,故内膜与中膜之界线不清晰。

（2）中膜:较厚,由数十层弹性膜和大量弹性纤维构成,弹性膜之间有散在的平滑肌和胶原纤维。弹性膜染色较浅,平滑肌纤维呈细长的梭形,细胞核染色深、呈长梭形,胞质染成红色。

（3）外膜:较薄,由疏松结缔组织构成,含小血管、神经束和脂肪细胞（图 10-3）。

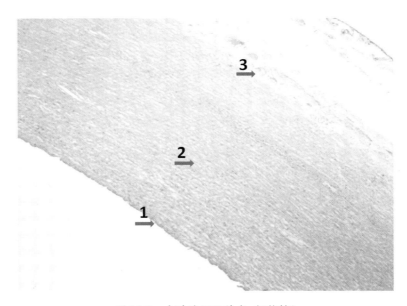

图 10-3　大动脉(HE 染色,低倍镜)

1.内膜;2.中膜;3.外膜

材料与方法:人主动脉,来复红染色。

1.肉眼观　大动脉的横切面,凹面是大动脉腔面,对侧面是其大动脉的外膜部位。

2.低倍镜　大动脉三层膜界限不清,中膜内有染成蓝紫色、呈波浪状、数十层弹性膜。弹性膜之间可见较细的弹性纤维。内、外弹性膜中的弹性纤维呈条纹状或点状(图 10-4)。

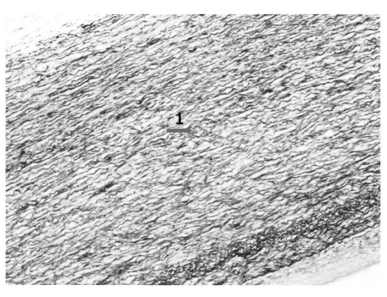

图 10-4　大动脉(来复红染色,低倍镜)

1.弹性纤维

大动脉的形态
与功能的联系

三、大静脉的光镜结构

材料与方法:人下腔静脉,HE 染色。

1.肉眼观　大静脉管壁较薄,管腔不规则。

2.低倍镜 大静脉管壁 3 层结构分界不明显。内膜较薄,可见内皮和少量结缔组织;中膜

NOTE

较薄,可见数层排列疏松的环形(行)平滑肌纤维;外膜较厚,结缔组织内含有大量纵行的平滑肌纤维束(图 10-5)。

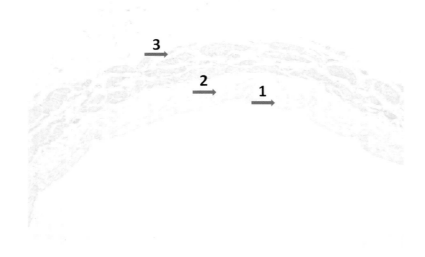

图 10-5 大静脉(HE 染色,低倍镜)
1.内膜;2.中膜;3.外膜

四、中动脉和中静脉的光镜结构

材料与方法:人中动脉和中静脉,HE 染色。

1.肉眼观 中动脉管壁厚,管腔小而圆;中静脉管壁薄,管腔大而不规则。

2.低倍镜

1)中动脉 管壁结构由腔面向外依次分为三层,内膜、中膜和外膜(图 10-6)。

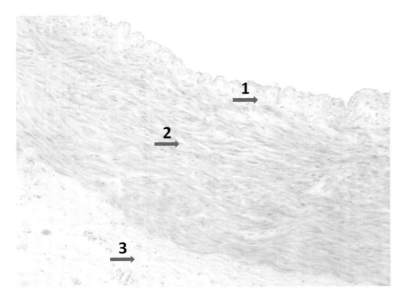

图 10-6 中动脉(HE 染色,低倍镜)
1.内膜;2.中膜;3.外膜

(1)内膜:包括内皮、内皮下层和内弹性膜三层。

①内皮:由单层扁平上皮构成。

②内皮下层:较薄,可见少量的结缔组织和平滑肌纤维。

③内弹性膜:为粉红色波浪状。

(2)中膜:较厚,由十数层环形平滑肌纤维组成,肌纤维间有少量弹性纤维和胶原纤维。

(3)外膜:厚度与中膜接近,由疏松结缔组织构成,富含血管和神经纤维。较大的中动脉在中膜与外膜交界处可见断续的弹性纤维和弹性膜组成的外弹性膜。

2)中静脉　中静脉与中动脉比较,中静脉管壁内膜薄,内皮下层含少量平滑肌纤维;中膜较薄,环形平滑肌纤维分布松散;外膜比中膜厚,由结缔组织构成,内含纵行平滑肌纤维束(图10-7)。

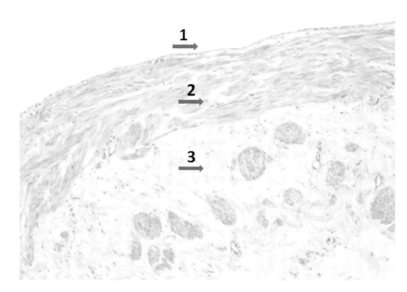

图 10-7　中静脉(HE 染色,低倍镜)
1.内膜;2.中膜;3.外膜

案例分析 10-1

案例 10-1

中动、静脉的 HE 染色切片,切片可见相伴行排列的中动、静脉壁层结构,一结构壁层较厚,三层壁层结构清晰可辨;另一壁层结构较薄,三层壁层结构界限不清。

提问:根据上述描述,判断该切片中的动、静脉。

五、小动脉和小静脉的光镜结构

材料与方法:人小动脉和小静脉,HE 染色。

1.低倍镜　有的小动脉与小静脉相伴出现。小动脉管壁较厚,管腔小而圆;小静脉管壁较薄,管腔大而不规则。

2.高倍镜

(1)小动脉:内膜可见内弹性膜贴于内皮,中膜有 3～9 层环形平滑肌,外膜由疏松结缔组织构成。

(2)小静脉:三层膜界线不明显,内皮外可见 1 至数层较完整的环形平滑肌纤维(图10-8)。

六、毛细血管和微循环的光镜结构

材料与方法:人足底皮肤,HE 染色。

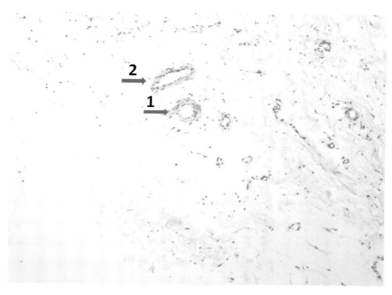

图 10-8 小动、静脉(HE 染色,高倍镜)
1.小动脉;2.小静脉

1. **低倍镜** 位于结缔组织真皮与脂肪组织即皮下组织之间,可见细小管腔。
2. **高倍镜** 毛细血管的横切面可见由 1~2 个内皮细胞围成的狭小管腔(图 10-9)。

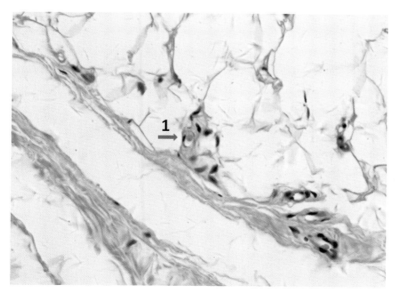

图 10-9 毛细血管(HE 染色,高倍镜)
1.毛细血管

七、毛细血管的超微结构

材料与方法:连续毛细血管,透射电子显微镜制片(图 10-10)。

标本中可见由一个内皮细胞围成的连续毛细血管,内皮细胞以紧密连接封闭细胞间隙,基膜完整;基膜外可见周细胞;内皮细胞胞质内可见质膜小泡。

材料与方法:有孔毛细血管,透射电子显微镜制片(图 10-11)。

标本中可见由一个内皮细胞构成的有孔毛细血管,内皮细胞以紧密连接封闭细胞间隙,细胞外基膜完整;基膜外可见周细胞;内皮细胞不含核部分极薄,有许多贯穿胞质的内皮窗孔。

NOTE

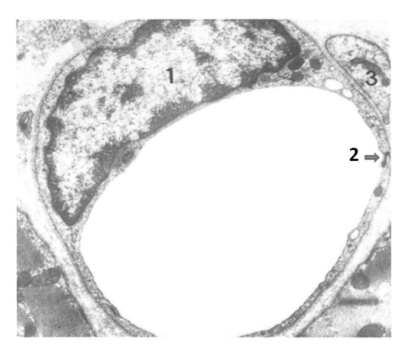

图 10-10　连续毛细血管(TEM)

1.细胞核;2.紧密连接;3.周细胞

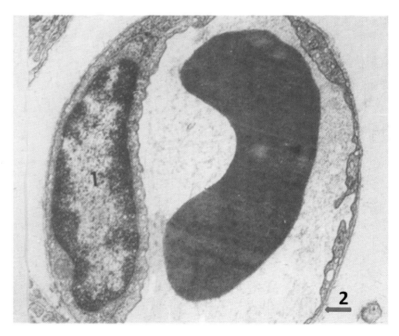

图 10-11　有孔毛细血管(TEM)

1.细胞核;2.内皮窗孔

小结

　　循环系统的器官是人体重要器官,本章的重点内容是心脏、动脉的结构和毛细血管分类及结构特征。循环系统基本结构为三层膜结构,对于动脉的三层典型结构的认识是学习循环系

NOTE

统各种器官的基础。三层典型结构：内膜、中膜和外膜。内膜，由内皮、内皮下层、内弹性膜构成；中膜由平滑肌纤维和/或弹性纤维构成；外膜以结缔组织为主。毛细血管的分类以内皮细胞及其完整性、基膜的完整性、周细胞的有无为依据，同时也体现了各类毛细血管的结构特征及功能作用。

能力测试

1. 通过本次课所观察的切片照片说明大动脉、中小动脉的功能与结构的相关性。

2. 通过本次课所观察的切片照片阐述心肌收缩同步性与结构的相关性。

3. 通过本次课所观察的切片照片比较连续毛细血管与有孔毛细血管在组织结构上的异同点。

能力测试

推荐阅读文献

［1］ 周莉,齐亚灵.组织学与胚胎学实验[M].武汉:华中科技大学出版社,2013.

［2］ 邹仲之,李继承.组织学与胚胎学[M].8 版.北京:人民卫生出版社,2013.

（孟晓婷）

第十一章 免疫系统

【实验目的】

1. 掌握胸腺、淋巴结和脾的组织结构。
2. 熟悉胸腺、淋巴结和脾的功能。
3. 了解免疫系统的组成和功能。
4. 了解扁桃体的组织结构。

【实验内容】

免疫系统由免疫器官(淋巴器官)、免疫组织(淋巴组织)和免疫细胞(淋巴细胞、单核-巨噬细胞系统、抗原提呈细胞、浆细胞、粒细胞、肥大细胞等)组成。免疫系统的各组成结构分散在全身各处,通过淋巴细胞再循环,使机体的免疫系统处于一个相互协作、相互关联的统一体。

一、胸腺

(一)胸腺的光镜结构

材料与方法:幼儿胸腺,HE 染色。

1. 肉眼观 标本表面为被膜,被膜下为胸腺的实质,其染色较深。

2. 低倍镜 标本表面的薄层结缔组织为被膜,部分结缔组织伸入胸腺内构成小叶间隔,将胸腺实质分成许多分隔不完整的小叶。每个小叶包括周围着色深的皮质和中央着色浅的髓质。可见几个小叶的髓质相连。髓质内可见散在分布、染成红色的组织结构即胸腺小体(图11-1)。

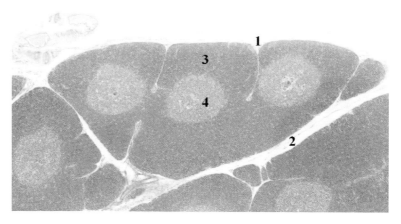

图 11-1 幼儿胸腺(HE 染色,低倍镜)
1. 被膜;2. 小叶间隔;3. 皮质;4. 髓质

3. 高倍镜 皮质中可见大量染色深的胸腺细胞和少量染色浅的胸腺上皮细胞。髓质内可见少量染色深的胸腺细胞和较多染色浅的胸腺上皮细胞,还可见散在分布、大小不等的胸腺小体。胸腺小体周围的上皮细胞呈扁平状,常可见扁平或者椭圆形核;近胸腺小体的中央,上皮细胞角化,胞质嗜酸性,核常消失(图11-2)。

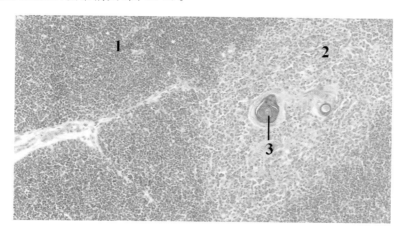

图 11-2　幼儿胸腺(HE 染色,高倍镜)
1.皮质;2.髓质;3.胸腺小体

(二)胸腺的超微结构

材料与方法:大鼠胸腺皮质,透射电子显微镜制片。

胸腺皮质中体积较大、星形、有突起的细胞是胸腺上皮细胞(也称上皮性网状细胞),其周围或突起间是不同发育阶段的胸腺细胞(图11-3)。

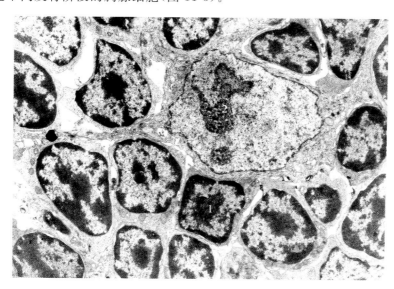

图 11-3　胸腺皮质(TEM)
1.胸腺上皮细胞;2.胸腺细胞

胸腺皮质中有防止血液中大分子抗原等物质进入的屏障性结构,以保证胸腺细胞发育的正常微环境,这些屏障性结构称为血-胸腺屏障(图11-4)。血-胸腺屏障由连续毛细血管内皮、完整的内皮基膜、含巨噬细胞的血管周隙、胸腺上皮基膜和胸腺上皮细胞构成。

二、淋巴结

材料与方法:淋巴结,HE 染色。

1.肉眼观　标本呈椭圆形或豆形,一侧凹陷为门部。表面浅红色的区域为被膜。被膜下着色深的区域为皮质,中央着色浅的区域为髓质。

NOTE

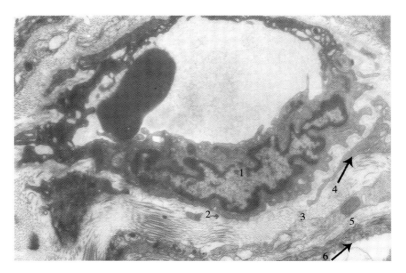

图 11-4　血-胸腺屏障(TEM)
1.毛细血管内皮；2.内皮基膜；3.巨噬细胞；4.血管周隙；5.胸腺上皮基膜；6.胸腺上皮细胞

2. 低倍镜

（1）被膜、门部和小梁：标本表面浅红色的薄层结缔组织区域为被膜(图 11-5)。标本一侧凹陷的区域为门部。被膜和门部内有时可见较多的着色浅的脂肪细胞。被膜和门部的结缔组织等伸入淋巴结内部构成淋巴结较粗的支架，称为小梁。

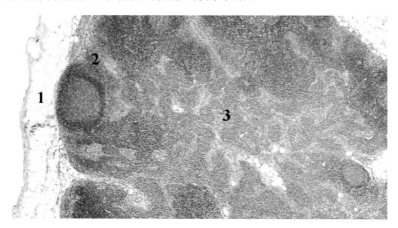

图 11-5　淋巴结(HE 染色,低倍镜)
1.被膜；2.皮质；3.髓质

（2）皮质：被膜深部、淋巴结的外周、着色深的区域为皮质(图 11-6)。包括三部分。

① 浅层皮质：位于被膜深部、皮质浅层，为皮质的大部分区域，由球状的淋巴小结(许多淋巴小结中央染色较浅)和淋巴小结之间弥散淋巴组织组成。淋巴小结中央着色浅的区域称为生发中心。生发中心的内侧部分细胞体积较大、着色较深，此区域为暗区；生发中心中央的细胞中等大小、排列稀疏、着色较浅，此区域为明区；生发中心近被膜侧有一层密集的小淋巴细胞，称为小结帽。浅层皮质内淋巴细胞主要为 B 淋巴细胞，故又称为 B 淋巴细胞区。

② 副皮质区：位于皮质的深层，由弥散淋巴组织组成，淋巴细胞主要为 T 淋巴细胞，故又称为胸腺依赖区。此外还有少量的 B 淋巴细胞、巨噬细胞和交错突细胞等。此区内可见高内皮的毛细血管后微静脉，血液中的淋巴细胞由此进入副皮质区。

③ 皮质淋巴窦：包括被膜与浅层皮质之间的被膜下窦和小梁与皮质之间的小梁周窦。

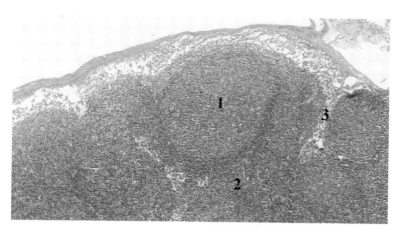

图 11-6　淋巴结皮质(HE 染色,高倍镜)
1.浅层皮质;2.副皮质区;3.皮质淋巴窦

(3)髓质:髓质包括髓索和髓窦两部分(图 11-7)。

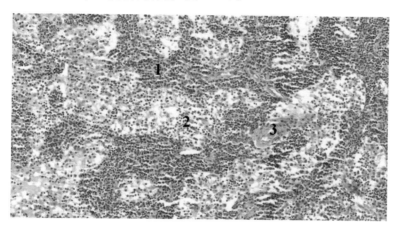

图 11-7　淋巴结髓质(HE 染色,高倍镜)
1.髓索;2.髓窦;3.小梁

① 髓索:髓质内索条状的淋巴组织,细胞排列密集,着色较深。主要有 B 淋巴细胞、浆细胞和巨噬细胞等。

② 髓窦:髓索与髓索之间或者髓索和小梁之间着色较浅的区域,为髓质淋巴窦,简称为髓窦。

3.高倍镜　主要观察皮质淋巴窦和髓质淋巴窦。

(1)窦壁:主要由扁平的内皮细胞组成,内皮外由一层扁平的网状细胞和少量的网状纤维构成。

(2)窦腔:内有星形内皮细胞(色浅,核大)、巨噬细胞和多种淋巴细胞等。但髓质淋巴窦腔更大,巨噬细胞更多。

三、脾

(一)脾的光镜结构

材料与方法:脾,HE 染色。

1.肉眼观　标本的表面粉红色的区域为被膜。标本内散在分布、大小不等、紫蓝色的片状区域为白髓,其余大部分红色区域为红髓。

NOTE

2. 低倍镜

(1) 被膜和小梁:标本表面的粉红色较厚的结缔组织区域为被膜,其内含有平滑肌纤维,被膜表面覆有间皮。被膜内的结缔组织和平滑肌纤维伸入脾的内部形成小梁,小梁内还含有小梁动脉和小梁静脉等。小梁在切片中呈形态不同的各种断面,体现出小梁在脾内形成了一个粗大的支架。在此支架的网眼中分布着脾的白髓、红髓和边缘区(图 11-8)。

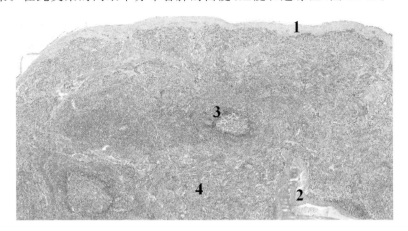

图 11-8 脾(HE 染色,低倍镜)
1. 被膜;2. 小梁;3. 白髓;4. 红髓

(2) 白髓:为散在分布、紫蓝色的区域,其内可见中央动脉的断面(中央动脉的切面或为横切面,或为纵切面)。白髓包括:①动脉周围淋巴鞘:通常位于白髓的一侧,为围绕在中央动脉周围的弥散淋巴组织,淋巴细胞主要为 T 淋巴细胞,是胸腺依赖区。若发生的细胞免疫反应较为强烈,中央动脉接近白髓中央。②淋巴小结(脾小体或脾小结):白髓内呈球团状的淋巴组织即为淋巴小结,淋巴细胞主要为 B 淋巴细胞。当有抗原刺激后,可出现生发中心,淋巴小结体积更大,数量更多。③边缘区:白髓和红髓交界的区域,分界不清。此区内含有 T 淋巴细胞、B 淋巴细胞和较多的巨噬细胞。此外还有小血窦即边缘窦,是中央动脉侧支末端膨大形成,是血液中淋巴细胞进入白髓的通道(图 11-9)。

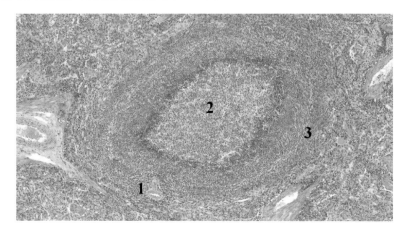

图 11-9 脾白髓(HE 染色,高倍镜)
1. 动脉周围淋巴鞘;2. 淋巴小结;3. 边缘区

(3) 红髓:为白髓周围大片富含血细胞的区域,由脾索和脾血窦构成。

3. 高倍镜 红髓内可见被横切或斜切的脾血窦和呈条索状的脾索(11-10)。

(1) 脾血窦:也称为脾窦。横切面中内皮细胞核呈圆形,突向窦腔,细胞间隙较大。

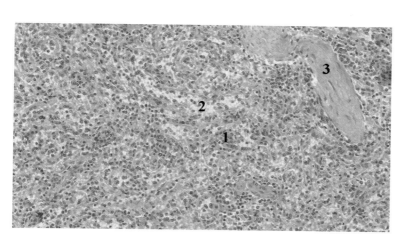

图 11-10 脾红髓(HE 染色,高倍镜)
1.脾索;2.脾血窦;3.小梁

(2)脾索:为富含血细胞的条索状淋巴组织,除了有大量的血细胞外,还有较多的 B 淋巴细胞、浆细胞、巨噬细胞和树突状细胞等。

(二)脾的超微结构

材料与方法:脾红髓,扫描电子显微镜制片。

脾血窦内皮细胞为平行排列的长杆状细胞,细胞间隙较大,基膜不完整,外侧有少量的网状纤维环绕(图 11-11)。

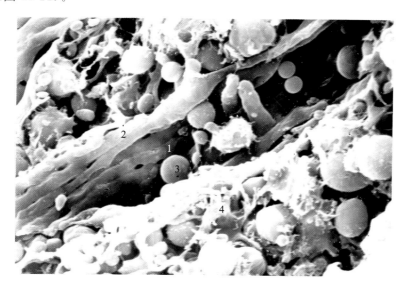

图 11-11 脾血窦内皮细胞(TEM)
1.脾血窦;2.脾血窦内皮细胞;3.白细胞;4.网状细胞

四、扁桃体

材料与方法:腭扁桃体,HE 染色。

1. 肉眼观 卵圆形,一侧表面陷入内部形成隐窝。

2. 低倍镜 表面为薄层的复层扁平上皮,隐窝的上皮内可见淋巴细胞,故又称淋巴上皮组织。上皮深部为淋巴组织,包括淋巴小结和弥散淋巴组织。淋巴组织的深面即扁桃体的底面为结缔组织的被膜。

NOTE

案例分析 11-1

案例 11-1

有两张 HE 染色的低倍镜图片,第一张图片的周围可见多个着色深的紫蓝色球团状结构,中央可见蓝色索条状结构和其间大小相似但着色较浅的区域,这些结构之间还有大小不等、形态各异的浅红色结构。第二张图片中可见散在分布的紫蓝色球团状或片状区域,周围为大量红色区域,还可见大小不等、形态各异的浅红色结构;仔细观察图片中紫蓝色区域,可见管壁较厚,呈红色的管状结构。

提问:1.第一张图片来源的器官是什么? 其中紫蓝色球团状结构、蓝色条索状结构和大小不等、形态各异的浅红色结构分别对应的是什么结构?

2.第二张图片来源的器官是什么? 其中紫蓝色区域、红色区域和大小不等,形态各异的浅红色结构和红色管状结构分别对应的是什么结构?

树突状细胞的免疫学功能

小结

中枢淋巴器官(胸腺和骨髓)于出生前开始源源不断地输送产生的初始淋巴细胞(胸腺产生初始 T 淋巴细胞,骨髓产生初始 B 淋巴细胞)到周围淋巴器官的淋巴结和脾等中,在抗原刺激下,产生免疫应答。胸腺的组织结构包括被膜、间质(小叶间隔)和实质(小叶:周围色深的皮质和中央色浅的髓质,髓质内还有特征性结构胸腺小体)。淋巴结的组织结构包括被膜、间质(门部、小梁)和实质(外周着色深的皮质:浅层皮质、副皮质区和皮质淋巴窦;中央着色浅的髓质:髓索和髓窦)。脾的组织结构包括被膜、间质(小梁)和实质(散在分布的白髓:动脉周围淋巴鞘、淋巴小结和边缘区;大部分的红髓:脾索和脾血窦)。

能力测试

1.通过对免疫系统切片的观察,写出胸腺的组织结构。

2.通过对免疫系统切片的观察,描述淋巴结和脾组织结构的异同点。

3.结合学过的组织学内容,按照淋巴液的流动方向,依次写出淋巴液的产生、汇集和流经淋巴结时的主要组织结构。

能力测试

推荐阅读文献

[1] 奚人杰,赵峥睿,王中林.推拿对小鼠脾脏与胸腺内去甲肾上腺素浓度的影响[J].中华中医药学刊,2016,34(8):1846-1849.

[2] 杨贵明,王雪芹.运动、胸腺细胞凋亡与机制研究[J].广州体育学院学报,2016,36(4):97-100.

[3] 陈晓香,张俊华,盛家和.胸腺在 EAE 小鼠不同临床时期变化的研究[J].中国免疫学杂志,2016,32(10):1454-1457.

[4] 周泽旺,张昌政,李丹丹.胸腺神经内分泌肿瘤的临床及 CT 表现[J].中国 CT 和 MRI 杂志,2017,15(4):58-61.

[5] 韩晓丹,张俊伶,薛晓蕾,等.茶黄素对胸腺放射性损伤的防护作用[J].天津医药,2017,45(7):699-703.

[6] 微博:人体里的"小溪"——淋巴循环. http://blog. sina. com. cn/s/blog_4a4a511d010092ug.html.

参考文献

[1] 邹仲之,李继承.组织学与胚胎学[M].8版.北京:人民卫生出版社,2013.

[2] 周莉,齐亚灵.组织学与胚胎学实验[M].武汉:华中科技大学出版社,2013.

[3] 屈丽华,罗红梅.显微形态学实验(组织学与胚胎学分册)[M].北京:科学出版社,2010.

[4] 曹烨,张健,殷洪明,等.浆细胞样树突状细胞在病毒感染中的研究进展[J].临床合理用药杂志,2017,10(2):178-180.

(柴继侠)

第十二章 皮 肤

【实验目的】

1. 掌握皮肤的分层。
2. 掌握皮肤附属器中的毛发、皮脂腺和汗腺的光镜结构特点及其相关功能。
3. 熟悉表皮各层的组织结构特点。
4. 了解皮肤的功能和表皮的角化过程。

【实验内容】

皮肤由表皮和真皮组成,借皮下组织和深部的组织相连。皮肤的附属器有毛发、皮脂腺、汗腺和指(趾)甲等。皮肤具有重要的保护作用,如防止异物和病原微生物等的入侵,防止组织液的丢失等维持内环境的稳定;皮肤内有丰富的感觉神经末梢,能感受外界多种刺激;皮肤还具有调节体温等功能。

一、足底皮

材料与方法:人足底皮,HE 染色。

1.肉眼观 标本一侧红色和紫蓝色区域为表皮,深部的粉红色区域为真皮,深部蜂窝状的区域为皮下组织。

2.低倍镜 表皮为未角化的复层扁平上皮,真皮为深部着色浅的结缔组织,两者交界处凹凸不平(图 12-1)。

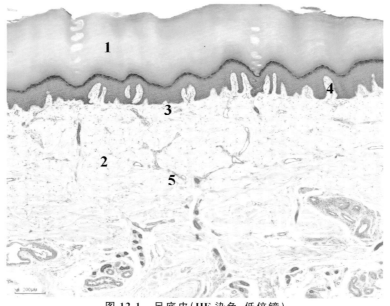

图 12-1 足底皮(HE 染色,低倍镜)
1.表皮;2.真皮;3.乳头层;4.真皮乳头;5.网织层

（1）表皮：角化的复层扁平上皮，从深部的基底层到表层依次分为五层结构——基底层、棘层、颗粒层、透明层、角质层。

（2）真皮：为皮肤深部的结缔组织，包括乳头层和网织层两部分。

①乳头层：紧贴表皮，位于真皮浅部，较薄，呈粉红色，由疏松结缔组织构成，并向表皮内凸入形成真皮乳头。

②网织层：位于真皮深部，较厚，呈红色，由不规则致密结缔组织构成，可见粗细不等、切面不同的胶原纤维束。网织层深部和皮下组织内可见汗腺分泌部和导管（导管可延伸至表皮表面，在表皮中的呈螺旋状断面的管状结构为穿过表皮的导管）、环层小体、血管和神经等（图12-2）。

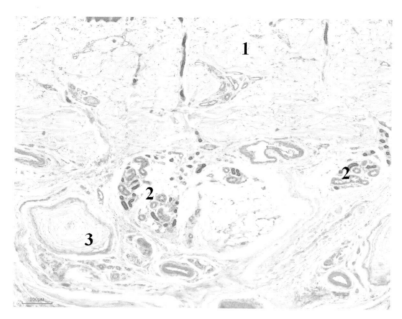

图 12-2　足底皮网织层（HE 染色，低倍镜）

1.网织层；2.汗腺；3.环层小体

（3）皮下组织：由脂肪组织构成，与皮肤无明显界线。皮肤通过皮下组织与深层结构相连。

3. 高倍镜

（1）表皮：从基底层向表层依次观察各层细胞的结构特点（图12-3）。

①基底层：位于表皮的最深层，由一层矮柱状的基底细胞组成，核呈椭圆形，胞质嗜碱性。

②棘层：由 4～10 层体积较大、多边形的棘细胞组成，核呈圆形，胞质弱嗜碱性。

③颗粒层：由 3～5 层梭形细胞组成，细胞核着色浅，呈椭圆形或退化消失，胞质内含有形状不规则、强嗜碱性的透明角质颗粒。

④透明层：较薄，由 2～3 层扁平细胞组成，细胞分界不清，细胞核已消失，胞质强嗜酸性、均质状、折光度高。有的标本此层与角质层不易区分。

⑤角质层：较厚，由多层扁平的角质细胞组成，细胞分界不清，细胞核已消失，胞质嗜酸性、均质状。

（2）真皮。

①乳头层：真皮乳头内常有丰富的毛细血管，有时还可见触觉小体。

②网织层：可见较大的血管和汗腺。

汗腺分泌部：成团分布，细胞 1～2 层，为锥形或立方形，着色较浅，外有肌上皮细胞。

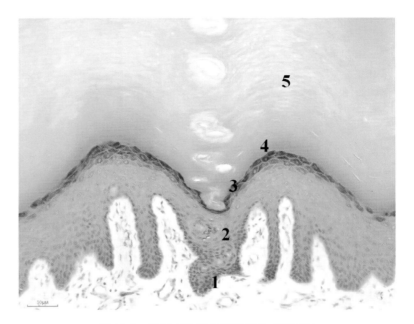

图 12-3　足底皮的表皮（HE 染色，高倍镜）
1.基底层；2.棘层；3.颗粒层；4.透明层；5.角质层

汗腺导管：为两层体积较小、立方形细胞，胞质嗜碱性（图 12-4）。

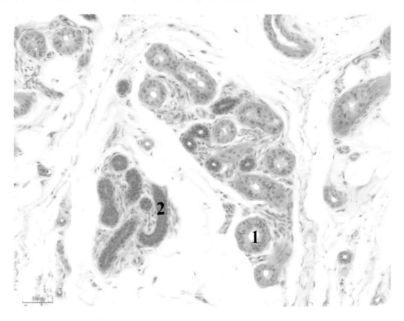

图 12-4　足底皮的汗腺（HE 染色，高倍镜）
1.汗腺分泌部；2.汗腺导管

二、头皮

（一）头皮的光镜结构

材料与方法：人头皮、HE 染色。

1.肉眼观　标本一侧紫蓝色薄层区域为表皮，深部粉红色的区域为真皮，在真皮中可见斜向走行、染色较深且直的毛根，偶见伸出皮肤的毛干。

2.低倍镜 区分表皮和真皮,真皮内有斜行紫蓝色的部分毛囊,毛囊周围有着色浅的皮脂腺和红色束状的立毛肌。真皮深部还有一团染色相对较深的管状结构,此为汗腺(图 12-5)。真皮深部或近皮下组织区域可见环层小体和大小不等的神经束。

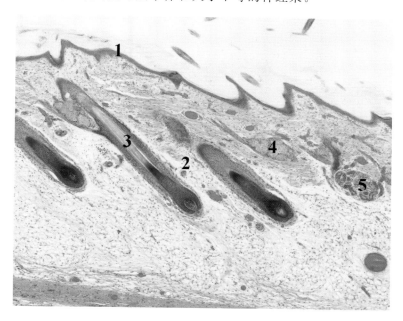

图 12-5 头皮(HE 染色,低倍镜)
1.表皮;2.真皮;3.毛;4.皮脂腺;5.汗腺

3.高倍镜

(1)表皮:角化的复层扁平上皮,表层分层没有厚表皮明显,棘层、角质层较薄,颗粒层和透明层不明显。

(2)真皮:位于表皮下方,是结缔组织,也分为乳头层和网状层。重点观察毛、皮脂腺、立毛肌和汗腺。

①毛。

毛干:位于皮肤外面,大多已被切断而不可见。

毛根:皮肤内较直、呈棕褐色的部分。

毛囊:位于毛根周围,包括内层的上皮鞘(由来源于表皮的上皮细胞构成)和外层的结缔组织鞘。

毛球:毛根和毛囊底端膨大的区域为毛球,其细胞称为毛母质细胞,内含有大量色素颗粒,这些细胞是毛生长的基础。

毛乳头:富含血管和神经的结缔组织伸入毛球底端形成的乳头状结构(图 12-6)。

②立毛肌:在毛囊和表皮呈钝角的一侧可见连接毛囊和真皮的一平滑肌束为立毛肌(图 12-7)。

③皮脂腺:毛囊和立毛肌之间、着色浅的细胞团为皮脂腺,是泡状腺。周围的腺细胞体积小,着色深,为干细胞;近中央的细胞体积较大,着色浅,胞质内充满脂滴(图 12-8)。近导管处,腺细胞裂解形成皮脂,经导管多排入毛囊上部。

④汗腺:位于真皮深层,成团分布,包括分泌部与导管两部分。分泌部由1～2层锥形或立方形、染色较浅的细胞组成;导管由两层体积小、立方形、细胞核染色较深的细胞组成。

NOTE

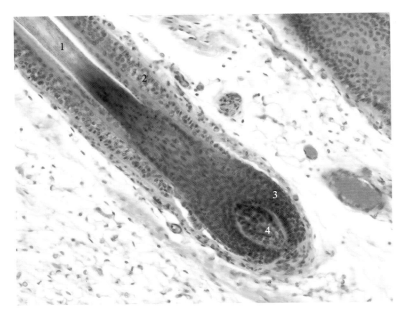

图 12-6 毛发（HE 染色，高倍镜）
1.毛根；2.毛囊；3.毛球；4.毛乳头

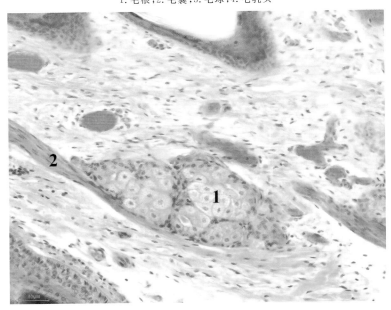

图 12-7 皮脂腺（HE 染色，高倍镜）
1.皮脂腺；2.立毛肌

案例分析 12-1

案例 12-1

有一张皮肤的 HE 染色切片，切片所呈现的内容是：标本一侧有粉红色的角质层和其下深红色的表皮其他层区域；表皮的深部为红色的结缔组织，其内可见多个圆形或者椭圆形的结构1（中央为棕黄色片状结构，周围为大量密集的细胞，其细胞核清晰可见）；还有些圆形或椭圆形结构2（中间是着色浅的红色区域，周围是着色深的紫蓝色 C 字形或环形的结构，最外侧由着色较深的密集排列的薄层细胞组成）。此外，在结缔组织内还可见中央细胞体积较大着色较浅、周围细胞体积较小着色较深的细胞团 3 和盘曲的双层立方形细胞围成的管状结构 4 和其

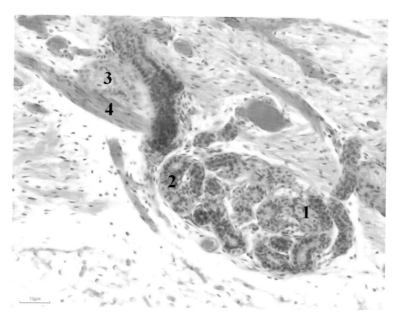

图 12-8 皮肤的附属器（HE 染色，高倍镜）
1.汗腺分泌部；2.汗腺导管；3.皮脂腺；4.立毛肌

间单层锥形粉红色细胞围成的泡状结构 5。

  提问：1.根据上述描述，判断该切片来源的皮肤表皮是薄表皮还是厚表皮，其表皮的分层
       如何？

    2.根据上述描述，推断案例中的 1～5 所对应的组织结构名称。

小结

  皮肤由表皮和真皮组成。表皮为角化的复层扁平上皮，包括大量的角质形成细胞和少量的非角质形成细胞。足底和手掌等经常参与摩擦等处皮肤的表皮较为标准，其从基底到表层依次为基底层、棘层、颗粒层、透明层和角质层。真皮分为乳头层和网织层，是由不规则致密结缔组织构成。皮肤的附属器有毛发、皮脂腺和汗腺等。

人工皮肤和角质形成细胞的分离培养

能力测试

  1.请从组织学角度分析说明搓澡时搓掉的"泥"是什么，为什么总有搓不干净的感觉？

  2.请描述与青春痘形成密切相关的组织结构名称及青春痘的类型。

能力测试

推荐阅读文献

  ［1］ 李小兵,蒋婷,彭海涛.组织工程真皮支架材料的研究进展［J］.组织工程与重建外科，2017,13（2）：102-105.

  ［2］ 胡锦花,王玲,石然,等.三维打印皮肤组织研究进展［J］.中国科学：生命科学，2017,47（4）：423-442.

  ［3］ 吴智聪,刘诗雅,李良慧,等.中医刮痧渗出物中免疫成分及含量的研究［J］.广州中医药大学学报,2017,34（2）：209-212.

  ［4］ 徐彬,尹青春,程燕,等.表面活性剂与皮肤的相互作用研究［J］.日用化学品科学，

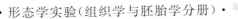

NOTE

2017,40 (2)：55-57.

　　［5］　周勇,谢臻蔚,金杭美.雌激素在抗皮肤衰老中的生物学作用［J］.中国美容医学,2017,26 (1)：27-30.

参考文献

　　［1］　邹仲之,李继承.组织学与胚胎学［M］.8 版.北京:人民卫生出版社,2013.

　　［2］　周莉,齐亚灵.组织学与胚胎学实验［M］.武汉:华中科技大学出版社,2013.

　　［3］　屈丽华,罗红梅.显微形态学实验(组织学与胚胎学分册)［M］.北京:科学出版社,2010.

　　［4］　邹德波,潘婧,张平,等.一种分离人表皮角质形成细胞的新方法［J］.临床皮肤科杂志,2016,45 (6)：424-429.

（柴继侠）

第十三章 消 化 管

【实验目的】

1. 掌握食管、胃、小肠和大肠各器官的组织结构特点及其与功能之间的关系。
2. 了解消化管内分泌细胞、小肠腺的帕内特细胞的分布及结构特点。
3. 了解舌乳头的结构特点。

【实验内容】

一、舌

(一)菌状乳头和丝状乳头

材料与方法：人舌尖部，HE 染色。

1. **肉眼观** 此标本一侧着色深为黏膜，其深部着红色为舌肌。
2. **低倍镜** 黏膜表面可见许多突起为舌乳头，其表面覆盖复层扁平上皮，内部为固有层结缔组织。

(1) 丝状乳头：数量多，呈圆锥形，其上皮浅层的细胞发生轻度角化，故在乳头表面可见不规则形的舌苔。

(2) 菌状乳头：数量少，分散于丝状乳头之间。呈蘑菇状，其上皮浅层的细胞未角化，乳头上皮内有少量的味蕾。固有层结缔组织内有丰富的毛细血管。

(二)轮廓乳头

材料与方法：人舌，HE 染色。

1. **肉眼观** 标本的黏膜面有突起的柱状结构为轮廓乳头。
2. **低倍镜** 体积较大，呈蘑菇状，顶部较宽而平坦，周围黏膜深陷形成环沟，上皮是未角化复层扁平上皮，环沟两侧壁内有较多味蕾。
3. **高倍镜** 味蕾为淡染的椭圆形小体，纵轴与上皮表面垂直，顶端有味孔，由味细胞和基细胞组成。味细胞位于味蕾中央，呈长梭形，数量多；基细胞位于味蕾基底部，呈锥形，细胞核小而圆。

二、食管

材料与方法：人食管，HE 染色。

(一)肉眼观

该标本为食管的横切面，呈不规则的圆形。食管管腔呈不规则形，可见被横切的几条粗大的突起——皱襞，腔面有一层起伏不平的紫蓝色带状结构为黏膜上皮。

(二)低倍镜

从内向外观察管壁的各层结构(图 13-1)。

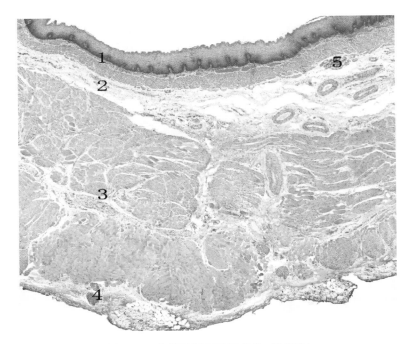

图 13-1　食管横切面(HE 染色,低倍镜)

1.黏膜;2.黏膜下层;3.肌层;4.外膜;5.食管腺

1.黏膜

（1）上皮:衬在腔面染成紫蓝色的条带为未角化复层扁平上皮,上皮基底面凹凸不平,上皮下方为固有层。

（2）固有层:紧邻上皮下方,很薄,着粉红色,纤维细密,其中有许多细胞核为成纤维细胞核;还有小血管、淋巴组织及食管腺导管。

（3）黏膜肌层:位于固有层的外侧,是一层纵行的平滑肌束,在食管横切面上肌纤维呈横切面。

2.黏膜下层　为疏松结缔组织,着淡粉红色,除细胞外,还有较大的血管、黏膜下神经丛。此外,还可见黏液性腺或混合性腺食管腺。腺泡呈卵圆形、圆形或不规则形,腺腔小;腺细胞大多呈锥形,少数呈柱状,细胞核染色深,呈扁椭圆形,细胞质染色浅,为黏液细胞。

3.肌层　由平滑肌纤维构成,分为内环行和外纵行两层。内层的肌纤维被纵切,外层的肌纤维被横切,两层肌纤维束之间可见肌间神经丛。在此层中,有的标本中仅可见平滑肌,有的标本中仅可见骨骼肌纤维,而有的标本中可见到平滑肌纤维和骨骼肌纤维。由于食管上、中或下段各段的肌组织类型不同,所以,可根据切面呈现的肌纤维类型大致判断切片属于食管哪个部分。

4.外膜　为纤维膜,由疏松结缔组织构成,内有血管和神经。

三、胃底

材料与方法:人胃底,HE 染色。

(一) 肉眼观

此标本呈长条形,一侧凹凸不平、染成紫蓝色的结构为黏膜,突起的结构为皱襞;另一侧染成深红色的为肌层,中间染成浅红色的为黏膜下层。

(二) 低倍镜

胃壁分为黏膜、黏膜下层、肌层和外膜四层结构(图 13-2)。应该仔细区分。

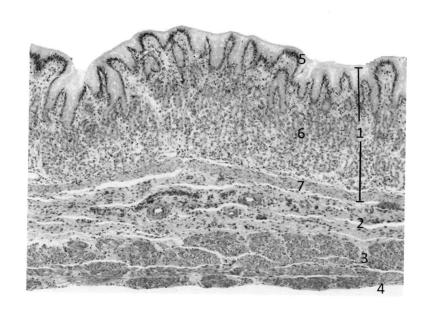

图 13-2　胃底部(HE 染色,20×)
1.黏膜;2.黏膜下层;3.肌层;4.外膜;5.上皮;6.固有层;7.黏膜肌层

1.上皮　是单层柱状上皮,上皮向固有层内凹陷形成许多胃小凹,因切片部位不同,通常将胃小凹均切断,故在黏膜表面看到许多小管的横切面、纵切面或斜切面。在黏膜表面可见一些小管,此为胃小凹横切面。胃小凹底部与腺体相通(图 13-3)。

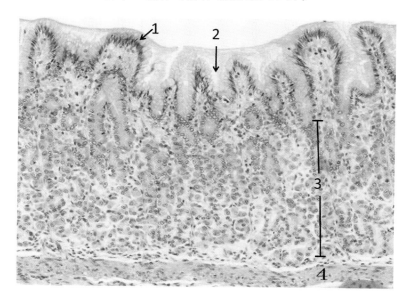

图 13-3　胃黏膜(HE 染色,低倍镜)
1.上皮;2.胃小凹;3.胃底腺;4.黏膜肌层

2.固有层　可见大量胃底腺,呈纵切面、斜切面或横切面,腺腔狭窄,腺体之间仅有少量疏松结缔组织和散在平滑肌纤维。

3.黏膜肌层　较薄,有内环行、外纵行两层平滑肌。

4.黏膜下层　由疏松结缔组织组成,其内可见血管、淋巴管及黏膜下神经丛。

5.肌层　较厚,由内斜行、中环行和外纵行三层平滑肌组成,但肌纤维的走向不易区分,可见肌间神经丛。

6. 外膜 为浆膜，由薄层结缔组织和间皮组成。

（三）高倍镜

重点观察黏膜上皮细胞和胃底腺细胞（图 13-4）。

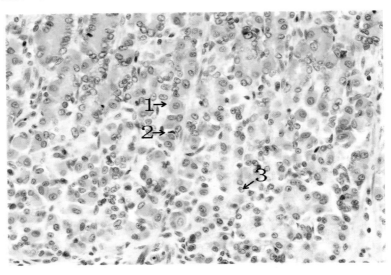

图 13-4　胃底腺（HE 染色，高倍镜）
1. 壁细胞；2. 颈黏液细胞；3. 主细胞

1. 上皮 为单层柱状上皮，主要由表面黏液细胞组成，细胞呈柱状，椭圆形的细胞核位于基底部，胞质顶端充满黏原颗粒，着色浅甚至呈透明状。

2. 胃底腺

（1）主细胞：数量多，主要分布在腺体下半部。细胞呈柱状，细胞核呈圆形或椭圆形，位于细胞基底部；顶部细胞胞质染色浅，由于细胞顶端含有大量酶原颗粒，这些颗粒在制片过程中常被溶解，基底部细胞胞质强嗜碱性，着色深。

（2）壁细胞：较主细胞少，主要分布在腺体上半部。胞体大，呈锥形或圆形；核圆形，染色深，居中，可见双核；胞质强嗜酸性，染成红色。

（3）颈黏液细胞：数量较少，分布于腺体顶部。细胞常夹在壁细胞之间，呈柱状或楔形，细胞核呈扁圆形，位于基部，胞质着色浅。

四、小肠

（一）十二指肠

材料与方法：十二指肠，HE 染色。

1. 肉眼观 此标本有突起的一侧为管腔面，其中，较大的突起为皱襞；皱襞表面有小的突起，为肠绒毛，管腔面呈紫蓝色的结构为黏膜。

2. 低倍镜

（1）黏膜：黏膜表面有许多肠绒毛，因切面不同，绒毛呈不同的断面，无论哪一种切面，绒毛表面均被覆盖单层柱状上皮，绒毛中轴为固有层。小肠的固有层分为两部分，一部分位于绒毛中轴，另一部分位于绒毛根部以下。绒毛中轴的固有层由疏松结缔组织构成；绒毛根部以下的固有层内可见许多不同切面的小肠腺，肠腺体间有少量疏松结缔组织；黏膜肌层由内环行、外纵行两薄层平滑肌组成。

（2）黏膜下层：为疏松结缔组织，含有大量黏液性十二指肠腺，呈圆形或椭圆形团块状，着色浅。

（3）肌层：由内环行、外纵行两层平滑肌组成，平滑肌之间可见肌间神经丛。

（4）外膜：浆膜（图13-5、图13-6）。

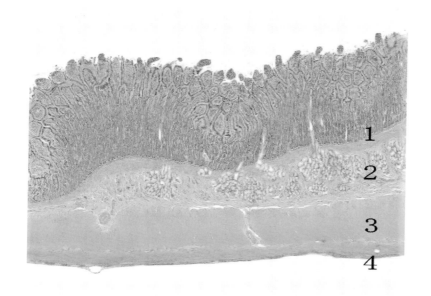

图 13-5　十二指肠（HE 染色，低倍镜）
1.黏膜；2.黏膜下层；3.肌层；4.外膜

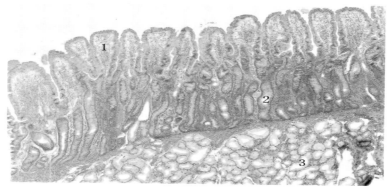

图 13-6　十二指肠黏膜和黏膜下层（HE 染色，低倍镜）
1.肠绒毛；2.小肠腺；3.十二指肠腺

3.高倍镜

（1）肠绒毛：肠绒毛游离面可见较窄的深红色、均质状条带，为纹状缘。肠绒毛表面被覆一层单层柱状上皮，由吸收细胞和杯状细胞组成。吸收细胞数量多，呈高柱状，细胞核呈椭圆形，位于基底部；杯状细胞数量少，位于吸收细胞之间。绒毛中轴的固有层内有走向与绒毛中轴一致的中央乳糜管，其周围有散在的平滑肌纤维和毛细血管。中央乳糜管管腔较大，内有淡粉红色物质，管壁薄，仅见一层内皮细胞。但多数乳糜管因管腔塌陷，在切片中不易区分（图13-7）。

（2）小肠腺：由单层柱状上皮围成，腺腔狭窄。除见有吸收细胞与杯状细胞外，还见有帕内特细胞，该细胞常三五成群位于腺体的底部，细胞呈锥体形，细胞核位于细胞基部，顶部胞质内充满粗大的嗜酸性颗粒，被染成鲜红色（图13-8）。

NOTE

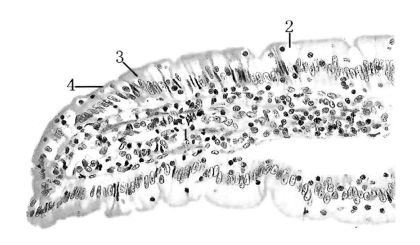

图 13-7 肠绒毛（HE 染色，高倍镜）

1.固有层；2.杯状细胞；3.吸收细胞；4.纹状缘

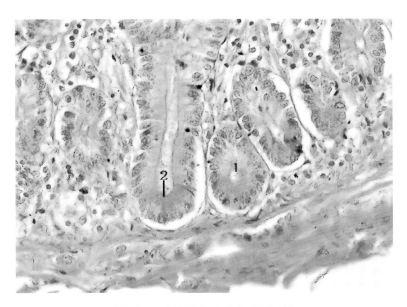

图 13-8 小肠腺（HE 染色，高倍镜）

1.小肠腺；2.帕内特细胞

（二）空肠

材料与方法：空肠，HE 染色。

1.肉眼观 腔面可见环行皱襞。

2.低倍镜 结构与十二指肠基本相同。腔面有几个较长的环行皱襞，其表面分布许多不同切面的肠绒毛；固有层无或偶见孤立淋巴小结；黏膜下层无腺体，外膜为浆膜（图 13-9）。

（三）回肠

材料与方法：回肠，HE 染色。

1.肉眼观 可见皱襞。

2.低倍镜 肠绒毛数量少，纵切面呈锥形，短而细；固有层的淋巴组织较丰富，常见集合淋巴小结，有些淋巴小结可穿过黏膜肌层抵达黏膜下层，有些淋巴小结凸向黏膜表面，呈圆顶状隆起，此处绒毛短而少或无绒毛，但无小肠腺（图 13-10）。

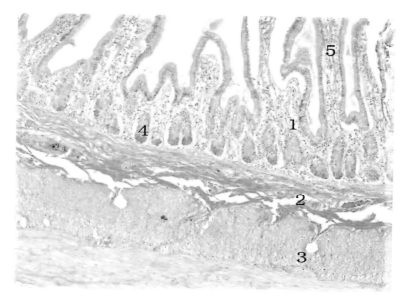

图 13-9 空肠（HE 染色,低倍镜）
1.黏膜;2.黏膜下层;3.肌层;4.小肠腺;5.肠绒毛

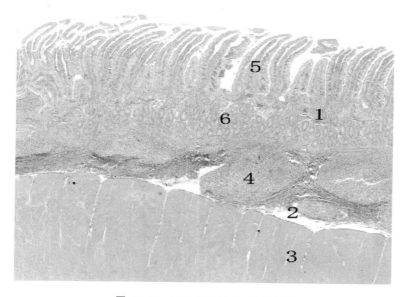

图 13-10 回肠（HE 染色,低倍镜）
1.黏膜;2.黏膜下层;3.肌层;4.淋巴小结;5.肠绒毛;6.小肠腺

五、大肠

材料与方法:人结肠,HE 染色。

1.肉眼观 标本具有显著的突起,为皱襞。切片一侧高低不平、着紫蓝色的是黏膜,中层染成淡红色为黏膜下层,外层着红色为肌层和外膜。

2.低倍镜 结肠壁分为黏膜、黏膜下层、肌层(图 13-11)和外膜四层,可见皱襞。与小肠相比,结肠具有以下特点:黏膜面仅有皱襞而无绒毛,故较平坦;固有层内结肠腺较密集,许多结肠腺被切断,可见其固有层中有大量染色较浅的上皮细胞围成的结肠腺。结肠腺中杯状细胞的数量多,无帕内特细胞,此外,固有层内可见孤立淋巴小结。结肠肌层也分为内环行和外纵

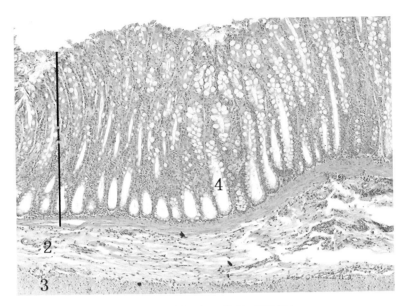

图 13-11　结肠（HE 染色，低倍镜）
1.黏膜；2.黏膜下层；3.肌层；4.结肠腺

行两层，但是，其在结肠局部的纵行平滑肌较厚，而结肠带之间的纵行平滑肌较薄。该平滑肌较厚处为结肠带。外膜中有大量脂肪细胞处为肠脂垂。

六、消化管超微结构

1.胃黏膜

材料与方法：胃黏膜表面，扫描电子显微镜制片。

胃腔面凹凸不平，可见有许多不规则孔状结构，为胃小凹的开口，还可见很多浅沟，腔面被浅沟分隔为许多不规则区域，即胃小区。胃上皮见图 13-12。

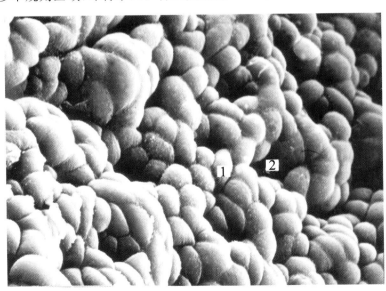

图 13-12　胃上皮（SEM）
1.胃黏液上皮细胞；2.胃小凹

2.壁细胞

材料与方法：胃底腺，透射电子显微镜制片。

壁细胞呈圆锥形,基底面较宽,游离面狭窄。卵圆形的细胞核位于中央,胞质中可见许多细胞内分泌小管、微管泡和大量的线粒体(图 13-13)。

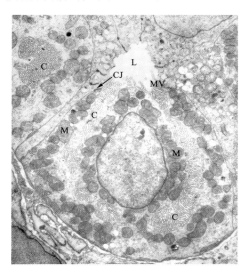

图 13-13 壁细胞(TEM)

C 表示细胞内分泌小管;M 表示线粒体;L 表示腺腔;MV 表示微绒毛;CJ 表示细胞连接

3. 主细胞

材料与方法:胃底腺,透射电子显微镜制片。

主细胞呈柱状,有密集平行排列的粗面内质网位于细胞基底部,且有许多线粒体分布于内质网扁囊之间,有发达的高尔基体位于核上方,顶部胞质聚集许多圆形的分泌颗粒(图 13-14)。

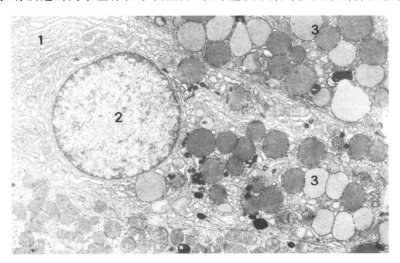

图 13-14 主细胞(TEM)

1.粗面内质网;2.细胞核;3.糖原颗粒

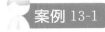 13-1

有一张小肠的 HE 染色切片,切片所呈现的内容是:标本的一侧凹凸不平,有宽大的叶状突起,从这一侧依次向另一侧观察,第一层为紫蓝色,表面有突起,其外周为单层柱状上皮,内部为结缔组织。再向外可看到大量的圆形或椭圆形的切面是由上皮细胞围着的空腺腔,还可见到紫蓝色椭圆形的淋巴小结,紧挨着这一层的外侧是平滑肌的切面。第二层为染色浅淡的

区分小肠的
不同段落

案例分析 13-1

NOTE

结缔组织层,内可见大量染色浅淡的腺体。第三层为染成深红色的部分,内侧为大小不等的红色圆点状结构,其内有的可见紫蓝色的细胞核,有的没有;外侧可见长梭形的肌纤维,细胞核居中,胞质嗜酸性。第四层较薄,几乎无法分辨。

提问:1.根据上述描述,判断该切片的方向。

2.根据上述描述,判断切片的大致部位。

小结

消化管各器官管壁的结构具有共同的分层规律,从内向外分为黏膜、黏膜下层、肌层和外膜四层。黏膜是消化管各器官结构差异最大、功能最重要的部分。食管、胃及肠腔面有皱襞,是由黏膜和黏膜下层共同向腔内突起形成的。胃黏膜上皮主要由表面黏液细胞组成,其向固有层凹陷形成胃小凹,固有层内有大量的胃腺,胃底腺是胃壁中结构与功能最重要的腺体,由主细胞、壁细胞、颈黏液细胞、内分泌细胞和干细胞组成,其中主要的是主细胞和壁细胞。小肠黏膜面有肠绒毛,其由上皮和固有层共同向肠腔内突起形成。黏膜上皮是由吸收细胞、杯状细胞和内分泌细胞组成的,其中吸收细胞游离面有纹状缘。固有层中含有大量小肠腺,腺上皮细胞除上皮中的三种细胞外,还有帕内特细胞和干细胞。帕内特细胞是小肠腺特有的细胞,常成群分布于腺底部。与小肠黏膜相比,大肠黏膜面无绒毛,上皮是由吸收细胞和杯状细胞组成的,固有层含有许多大肠腺,腺上皮细胞中杯状细胞较多,无帕内特细胞。

能力测试

1.通过本次课所观察的切片照片说明消化管管壁的一般结构。

2.通过本次课所观察的切片照片阐述胃黏膜的结构。

3.试通过本次课所观察的切片照片比较小肠与大肠黏膜的异同点。

4.利用本次课所学切片,说明胃液形成所涉及的结构。

能力测试

推荐阅读文献

[1] 周莉,齐亚灵.组织学与胚胎学实验[M].武汉:华中科技大学出版社,2013.

[2] 邹仲之,李继承.组织学与胚胎学[M].8版.北京:人民卫生出版社,2013.

(邹维艳)

第十四章 消 化 腺

▶▶ ▶

【实验目的】

1. 掌握胰腺和肝的结构特点与功能。
2. 熟悉唾液腺的结构及浆液性、黏液性和混合性腺泡的结构特点。

【实验内容】

一、唾液腺

（一）腮腺

材料与方法：腮腺，HE 染色。

1. 肉眼观 此标本呈紫蓝色斑块状，表面浅色部位是被膜。

2. 低倍镜 被膜由结缔组织构成，染成浅红色，覆盖于胰的实质表面；腺实质被结缔组织分隔成许多小叶，小叶内可见浆液性腺泡及各段导管的切面。

3. 高倍镜

（1）腺泡：腺泡由浆液性腺细胞围成，细胞呈锥体形，细胞核呈圆形、染色较浅，常居细胞基底部，细胞顶部胞质有嗜酸性酶原颗粒，呈紫红色，基底部胞质强嗜碱性。

（2）导管。闰管：与腺泡相连，管径小，由单层扁平或立方上皮围成。纹状管：较粗，由单层柱状细胞围成；细胞核呈圆形，位于细胞中央或近游离面，胞质嗜酸性，着色鲜红。小叶间导管：位于小叶间结缔组织内，管壁由单层柱状或假复层柱状上皮构成（图 14-1）。

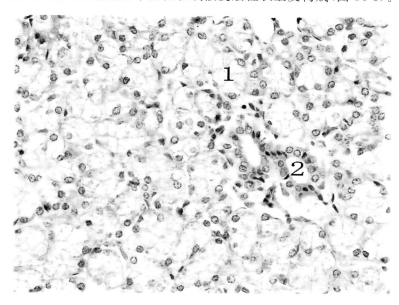

图 14-1 腮腺（HE 染色，高倍镜）
1. 浆液性腺泡；2. 纹状管

NOTE

（二）下颌下腺

材料与方法：下颌下腺，HE 染色。

1. 肉眼观 表面有薄层浅粉色的被膜，实质为若干个紫蓝色的小叶；小叶间结缔组织较多，其内可见管腔较大并含有嗜酸性分泌物的导管。

2. 低倍镜 下颌下腺为混合性腺，腺泡大多为着色深的浆液性腺泡，少数为淡染的黏液性腺泡和混合性腺泡。腺泡之间可见较多纹状管，其被染成鲜红色，管径较大，由单层柱状上皮围成。在小叶间结缔组织内，可见小叶间导管和血管，小叶间导管管径较大，管壁由假复层柱状上皮组成。闰管因较短，一般在切片中不易找到。

3. 高倍镜 浆液性腺泡与腮腺的腺泡相同；黏液性腺泡由黏液性细胞构成，细胞呈锥体形，细胞核呈扁圆形，位于细胞基底部，胞质着色浅；混合性腺泡主要由黏液性腺细胞构成，浆液性腺细胞或分散于黏液性细胞之间，或几个细胞聚集附着在黏液性腺泡的一侧，在切片中呈半月状，故称为浆半月（图 14-2）。

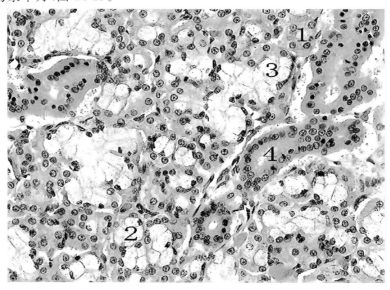

图 14-2 下颌下腺（HE 染色，高倍镜）
1. 浆液性腺泡；2. 黏液性腺泡；3. 混合性腺泡；4. 纹状管

（三）舌下腺

材料与方法：舌下腺，HE 染色。

1. 肉眼观 同腮腺。

2. 低倍镜 小叶由腺泡和导管构成。腺泡多为黏液性腺泡和混合性腺泡（图 14-3），浆液性腺泡很少。腺泡之间可见管径较粗的纹状管。小叶间的结缔组织中，可见小叶间导管和血管。

二、胰腺

材料与方法：胰腺，HE 染色。

（一）肉眼观

此标本着色为紫蓝色，可见大小不一、形状不规则区域，为胰腺小叶。

（二）低倍镜

腺实质被结缔组织分隔成许多不规则的紫红色小区，即胰腺小叶。胰腺小叶内大部分为外分泌部，有腺泡和导管，内分泌部散在于腺泡之间，着色浅，为大小不等、圆形或椭圆形的细胞团。

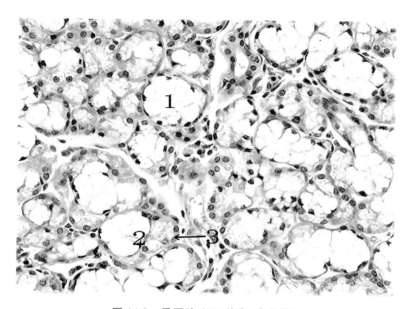

图 14-3　舌下腺（HE 染色，高倍镜）
1.黏液性腺泡；2.混合性腺泡；3.浆半月

（三）高倍镜

观察胰腺外分泌部和内分泌部的结构特点。

1. 外分泌部

（1）腺泡：腺泡由浆液性腺细胞组成。腺细胞呈锥形，细胞核呈圆形，居细胞基底部，基底部胞质强嗜碱性，顶部细胞胞质内含嗜酸性酶原颗粒；腺泡腔内可见泡心细胞，细胞轮廓不易区分，胞核呈圆形或卵圆形，着色浅。

（2）导管：闰管位于腺泡之间，长而管径小，管壁由单层扁平或立方上皮构成。小叶内导管位于腺泡之间的结缔组织中，管壁由单层立方上皮构成。小叶间导管位于小叶之间的结缔组织中，管腔大，腔内可见红色分泌物，管壁由单层柱状上皮构成。

2. 内分泌部　内分泌部即胰岛，胰岛细胞着色浅，细胞轮廓不易区分，HE 染色的切片中无法区分几种细胞，细胞排列成索状或团状，细胞核呈椭圆形或圆形，胞质着色浅。细胞索或细胞团之间有毛细血管，常因其管腔塌陷而不易区分（图 14-4）。

正确识别切片中的胰腺闰管和泡心细胞

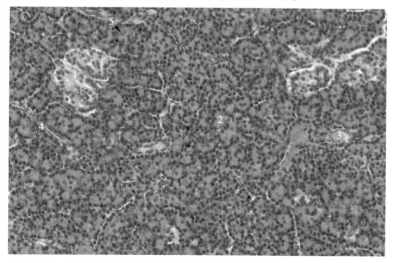

图 14-4　胰腺（HE 染色，高倍镜）
1.胰岛；2.浆液性腺泡；3.小叶内导管；4.闰管；5.泡心细胞

NOTE

三、肝

（一）人肝

材料与方法：人肝，HE 染色。

1.肉眼观　此标本着紫红色，其内可见一些散在的小腔，为血管腔的断面（中央静脉等），肝小叶边界不明显。

2.低倍镜

（1）被膜：由致密结缔组织构成，表面有间皮覆盖。

（2）肝小叶：呈多边形或不规则形，分界不清，可根据紧邻的几个肝门管区位置及中央静脉，大致划分其范围（图 14-5）。如果观察的是猪肝，肝小叶之间的结缔组织较多，分界明显（图 14-6）。在小叶中央可见圆形或类圆形的中央静脉，以中央静脉为中心，周围呈放射状排列的红色条索状结构为肝索，其间为肝血窦，管腔不规则。胆小管在此标本中不能分辨。

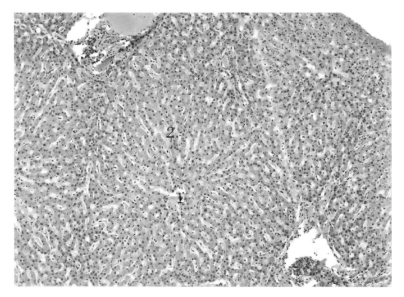

图 14-5　人肝（HE 染色，低倍镜）
1.中央静脉；2.肝小叶

（3）门管区：几个相邻肝小叶之间的结缔组织区域，其内可见小叶间动脉、小叶间静脉、小叶间胆管三种管道的切面，即为门管区。

（4）小叶下静脉：位于肝小叶之间的结缔组织内，单独的小静脉，与中央静脉相比，管腔大，管壁完整。

3.高倍镜

（1）中央静脉：管壁薄，可见扁平的内皮细胞核；管腔因有血窦的开口而不完整。

（2）肝索：由肝细胞排列而成。肝细胞大，切面上呈多边形，细胞核大、圆，位于细胞中央，染色浅，核仁明显，可见双核，不同部位的胞质染色不同，界板处的肝细胞呈弱嗜碱性，其他部位的肝细胞呈弱嗜酸性或呈现数量不等的空泡。

（3）肝血窦：窦壁表面衬有一层内皮细胞，其核呈扁圆形，着色深，突向窦腔；窦腔内可见血细胞和肝巨噬细胞，后者体积大，形状不规则，核圆形，着色深，胞质嗜酸性（图 14-7）。若用油镜观察，肝血窦内皮和肝板之间偶可见微细间隙，此为窦周隙。

（4）门管区：小叶间动脉管腔小而圆，腔面可见内皮，其外侧有环形平滑肌；小叶间静脉与小叶间动脉相比，管腔大而不规则，管壁薄；小叶间胆管管腔小，管壁由单层立方上皮构成，上

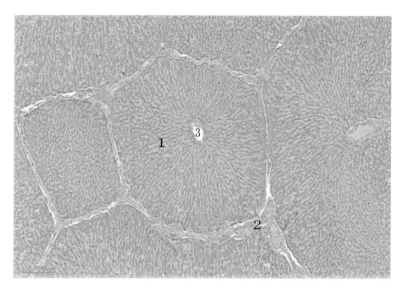

图 14-6 猪肝(HE 染色,低倍镜)
1.肝小叶;2.门管区;3.中央静脉

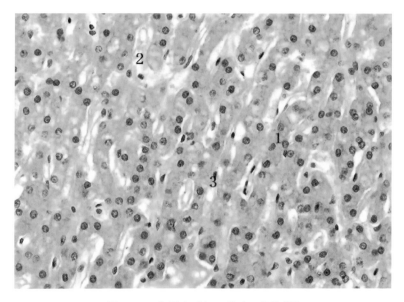

图 14-7 人肝小叶(HE 染色,高倍镜)
1.肝索;2.肝血窦;3.肝血窦内皮细胞

皮细胞核呈圆形,着色深,排列紧密而整齐,胞质着色浅(图 14-8)。

（二）肝糖原

材料与方法:肝,PAS 染色。

1.肉眼观 此标本染成深紫红色。

2.高倍镜 肝细胞胞质内可见较多的红色颗粒,即为肝糖原(图 14-9)。

（三）胆小管

材料与方法:肝,ATP 酶染色。

高倍镜 肝细胞呈淡黄色,其间可见许多棕黑色线条状的胆小管,并且在肝索内相互连接(图 14-10)。

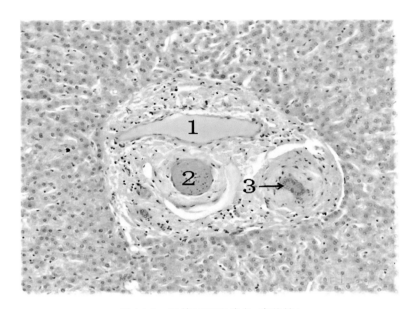

图 14-8　门管区（HE 染色，高倍镜）
1.小叶间静脉；2.小叶间动脉；3.小叶间胆管

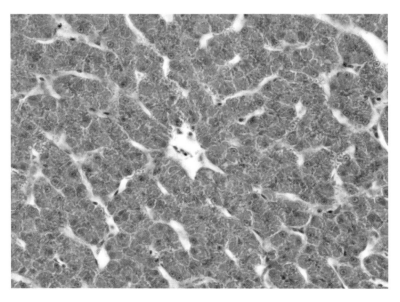

图 14-9　肝糖原（PAS 染色，高倍镜）

（四）肝巨噬细胞

材料与方法：兔肝，活体注射台盼蓝，HE 染色。

将含 0.5% 台盼蓝生理盐水溶液经兔耳静脉注射，30 h 后，取肝脏制备切片。

1.肉眼观　此标本染成深紫蓝色。

2.高倍镜　先找到肝血窦，在窦腔里可见肝巨噬细胞，形状不规则，细胞核着色深，胞质嗜酸性，着红色，胞质内可见许多台盼蓝颗粒（图 14-11）。

（五）肝血管

材料与方法：兔肝，卡红明胶血管灌注。

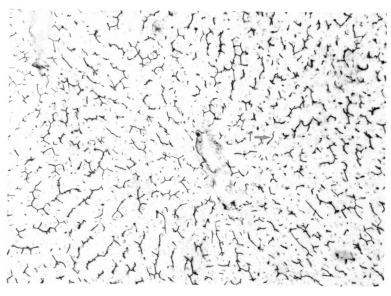

图 14-10 胆小管（ATP 酶染色，高倍镜）

1.胆小管

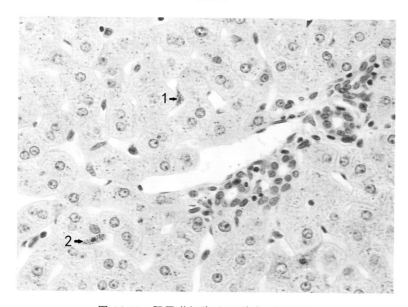

图 14-11 肝巨噬细胞（HE 染色，高倍镜）

1.未切到细胞核的肝巨噬细胞；2.切到细胞核的肝巨噬细胞

将卡红明胶经兔肝门静脉注入，当肝内血管充满液体后，结扎肝静脉，待肝脏冷却，明胶凝固后，取肝脏制备切片。

1.肉眼观 此标本染成淡红色，内部可见染深红色不规则的条纹状结构。

2.低倍镜 肝内的大多数血管被卡红明胶填满而呈现深红色。

3.高倍镜 肝小叶中心可见中央静脉，其周围可见许多条纹状的肝血窦，相互吻合成网状，与中央静脉相通，尚可见小叶下静脉和小叶间静脉（图 14-12）。

四、消化腺的超微结构

（一）肝细胞

材料与方法：肝，透射电子显微镜制片。

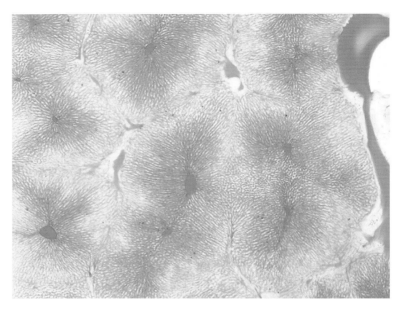

图 14-12　肝血管（卡红明胶血管灌注，低倍镜）

　　肝细胞内含丰富的细胞器，有粗面内质网、滑面内质网、高尔基复合体、线粒体、溶酶体和过氧化物酶体。此外，还有糖原、脂滴、色素等内含物（图 14-13）。

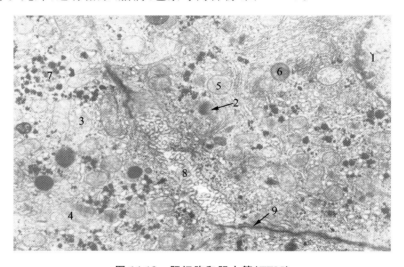

图 14-13　肝细胞和胆小管（TEM）
1.细胞核；2.微体；3.滑面内质网；4.高尔基复合体；5.线粒体；
6.溶酶体；7.糖原颗粒；8.胆小管；9.细胞连接

（二）胆小管

　　材料与方法：肝，透射电子显微镜制片。

　　相邻肝细胞质膜局部凹陷而成的胆小管，管腔小而不规则，腔面可见微绒毛不同的切面。近胆小管侧的相邻肝细胞膜形成紧密连接、桥粒等连接复合体，封闭胆小管（图 14-13）。

（三）窦周隙

　　材料与方法：肝，透射电子显微镜制片。

　　在肝血窦内皮与肝细胞之间可见狭窄的间隙，即为窦周隙。其内可见形态不规则的储脂细胞，胞质内有大小不一的脂滴、粗面内质网及高尔基复合体（图 14-14）。

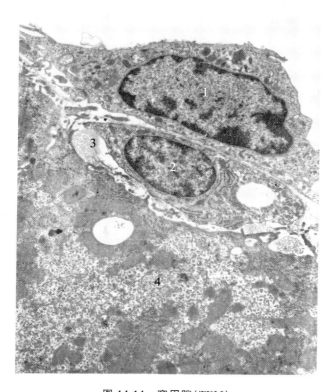

图 14-14 窦周隙（TEM）
1.肝血窦内皮细胞；2.储脂细胞；3.网状纤维；4.肝细胞

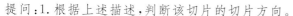

案例 14-1

有一张肝的 HE 染色切片，切片所呈现的内容为：有一个多边形的肝小叶，周边被少量结缔组织包裹。在肝小叶中央有近似于圆形切面的管，管周围有呈放射状排列染成红色的条索，相互吻合，条索之间有管腔不规则而且狭窄的管，在管周也呈放射状排列。几个相邻肝小叶之间有三角形或近似圆形的结缔组织小区，内有数个切面的管，管的切面呈三种形状：一是管壁薄，管腔大而不规则；二是管壁厚，管腔小且较规则；三是管的切面呈圆形，管壁由单层立方上皮围成，细胞核染色深，排列整齐。

提问：1.根据上述描述，判断该切片的切片方向。

2.根据上述描述，判断切片的大致部位。

案例分析 14-1

小结

胰腺和肝脏是大消化腺，也是本章的重点内容。胰腺实质由外分泌部和内分泌部组成。外分泌部由腺泡和导管构成，腺泡为浆液性腺泡，腺泡腔内有泡心细胞，导管分为闰管、小叶内导管、小叶间导管和主导管。肝脏实质为肝小叶，肝小叶由中央静脉、肝板、肝血窦、窦周隙及胆小管组成。肝板与肝血窦以中央静脉为中心向四周呈放射状排列。肝血窦内皮与肝板之间的狭窄间隙为窦周隙。相邻肝细胞局部质膜凹陷形成胆小管，在肝小叶内相互吻合成网格状。门管区为几个相邻肝小叶之间的结缔组织区域，其内有小叶间静脉、小叶间动脉和小叶间胆管三种伴行的管道。

借助切片理解
肝小叶的结构
和功能之间的关系

能力测试

能力测试

1.通过本次课所观察的切片照片说明肝小叶的结构组成及各结构之间的位置关系。

2.通过本次课所观察的切片照片阐述胆小管的形成及胆汁排出所涉及的结构。

3.试通过本次课所观察的切片照片比较三对唾液腺结构的异同点。

4.利用本次课所学切片,图示胰液产生及排出所涉及的结构。

推荐阅读文献

[1] 周莉,齐亚灵.组织学与胚胎学实验[M].武汉:华中科技大学出版社,2013.

[2] 邹仲之,李继承.组织学与胚胎学[M].8版.北京:人民卫生出版社,2013.

(邹维艳)

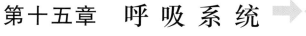

第十五章 呼吸系统

▶▶ ▶

【实验目的】

1. 掌握气管与主支气管的结构和功能。
2. 掌握肺的一般组织结构,肺泡的超微结构及其功能。
3. 了解鼻黏膜的结构。

【实验内容】

一、嗅部黏膜

材料与方法:狗鼻黏膜(嗅部),HE 染色。

1. 肉眼观 切片呈粉染狭长条状。

2. 低倍镜 嗅部黏膜由假复层柱状上皮和固有层组成。

3. 高倍镜 假复层柱状上皮由三种细胞构成。

(1) 嗅细胞:夹在支持细胞之间,为双极神经元,呈梭形,细胞核呈圆形,染色较浅,位于上皮中层,细胞游离面有较长的嗅毛。

(2) 支持细胞:呈高柱状,细胞核呈卵圆形,染色较深,多位于上皮浅层。

(3) 基细胞:呈圆形或锥体形,位于上皮深部。

上述三种细胞因轮廓不清,仅能以细胞核位置及形态辨认。固有层为富含血管的薄层结缔组织,其中可见大量浆液性嗅腺,腺细胞胞质内有棕黄色颗粒,腺导管开口于上皮表面(图 15-1)。

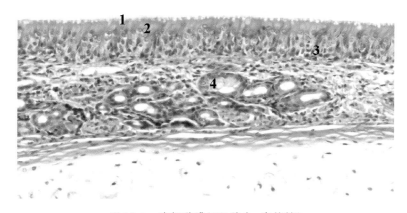

图 15-1 嗅部黏膜(HE 染色,高倍镜)
1. 嗅毛;2. 支持细胞;3. 基细胞;4. 嗅腺

二、气管

材料与方法:人气管(横切面),HE 染色。

(一) 气管的一般组织结构

1. 肉眼观 气管是中空性器官,切片呈环状,凹面为气管管腔面,管壁内紫蓝色的部分为"C"形透明软骨环,连接两侧软骨的粉红色结构为气管膜性部。

NOTE

2. 低倍镜 管壁由内向外依次分为黏膜、黏膜下层和外膜三层。黏膜包括上皮和固有层。黏膜下层位于固有层深部,为疏松结缔组织,内含较多气管腺,该腺为混合性腺。最外层为外膜,由透明软骨和结缔组织构成(图 15-2)。软骨环缺口处为气管膜性部,此处管壁的黏膜下层与外膜界限不清,由平滑肌和结缔组织构成。

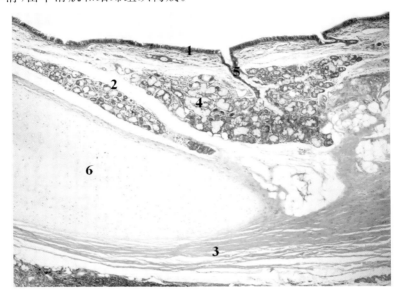

图 15-2 气管(横切面,HE 染色,低倍镜)

1.黏膜;2.黏膜下层;3.外膜;4.气管腺;5.气管腺导管;6.透明软骨

3. 高倍镜

(1)黏膜。

①上皮:为假复层纤毛柱状上皮,上皮与固有层之间可见明显的粉红色基膜。纤毛细胞呈柱状,最多,细胞核呈椭圆形,位于上皮浅层,其游离面可见排列密集的纤毛。纤毛细胞间夹有较多的杯状细胞,杯状细胞顶部胞质呈空泡状,核呈倒三角形,位于细胞基底部。刷细胞在光镜下不易分辨。基细胞是能增殖分化的干细胞,位于上皮深部。柱状细胞之间还有一种梭形细胞,可增殖、分化为纤毛细胞、杯状细胞和刷细胞(图 15-3)。

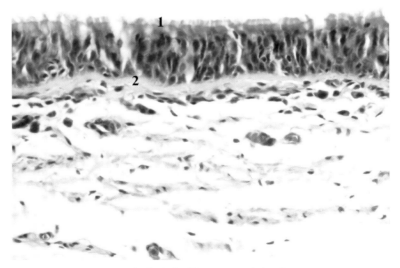

图 15-3 气管黏膜(横切面,HE 染色,高倍镜)

1.纤毛;2.基膜

②固有层:位于上皮下方,由薄层细密结缔组织构成,含有较多的胶原纤维、弹性纤维、气管腺导管、小血管、神经和淋巴组织。

(2)黏膜下层:由疏松结缔组织构成,其与固有层和外膜之间无明显界线。含有混合性气管腺,腺细胞排列成团,染色较深,可见腺导管切面,此外,还有血管、神经和淋巴组织(图15-4)。

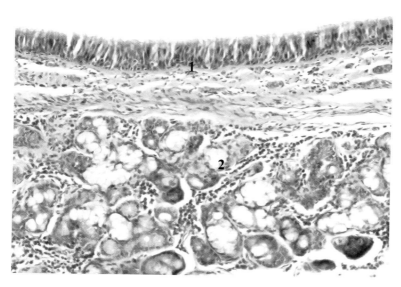

图 15-4 气管(横切面,HE 染色,高倍镜)
1.黏膜;2.黏膜下层

(3)外膜:较厚,由结缔组织和"C"形透明软骨环构成。膜性部的上皮下可见大量的结缔组织、平滑肌束和混合性气管腺。其中,平滑肌束与混合腺交替分布。

(二)气管的超微结构

材料与方法:大鼠气管腔表面,扫描电子显微镜制片。

气管腔面可见上皮细胞游离面的不同结构。纤毛细胞游离面为纤毛,刷细胞游离面为短微绒毛,杯状细胞游离面较平滑(图15-5)。

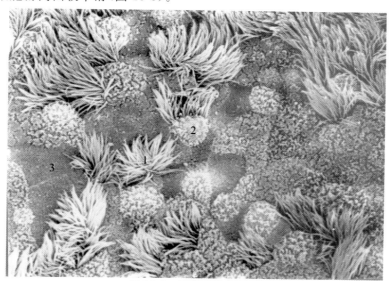

图 15-5 气管上皮(SEM)
1.纤毛细胞;2.刷细胞;3.杯状细胞

NOTE

三、肺

(一)肺的一般组织结构

材料与方法:人肺,HE 染色。

1. 肉眼观 标本结构疏松,呈网眼状,局部可见大小不等、形态不规则的管腔及泡状结构。

2. 低倍镜 肺表面可见光滑的浆膜,为胸膜脏层。肺实质由支气管树和间质构成。支气管树分为导气部和呼吸部,二者在结构上最基本的区别为是否有肺泡开口,有肺泡开口的为呼吸部,无肺泡开口的为导气部。在切面上,可见大量的肺泡、各级支气管不同的切面和伴行的血管。

(1)导气部:包括叶支气管、段支气管、小支气管、细支气管和终末细支气管,但叶支气管和段支气管因其体积过大,在取材时一般被舍弃,故切片中管腔较大的支气管通常为小支气管。

①肺内小支气管:管径较大,管壁由黏膜、黏膜下层和外膜构成,三层结构分界不明显(图15-6)。

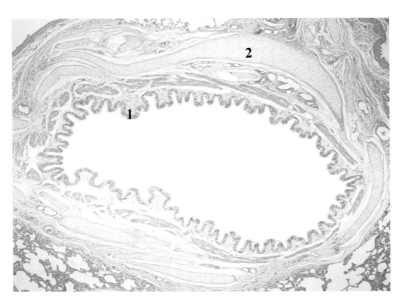

图 15-6　肺内小支气管(HE 染色,低倍镜)
1.假复层纤毛柱状上皮;2.透明软骨片

黏膜:表面被覆假复层纤毛柱状上皮,上皮内夹有少量杯状细胞。固有层薄,有散在的环形平滑肌束。

黏膜下层:由结缔组织构成,与固有层无明显分界,可见少量成团分布的混合性腺。

外膜:与黏膜下层无明显分界,由大小不等的透明软骨片和结缔组织构成。其中可见小血管,为支气管动、静脉的分支,此外可见小神经束。

②细支气管:是小支气管的分支,管腔较小,管壁较薄,分层不明显,有的细支气管腔内可见高低不平的黏膜皱襞。黏膜上皮从假复层纤毛柱状上皮逐渐变为单层纤毛柱状上皮;上皮内杯状细胞,黏膜下层的混合性腺以及外膜的软骨片明显减少乃至消失;管壁中环形平滑肌相对增多(图 15-7)。

③终末细支气管:管腔更小,管腔被覆单层柱状上皮。混合性腺及透明软骨片全部消失,平滑肌形成完整环形,使肺内导气部形成肌性管道。黏膜皱襞更加明显(图 15-8);上皮包括纤

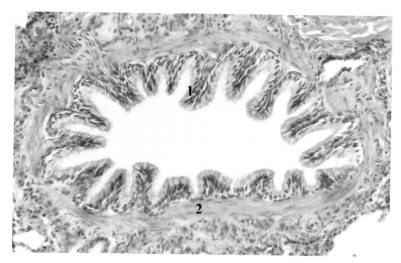

图 15-7 细支气管（HE 染色，高倍镜）

1.单层纤毛柱状上皮；2.平滑肌

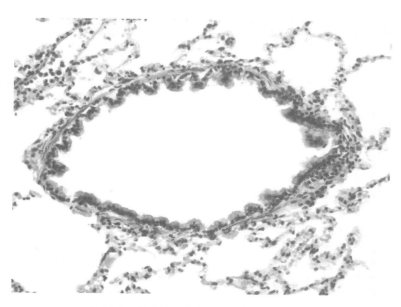

图 15-8 终末细支气管（HE 染色，高倍镜）

毛细胞和无纤毛的 Clara 细胞，Clara 细胞的游离面呈圆顶状突向管腔，胞质染色浅（图 15-9）。

（2）呼吸部：包括呼吸性细支气管、肺泡管、肺泡囊和肺泡。呼吸部与导气部最基本的区别是出现肺泡开口。

①呼吸性细支气管：管壁已有少量肺泡开口，故管壁不完整，管腔不规则。管壁被覆单层柱状或单层立方上皮，上皮下方有少量结缔组织和环形平滑肌纤维，在肺泡开口处，单层立方上皮移行为单层扁平上皮（图 15-10）。

②肺泡管：呼吸性细支气管的分支，其管壁有大量肺泡开口，故自身管壁结构很少，相邻肺泡开口处在镜下呈结节状膨大（残留的管壁）（图 15-10），表面覆有单层立方上皮或扁平上皮，上皮下有弹性纤维和环形平滑肌。

③肺泡囊：肺泡管的延续部分，是许多肺泡的共同开口处，相邻肺泡开口处无平滑肌，故无结节状膨大（这是镜下与肺泡管区别的关键形态特点）（图 15-10）。

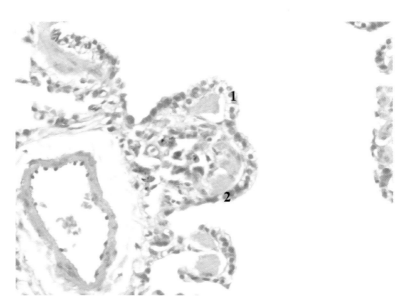

图 15-9　Clara 细胞(HE 染色,高倍镜)
1.Clara 细胞;2.呼吸性细支气管壁

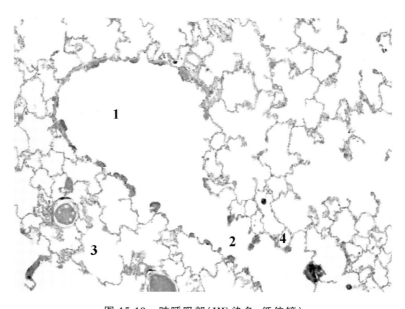

图 15-10　肺呼吸部(HE 染色,低倍镜)
1.呼吸性细支气管;2.肺泡管;3.肺泡囊;4.肺泡

案例分析 15-1

案例 15-1

有一张肺的 HE 染色切片,切片中所呈现的内容是:在标本中有一个不连续的管,管壁结构出现了断裂,断裂处由半球形结构围成,管壁不规则,管壁上皮细胞为单层立方形细胞;接下来管壁结构更不规则,更不完整,管壁由结节状膨大围成;继续延续下去可见不规则囊腔,囊腔由半球形结构围成,相邻的半球形结构之间无结节状膨大。

提问:1.根据上述描述,判断该切片分别是呼吸性细支气管的哪个部分。

2.根据上述描述,结合所学知识,总结辨认呼吸性细支气管各部分的结构要点。

④ 肺泡:肺泡呈半球形囊状结构,开口于呼吸性细支气管、肺泡管、肺泡囊,相邻肺泡之间的少量结缔组织为肺泡隔。

3. 高倍镜 肺泡由肺泡上皮围成,肺泡上皮包括Ⅰ型肺泡细胞和Ⅱ型肺泡细胞。Ⅰ型肺泡细胞(光镜下不易分辨)呈扁平状,覆盖肺泡的大部分面积,其细胞核的部位略厚。Ⅱ型肺泡细胞较多,覆盖面积少于前一细胞,该细胞呈立方形或圆形,散在突起于Ⅰ型肺泡细胞之间,胞质染色浅。肺泡隔内有大量毛细血管和弹性纤维。此外,在肺泡隔或肺泡腔内可见肺巨噬细胞,因其吞噬灰尘颗粒,故又称为尘细胞,其可单个存在,也可聚集成群。高倍镜下,尘细胞体积较大,呈椭圆形或不规则形,胞质内含有褐色或黑色的颗粒(图 15-11)(成年人肺或吸烟人肺的黑色是因其而形成的)。

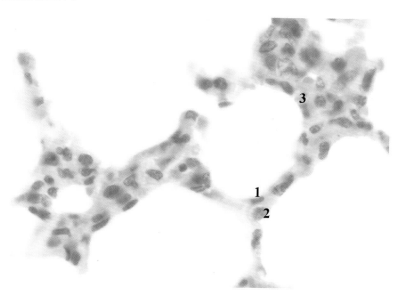

图 15-11 肺泡(HE 染色,高倍镜)
1.Ⅰ型肺泡细胞;2.Ⅱ型肺泡细胞;3.毛细血管

(二)肺的超微结构

材料与方法:猴肺,透射电子显微镜制片。

肺泡上皮包括Ⅰ型肺泡细胞和Ⅱ型肺泡细胞。Ⅰ型肺泡细胞含细胞核的部分略厚,细胞器不发达,胞质内可见较多吞饮小泡。Ⅱ型肺泡细胞表面有少量微绒毛,胞质内可见许多同心圆状的板层结构,即板层小体。Ⅰ型肺泡细胞表面有液体层,其外可见基膜、连续性毛细血管基膜和毛细血管内皮,这些结构形成气-血屏障,该结构是肺泡内氧气和血液内二氧化碳交换所通过的结构(图 15-12)。

四、肺(示弹性纤维)

材料与方法:人肺,Weigert 来复红染色。

1. 肉眼观 标本呈蓝色网眼状,局部可见大小不等、形态不规则的空腔。

2. 低倍镜 标本中可见许多大小不等的支气管和肺泡,肺泡之间有紫蓝色细丝状结构,为肺内弹性纤维。

3. 高倍镜 肺泡之间的部位为肺泡隔,其内的弹性纤维交织成网,肺泡开口周围的弹性纤维较多,且呈环状缠绕。肺内弹性纤维在呼吸运动中起到稳定肺泡结构的作用。

纤毛细胞与痰

雾霾对肺结构的影响

肺泡弹性和结构稳定的原因

肺气肿形成的组织结构因素

NOTE

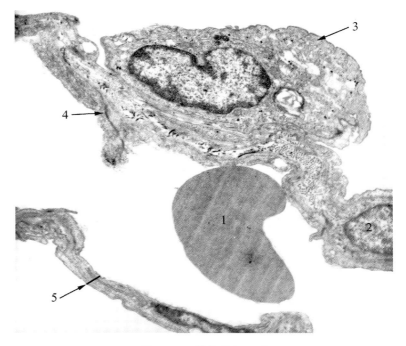

图 15-12　肺泡壁（TEM）

1.红细胞；2.Ⅰ型肺泡细胞；3.Ⅱ型肺泡细胞；4.内皮细胞连接；5.气-血屏障

案例分析 15-2

案例 15-2

　　有一张肺的 HE 染色切片，切片中所呈现的内容是：在标本中有一个长条状的空腔结构，靠近其一侧可见较厚的管壁，管壁中可见散在分布的透明软骨片，随着管壁的延伸，管腔逐渐变小，管壁逐渐变薄，在管壁的中后部分管壁逐渐变得不完整，而且随着管壁的延长，管壁结构越来越少，越来越不明显，直到末端出现大小不等、形态不规则的囊状结构。

　　提问：1.根据上述描述，判断该切片的组织结构和组成。

　　　　　2.根据上述描述，结合所学知识，总结辨认从肺内小支气管到肺泡的各段结构要点。

小结

　　呼吸系统由鼻、咽、喉、气管、主支气管和肺组成，其主要功能是传导气体，进行气体交换。气管管壁由黏膜、黏膜下层和外膜组成。肺是呼吸系统的重要器官。肺由导气部和呼吸部组成。从肺内叶支气管到终末细支气管各段的主要作用都是传导气体，为肺的导气部，呼吸性细支气管以下各段均有肺泡出现，是气体交换的部位，为肺的呼吸部。肺导气部各级支气管管壁结构与气管相似，但随着管腔变小和管壁变薄，管壁结构也发生变化，其特点包括：杯状细胞、腺体和透明软骨片逐渐减少，至终末细支气管全部消失；出现平滑肌，并逐渐增多，至终末细支气管有完整的环形平滑肌。呼吸性细支气管管壁上皮逐渐变薄，管壁出现少量肺泡。肺泡管管壁上布满肺泡。若干肺泡的共同开口组成肺泡囊。肺泡为半球形小囊，肺泡上皮由Ⅰ型和Ⅱ型肺泡细胞组成。相邻肺泡之间的结构为肺泡隔，肺泡隔中有连续毛细血管、弹性纤维和巨噬细胞。连续毛细血管内皮与Ⅰ型肺泡细胞表面的液体层之间形成气-血屏障。

能力测试

1.通过本次课所观察的切片和电镜照片阐述气管管壁的哪些结构对吸入的空气起到净化作用。

2.通过本次课所观察的切片和电镜照片阐述肺的导气部与呼吸部在组织结构上的异同点。

3.利用本次课所学切片,说明从气管到肺呼吸性细支气管管壁结构的变化规律。

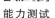

能力测试

推荐阅读文献

[1] 周莉,齐亚灵.组织学与胚胎学实验[M].武汉:华中科技大学出版社,2013.

[2] 邹仲之,李继承.组织学与胚胎学[M].8版.北京:人民卫生出版社,2013.

[3] 李和,李继承.组织学与胚胎学[M].3版.北京:人民卫生出版社,2015.

[4] 成令忠,钟翠平,蔡文琴.现代组织学[M].上海:上海科学技术文献出版社,2003.

(刘忠平)

第十六章　泌　尿　系　统

【实验目的】

1.掌握肾单位的分布、光学显微镜结构、超微结构及其与功能之间的关系。

2.掌握球旁复合体分布、组成、球旁细胞、致密斑的结构和功能。

3.了解输尿管和膀胱的基本结构。

【实验内容】

一、肾

1.肾的光镜结构

材料与方法：人肾，HE染色。

1）肉眼观　该标本为肾的纵切面，呈锥体状。标本周边呈深红色，为肾的皮质，皮质内侧染色较浅，为肾的髓质。

2）低倍镜

（1）被膜：位于肾的表面，表面平滑，主要由致密结缔组织构成。

（2）皮质：染色较深，位于被膜下方，由皮质迷路和髓放线构成。髓放线内有大量直行管道，皮质迷路则位于相邻髓放线之间。皮质迷路内可见肾小体和其周围的肾小管。肾小体包括髓旁肾小体和皮质肾小体，其中，髓旁肾小体位于髓质附近，其余的肾小体为皮质肾小体。肾小体较大，大多呈圆形。皮质迷路的肾小管均位于肾小体周围，该处的肾小管切面各异，管壁细胞胞质大多染色较红，管腔较小（图16-1）。皮质和髓质之间有较大的血管，为弓形动、静脉。

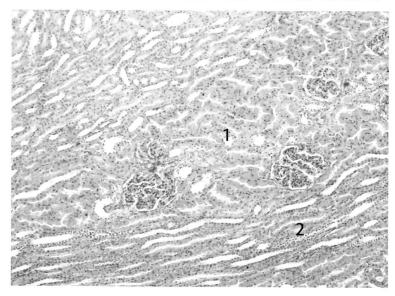

图16-1　肾皮质（HE染色，低倍镜）

1.皮质迷路；2.髓放线

（3）髓质：染色较浅，位于肾的深层，主要由纵行的肾小管和集合小管组成。位于髓质浅层的肾小管和集合小管的切面大多为纵切面，位于髓质深层的肾小管和集合小管大多为横切面，该形态说明肾小管构成了一个 U 字形的髓袢（图16-2）。

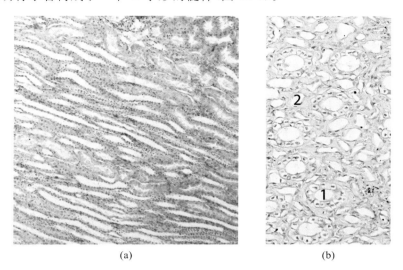

(a)   (b)

图 16-2　肾髓质（HE 染色，低倍镜）

(a)髓质浅层；(b)髓质深层

1.集合管；2.细段

从不同切面认识
肾的组织结构

3）高倍镜

（1）被膜：表面由间皮覆盖，间皮下为致密结缔组织。

（2）肾小体：呈球形，由血管球和肾小管构成。血管球内可见大量不同切面的毛细血管和一些染成蓝色的细胞核，细胞核呈圆形或扁平状。细胞核呈扁平状的细胞大多为内皮细胞，而胞核呈圆形的细胞包括球内系膜细胞、肾小囊脏层的足细胞，但这些细胞的种类分辨不清。血管球周围为肾小囊，肾小囊包括脏层、壁层和肾小囊腔，其中，壁层的细胞为单层扁平细胞，而脏层的细胞为足细胞（图16-3）。

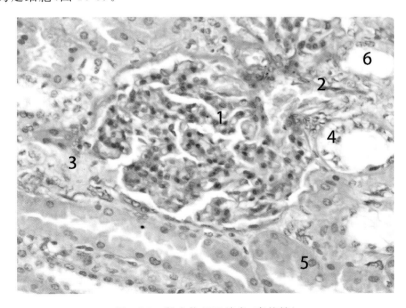

图 16-3　肾小体（HE 染色，高倍镜）

1.肾小体；2.血管极；3.尿极；4.致密斑；5.近曲小管；6.远曲小管

（3）肾小管：分布于皮质迷路、髓放线和髓质内，且不同种类的小管分布部位不同。

① 近曲小管：又称近端小管区部。仅分布于皮质迷路中，数目较多，且染色较深，呈红色；管腔切面较小，不规则，呈斜切面或横切面。管壁由较大的上皮细胞围成，细胞界限不清，细胞核呈圆形、染色较浅，胞质染色较深呈红色。管腔面具有刷状缘（刷状缘被破坏），使得管腔面不整齐（图 16-3）。

案例分析 16-1

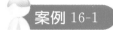

认识肾皮质内肾小管的走向

有一张肾的 HE 染色切片，切片所呈现的内容是：有一个呈球形的血管球，血管球被一个囊状的结构包裹。在它们的周围是一些呈各种切面的管，管壁细胞为立方形或锥体形，细胞界限不清，胞质被染成红色，管腔面有刷状缘存在。在这些结构周围有一些切面呈圆形的管，管壁细胞染色较上面所提到的细胞略浅，这些横切面的管腔成群分布。

提问：1. 根据上述描述，判断该切片的切片方向。

2. 根据上述描述，判断切片的大致部位。

3. 根据上述描述，判断该切片中皮质迷路的部位。

4. 根据上述描述，判断该切片中髓放线的部位。

② 远曲小管：数量较少，基本分布于皮质迷路的肾小体附近。管腔较大，且不规则，管壁相对较薄，由单层立方上皮围成，染色较浅，细胞界线相对清楚，细胞核呈圆形，位于细胞中央（图 16-3）。部分远曲小管近肾小体血管极处上皮细胞呈柱状，细胞核呈椭圆形且排列紧密，此为致密斑，为钠离子感受器（图 16-3）。

③ 近端小管直部和远端小管直部：分布于髓放线和髓质浅层，切片中可见到一些近端小管直部与远端小管直部从髓放线延续到髓质浅层，再向髓质深层，可见到横切的肾小管。近端小管直部与远端小管直部结构相似（图 16-4）。

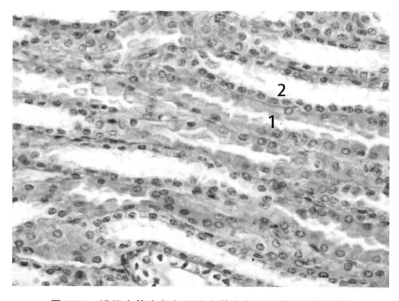

图 16-4　近端小管直部与远端小管直部（HE 染色，低倍镜）
1. 近端小管直部；2. 远端小管直部

④ 细段：多位于髓质，管腔较小，由单层扁平上皮围成，细胞核呈扁椭圆形，胞质较薄。在髓质中有大量的毛细血管，它们大多位于肾小管周围。此时要注意细段的上皮与毛细血管内皮之间的区别。

（4）集合管：分布于髓放线和髓质内，管腔大而规则。管壁由单层立方或单层柱状上皮围成，细胞界线清晰，胞质染色浅，部分胞质清亮，细胞核呈圆形，位于细胞中央。

2.肾的超微结构

（1）足细胞。

材料与方法：大鼠肾小管血管球，扫描电子显微镜制片。

肾小囊脏层有许多足细胞，每个足细胞伸出多个初级突起，初级突起又分支形成多个次级突起（图16-5），次级突起附着于血管球表面。

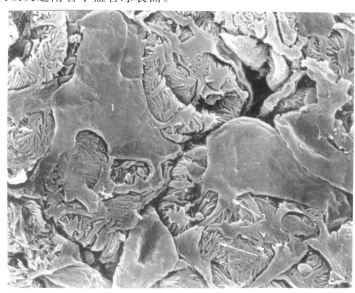

图16-5 肾小体血管球（SEM）
1.足细胞体；2.初级突起；3.次级突起

（2）滤过膜。

材料与方法：大鼠肾小体血管球，透射电子显微镜制片。

足细胞的次级突起附着于血管球（图16-6），相邻次级突起之间有裂孔膜，血管球的毛细血管为有孔毛细血管。有孔毛细血管内皮、基膜和裂孔膜构成滤过膜（图16-7）。

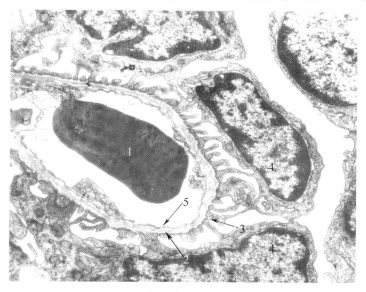

图16-6 肾小体的血管球（TEM）
1.红细胞；2.基膜；3.足细胞突起及裂孔；4.足细胞；5.内皮细胞孔

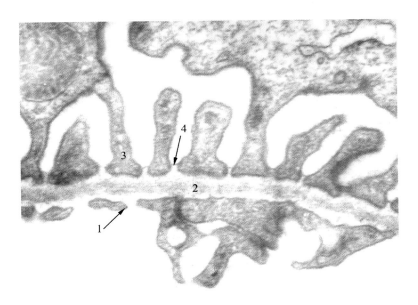

图 16-7　肾小体的滤过膜
1.内皮细胞孔;2.基膜;3.足细胞突起;4.裂孔膜

（3）近曲小管。

材料与方法:猴肾近曲小管,透射电子显微镜制片。

肾近曲小管细胞游离面排列密集的微绒毛(为光镜下刷状缘),其顶端细胞膜下陷形成顶小泡,细胞基底面可见许多的质膜内褶,质膜内褶周围有大量的线粒体。

3.球旁复合体

（1）材料:小鼠肾。

（2）方法:猩红法染色。将小鼠肾用 Helly 液固定,常规石蜡切片,切片经二甲苯脱蜡,乙醇复水后,再经铬盐溶液铬化,经猩红与乙基紫的混合液染色。该法可将球旁胞质内颗粒染成紫蓝色。

（3）肉眼观:肾皮质呈深红色,髓质染色呈淡粉色。

（4）低倍镜:肾小体血管极附近有一些胞质可见紫蓝色物质。

（5）高倍镜:肾小体血管极侧细胞的部分胞质内有密集排列、大小不等的蓝色颗粒,该细胞的核呈椭圆形,细胞界限不清,该细胞为球旁细胞。

4.肾内血管分布

材料与方法:兔肾,卡红明胶注入法染色。

（1）肉眼观:周边染色呈浅红色的部分为皮质,中央染色呈浅红色的为髓质。

（2）低倍镜:切片中呈红色的部分为肾内的血管。皮质迷路内红色、呈球状的结构为肾小体血管球,肾小管壁附近的毛细血管为球后毛细血管网,它们贴附于毛细血管壁。另外,集合管周围也有许多毛细血管(图 16-8)。

二、膀胱

1.膀胱(排空状态)

材料与方法:人膀胱(排空状态),HE 染色。

1)肉眼观:表面凹凸不平的面为黏膜面,其凸(突)出的部分为皱襞。

2)低倍镜:膀胱管壁分为黏膜、肌层和外膜三层。

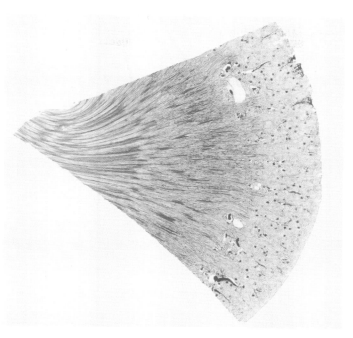

图 16-8 肾单位的血管分布

（1）黏膜：由上皮和固有层构成。上皮为变移上皮，细胞层次相对较多，浅层的细胞较大，呈立方形，多为单核，偶见双核，胞质染色较浅，深层细胞较小。上皮的下方为固有层，由致密的结缔组织构成（图 16-9）。

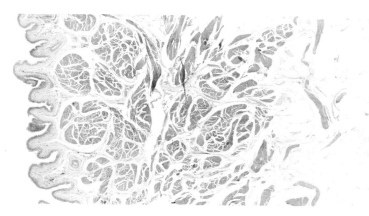

图 16-9 膀胱结构（HE 染色，低倍镜）

（2）肌层：较厚，平滑肌细胞排列不规则，不易分层。

（3）外膜：属于浆膜，结缔组织外表面覆盖间皮。

2. 膀胱（充盈状态）

材料与方法：人膀胱（充盈状态），HE 染色。

（1）肉眼观：表面平坦。

（2）低倍镜：与排空状态的膀胱壁结构类似，除黏膜上皮外，其他结构类似。充盈状态的上皮仍为变移上皮，细胞层次相对较少，浅层细胞呈扁平状，细胞核呈椭圆形，胞质染色较浅。

三、输尿管

材料与方法：人输尿管，HE 染色。

NOTE

1）肉眼观　周围染色较浅的为外膜,管壁呈粉红色,管腔面凹凸不平,突起部分为皱襞。

2）低倍镜　输尿管较细,管壁有突起,即皱襞。非排尿期间,皱襞形成,若排尿,则皱襞消失。管壁由内向外为黏膜、肌层和外膜(图 16-10)。

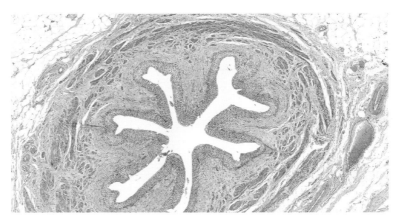

图 16-10　输尿管光镜结构(HE 染色,低倍镜)

（1）黏膜:由上皮和固有层组成。上皮为变移上皮。通常情况下,变移上皮较厚,有 4～5 层细胞,浅层细胞较大,呈立方形。排尿期间,可变为 2～3 层细胞。

（2）肌层:输尿管不同部位的肌层排列方式不同,上 2/3 段的肌层为内纵行、外环行两层平滑肌;下 1/3 段的肌层增厚,为内纵行、中环行和外纵行三层。

（3）外膜:为纤维膜,由结缔组织构成。

小结

肾脏是泌尿系统的重要器官,也是本章的重点内容。肾的基本结构和功能单位为肾单位,肾单位分布于皮质和髓质。肾的皮质包括皮质迷路和髓放线,皮质迷路中有肾小体、近曲小管和远曲小管;髓放线是由近端小管直部、远端小管和集合管直部组成的结构,这些管道向髓质延伸形成髓质浅层的直行管道,随着向髓质深层延伸,在髓质深层呈现出肾小管的横切面,这些肾小管大多为细段,此外,还有集合管。这些结构呈现出肾小管在肾皮质和髓质的 U 字形空间结构。另外,在肾小管周围还分布有密集的毛细血管,它们参与原尿的重吸收。

能力测试

能力测试

1.通过本次课所观察的切片照片说明与原尿的形成和吸收密切相关的结构。

2.通过本次课所观察的切片照片阐述肾小管的分布顺序。

3.试通过本次课所观察的切片照片比较输卵管和膀胱在组织结构上的异同点。

4.利用本次课所学切片,图示尿液形成所涉及的结构(按顺序排列)。

推荐阅读文献

[1]　周莉,齐亚灵.组织学与胚胎学实验[M].武汉:华中科技大学出版社,2013.

[2]　邹仲之,李继承.组织学与胚胎学 [M].8 版.北京:人民卫生出版社,2013.

（郝利铭　赵　佳）

第十七章　眼　和　耳

【实验目的】

1. 掌握眼球壁各层的组织结构,重点掌握视网膜的结构和功能。
2. 掌握螺旋器的结构和功能。
3. 熟悉椭圆囊斑、球囊斑及壶腹嵴的结构和功能。
4. 了解骨迷路和膜迷路的基本组织结构。

【实验内容】

一、眼球

由于人眼球较大,通常将眼球横切,分为眼球前部和眼球后部两部分制成组织学切片。

(一)眼球前部

材料与方法:人眼球前半部(水平断面),HE 染色。

1.肉眼观　区分角膜、虹膜、睫状体、巩膜和晶状体,明确前房、后房及瞳孔的位置。

2.低倍镜

(1)纤维膜:从前向后依次分为角膜和巩膜两部分。

①角膜:位于眼球前方,略向前凸出,染成粉红色。

②巩膜:与角膜相连,位于角膜后方,由致密结缔组织组成。角膜边缘处有球结膜附于巩膜表面。球结膜上皮基底面不平坦,下方为疏松结缔组织。

(2)血管膜:从前向后依次分为虹膜、睫状体和脉络膜三部分。

①虹膜:一个环形、在标本上为伸入眼前房、介于角膜和晶状体之间的薄膜,根部与睫状体相连,是由富含血管和色素细胞的疏松结缔组织构成。

②睫状体:切面为三角形,自虹膜根部向后延续,并与脉络膜相连。

③脉络膜:位于睫状体之后,巩膜内侧,为富含血管和色素细胞的疏松结缔组织。脉络膜的最内层是一均质浅色薄膜,即玻璃膜。

(3)视网膜:为眼球壁的最内层。广义上分为感光部分和非感光部分,感光部分具有视细胞,非感光部分不具有视细胞。

(4)晶状体:位于虹膜后方,是屈光装置的重要结构,呈椭圆形体,被染成深红色。

(5)玻璃体:位于晶状体后方,是屈光装置之一。由于其胶体多在制片过程中流失,故在切片中看不到此结构。

3.高倍镜

(1)角膜:共分五层(图 17-1),由前向后依次为:

①角膜上皮(前上皮):是未角化的复层扁平上皮,均匀排列 5～6 层细胞。基底部平坦,不含色素细胞。

②前界层(前界膜):为一层粉色淡染的均质膜,由较细的、排列均匀的胶原原纤维和基质构成。前界层无再生能力,角膜溃疡时常易穿透。

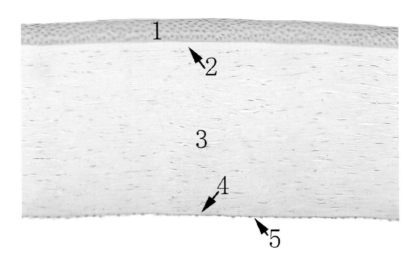

图 17-1　角膜(HE 染色,高倍镜)
1.角膜上皮;2.前界层;3.角膜基质;4.后界层;5.角膜内皮

③角膜基质(固有层):角膜最厚的一层,由许多与表面平行的胶原呈板层排列组成,无血管。每层之间夹有少量扁平的成纤维细胞,又称角膜细胞,此细胞可产生基质和纤维。

④后界层(后界膜):也是一层均质膜,略薄于前界膜,韧性较强,损伤后可由后上皮再生。

⑤角膜内皮(后上皮):由单层扁平上皮或立方上皮构成。

(2)角膜缘:位于巩膜与角膜移行处。

①巩膜距:在巩膜与角膜移行处内侧,巩膜稍向内侧突出,形成一嵴状隆起,即巩膜距。

②巩膜静脉窦:巩膜距的前外侧有一环形管,在标本上呈现为一椭圆形或不规则的狭长管腔,衬有内皮(图 17-2)。

眼压

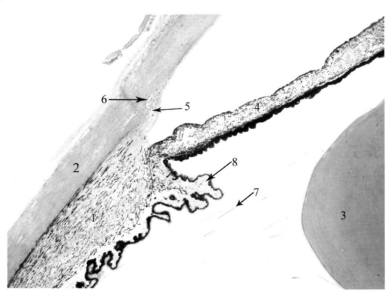

图 17-2　眼球前部(HE 染色,低倍镜)
1.睫状肌;2.巩膜;3.晶状体;4.虹膜;5.小梁网;6.巩膜静脉窦;7.睫状小带;8.睫状突

③小梁网:在巩膜静脉窦的内侧,为染色浅的细网结构,是角膜后界膜的纤维疏散而成,由小梁和小梁间隙组成,其后方止于巩膜距(图 17-2)。

（3）虹膜：从前向后分为三层（图17-3）。

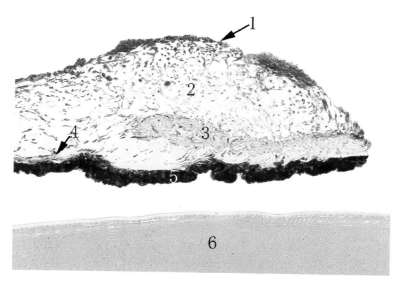

图17-3　虹膜（HE染色，高倍镜）
1.前缘层；2.虹膜基质；3.瞳孔括约肌；4.瞳孔开大肌；5.色素上皮层；6.晶状体

①前缘层：表面不平，由一层不连续的成纤维细胞和色素细胞所覆盖，故虹膜基质可与房水相接触。

②虹膜基质：为富含血管和色素细胞的疏松结缔组织，其中色素细胞的多少可影响虹膜的颜色。

③上皮层：有两层上皮细胞，表层为立方形色素上皮，深层特化为肌上皮细胞，胞质内含有肌丝和色素颗粒。靠近瞳孔边缘，横断的平滑肌束为瞳孔括约肌。瞳孔开大肌位于色素上皮的深面，紧贴色素上皮，呈粉红色窄带状。

（4）睫状体：呈三角形，自外向内可分为睫状肌层、血管层和上皮层三层（图17-2）。

①睫状肌层：为平滑肌，起始于巩膜距，纤维走行方向有三种：外侧为纵行肌，紧贴巩膜，中间呈放射状走行，内侧为环行肌。前两者无明显界限，前者可见平滑肌的纵切，后者可见平滑肌的横切。平滑肌纤维之间夹有许多色素细胞。

②血管层（睫状基质）：由富含血管和色素细胞的疏松结缔组织构成。

③上皮层：有两层，深层（外）为立方形色素上皮层，细胞内含有粗大的色素颗粒；表层（内层）靠近玻璃体，为立方形非色素上皮层，细胞不含色素颗粒，认为此层上皮可分泌房水，形成玻璃体和睫状小带。

（5）晶状体：表面透明均质的薄膜为晶状体囊，HE染色后呈浅粉红色。囊内由晶状体上皮和纤维构成。晶状体上皮位于晶状体的前面，为单层立方上皮，到近赤道部则变长逐渐移行为晶状体纤维。赤道部纤维有核，中心部纤维无核，呈红色。晶状体与睫状体之间有透明均质的睫状小带，HE染色后呈粉红色。

（二）眼球后部

材料与方法：人眼球后半部（水平断面），HE染色。

1.肉眼观　在眼球后部向外伸出一乳头状隆起，为视神经。

2.低倍镜　从内向外依次分为三层结构（图17-4）。

（1）巩膜：为致密结缔组织，有少量色素细胞。

（2）脉络膜：为疏松结缔组织，富含血管和色素细胞。最内层为透明玻璃膜。

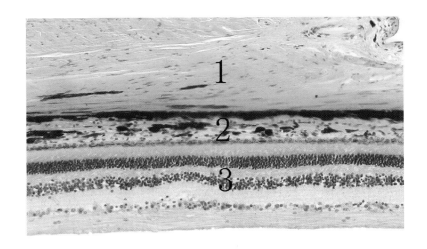

图 17-4　眼球后部（HE 染色，低倍镜）

1. 巩膜；2. 脉络膜；3. 视网膜

（3）视网膜：由多层细胞组成。

（4）视神经乳头：染色浅，由大量神经纤维组成，其中可见视网膜中央动、静脉（图 17-5）。

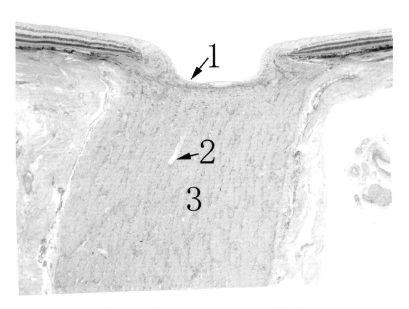

图 17-5　视神经乳头（HE 染色，低倍镜）

1. 视神经乳头；2. 血管；3. 视神经

3. 高倍镜

（1）视网膜：由四层细胞组成，由外向内分别为色素上皮细胞层、视细胞层、双极细胞层和节细胞层（图 17-6）。

①色素上皮层：视网膜的最外层，位于玻璃膜内面。由单层矮柱状细胞组成，细胞核呈圆形，染色浅，胞质内含棕黄色色素颗粒。

②视细胞层：位于色素上皮层内侧，由视锥细胞和视杆细胞组成，在光镜下不易区分两种细胞，其细胞核聚集排列成一层。树突（视锥和视杆）伸向色素上皮层，染色浅；轴突伸向双极细胞层。在制片过程中，第 1、2 层细胞常相分离，出现较大的空隙。

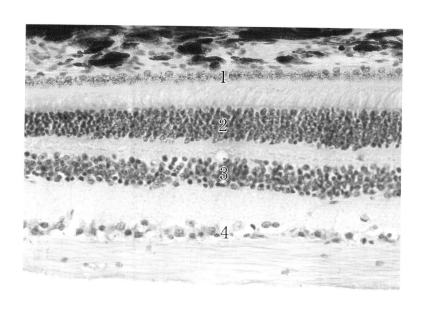

图 17-6 视网膜(HE 染色,高倍镜)

1.色素上皮层;2.视细胞层;3.双极细胞层;4.节细胞层

③双极细胞层:位于视细胞层内侧,主要由双极细胞和水平细胞组成,细胞界限不清,细胞核呈圆形或椭圆形,密集排列成一层,其突起在光镜下不易分辨。

④节细胞层:位于视网膜的最内层,由排列较稀疏的节细胞组成。节细胞胞体较大,细胞界限不清,核大而着色浅,轴突很长,在视网膜内集中于眼球后极,形成视神经乳头穿过巩膜出眼球,构成视神经。此层中可见小血管,为视网膜中央动、静脉的分支。

(2)黄斑:眼球后极,正对视轴处,中央有一个浅凹,即中央凹。此处只有色素上皮细胞与视锥细胞,后者与双极细胞和节细胞形成一对一联系,故能精确传导视觉信号。此处双极细胞与节细胞均向外周倾斜,从而形成局部凹陷(图 17-7)。

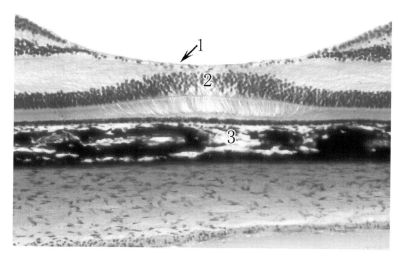

图 17-7 黄斑(HE 染色,高倍镜)

1.中央凹;2.视锥细胞;3.脉络膜

(三)视细胞

材料与方法:豚鼠视细胞,透射电子显微镜制片。

视细胞分为胞体、外突和内突三部分。外突中段有一个缩窄处而将其分为内节和外节（图17-8）。内节富含线粒体、粗面内质网和高尔基复合体，是合成感光蛋白的部位；外节含有大量平行层叠的扁平状膜盘，是由外节基部一侧的胞膜向胞质内陷形成。根据外突形状和感光性质不同，视细胞分为视锥细胞和视杆细胞两种，视锥细胞较粗大，外突呈圆锥形，膜盘大多与细胞膜不分离；视杆细胞较细长，外突呈杆状，膜盘与细胞表面细胞膜分离而独立。

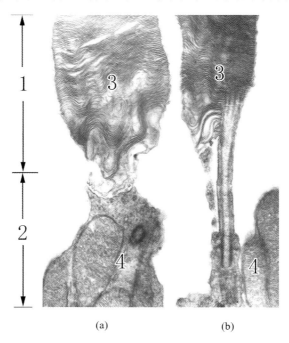

(a)　　　　　　　(b)

图 17-8　视锥细胞和视杆细胞（TEM）

(a)视锥细胞树突；(b)视杆细胞树突

1.外节；2.内节；3.膜盘；4.线粒体

二、眼睑

材料与方法：人上眼睑（矢状断面），HE 染色。

1.肉眼观　切片较窄的一端为睑缘，表面染为深粉红色条状结构为皮肤表皮，内侧粉染宽带状结构为睑板。

2.低倍镜　自皮肤向内依次分为如下几层。

（1）皮肤：结构与体皮相同，在睑缘部有睫毛，毛囊的一侧有睑缘腺，为皮脂腺，皮下组织中的汗腺，即睫毛腺。

（2）皮下组织：为薄层疏松结缔组织，脂肪细胞较少。

（3）肌层：可见粗大的骨骼肌束（横切），为眼轮匝肌。

（4）睑板：由致密结缔组织构成，色浅且均匀。睑板内可见变形的皮脂腺，称睑板腺。由大量着色浅的腺泡和着色深的导管组成，导管开口于睑缘附近。

（5）睑结膜：为复层柱状上皮，在睑缘处与皮肤移行，上皮下有薄层疏松结缔组织。

案例 17-1

案例分析 17-1

又是一年开学季，6 岁的小明是个一年级小豆包。这一天他的同桌佳佳拿了一只漂亮的铅笔，他很想看看，可是佳佳不同意。下课，小明趁佳佳不注意拿起笔就想跑，可是被桌子绊倒了,只听小明哭着大喊大叫,老师急忙走过去一看,长长的铅笔尖扎入了小明的左眼,还流出少量的血。

老师赶紧将小明送到医院并通知家长,经医生检查,角膜水肿,角膜边缘可见伤口,前房下1/3积血,虹膜根部离断,瞳孔变形,晶状体移位,玻璃体内少量积血,眼压降低。小明说,他看不清大夫的脸。医生安慰地告诉他们,还好没有伤到视网膜。

提问:1.根据上述描述,可能损伤眼球哪些结构?

2.为什么会视力下降?

三、内耳

(一)耳蜗

材料与方法:豚鼠内耳,HE 染色。

1.肉眼观 切片上可见外形似蜗牛壳的耳蜗,中央粉红色的部分为蜗轴,两侧圆形的断面为膜蜗管。

2.低倍镜

(1)蜗轴:在蜗轴中央部可见相对粗大的蜗神经和骨髓腔内的造血组织(含大量原始血细胞)。在周围部伸出骨性螺旋板的部位可见螺旋神经节,主要由密集的神经细胞构成。

(2)膜蜗管:位于蜗轴两侧。由于是沿蜗轴纵切,因而耳蜗被横断。膜蜗管呈圆形或卵圆形,分为三个部分:上部为前庭阶,下部为鼓室阶,中央为膜蜗管。膜蜗管呈三角形,上壁为前庭膜,侧壁为血管纹,下壁为骨性螺旋板和基底膜(图 17-9)。

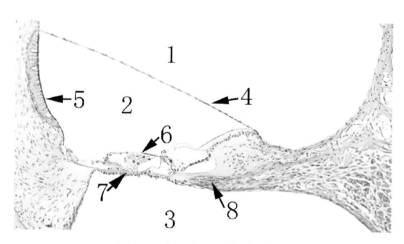

图 17-9 耳蜗(HE 染色,低倍镜)

1.前庭阶;2.膜蜗管;3.鼓室阶;4.前庭膜;5.血管纹;6.螺旋器;7.基底膜;8.骨螺旋板

3.高倍镜

(1)膜蜗管:

①前庭膜:较薄,中间为少量结缔组织,两侧覆盖单层扁平上皮。

②血管纹:为复层柱状上皮,上皮内可见毛细血管。上皮下方的致密结缔组织(增厚的骨膜)即为螺旋韧带。

③基底膜:为骨性螺旋板至螺旋韧带间的薄膜,基底膜上方的上皮特化为螺旋器,基底膜下方为单层扁平上皮,中间染为深红色的细丝束为听弦。

(2)螺旋器(corti organ):由支持细胞和毛细胞组成,支持细胞分为柱细胞和指细胞(图17-10)。螺旋器是听觉感受器。

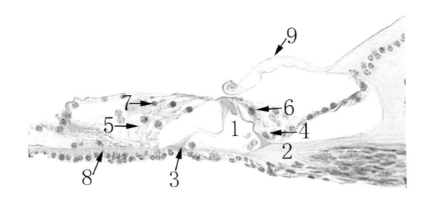

图 17-10　螺旋器(HE 染色,高倍镜)
1.内隧道;2.内柱细胞;3.外柱细胞;4.内指细胞;5.外指细胞;6.内毛细胞;7.外毛细胞;8.基底膜;9.盖膜

①柱细胞:内、外柱细胞均位于基底膜上,细胞基部宽大,顶部细而长,基底部和顶部彼此连接,细胞中部分离,围成一条三角形内隧道。

②指细胞:位于内、外柱细胞两侧。切面上内柱细胞内侧有一个内指细胞,外柱细胞外侧有 3～4 个外指细胞。指细胞呈长柱形,伸出指状突起(切片上不易分辨)。基底部位于基底膜上,细胞核圆形,位于细胞中部,其细胞核的位置略高于柱细胞。

③毛细胞:内、外毛细胞分别位于内、外指细胞的上方,呈高柱状,细胞核圆形,位于细胞基部,细胞质呈嗜酸性,细胞界限不清,因此可依据核的位置和细胞质染色特点区分柱细胞、指细胞和毛细胞。

④盖膜:为较薄的胶质膜,起于螺旋缘,覆盖在螺旋器上方,在切片上常呈扭曲折叠状。

(二)螺旋器

材料与方法:豚鼠内耳螺旋器,扫描电子显微镜制片。

毛细胞坐落于指细胞顶部的凹陷内,一般为 1 列内毛细胞和 3～4 列外毛细胞。细胞游离面有数十至上百根粗而长的静纤毛。内毛细胞的静纤毛呈"U"形或弧形排列;外毛细胞的静纤毛呈"V"形或"W"形排列(图 17-11)。

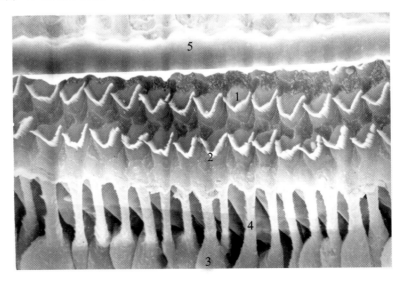

图 17-11　螺旋器(SEM)
1.外毛细胞;2.静纤毛;3.指细胞;4.指状突起;5.盖膜

（三）壶腹嵴和位觉斑

材料与方法：豚鼠内耳，HE 染色。

1.低倍镜 可见骨组织围成圆形或不规则形腔。近耳蜗基部者为前庭，其内的膜性囊状结构为球囊或椭圆囊（在切片上不易区分），部分切片上可观察到球囊斑或椭圆囊斑。远离耳蜗的圆形腔多为半规管的横断面；半规管壶腹部呈不规则形，部分切片上可观察到壶腹嵴。

2.高倍镜

（1）球囊斑与椭圆囊斑：均由上皮与固有层构成。上皮较厚，其中支持细胞呈柱状，细胞核位于基底，细胞质色淡；毛细胞夹于支持细胞之间，细胞核圆，位置高于支持细胞核，细胞质染色略深，细胞顶部可见参差不齐的纤毛。上皮游离面位于砂膜中的钙盐结晶（位砂）已在标本制备过程中部分脱钙消失，故该膜呈丝絮状淡染结构。固有层为局部增厚的骨膜（图17-12）。此结构可感受身体的直线变速运动和静止状态。

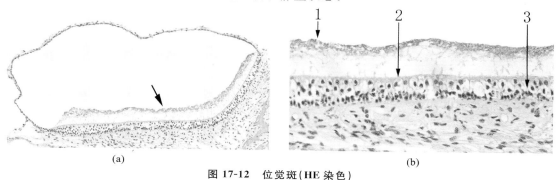

图 17-12 位觉斑（HE 染色）

（a）低倍镜；（b）高倍镜

（a）图中箭头表示位觉斑；（b）图中 1. 位砂，2. 毛细胞，3. 支持细胞

（2）壶腹嵴：半规管膜性壶腹部骨膜和上皮局部增厚，形成横行的山嵴状隆起，即壶腹嵴。结构与球囊斑相似。上皮由支持细胞和毛细胞组成，固有层为骨膜的致密结缔组织（图17-13）。壶腹帽亦呈丝絮状淡染结构。此结构可感受身体或头部的旋转变速运动。

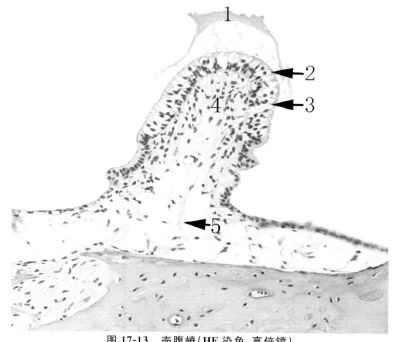

图 17-13 壶腹嵴（HE 染色，高倍镜）

1.壶腹帽；2.毛细胞；3.支持细胞；4.固有层；5.神经纤维

小结

眼球壁从外至内分纤维膜、血管膜和视网膜三层。纤维膜分为角膜与巩膜,血管膜分为虹膜基质、睫状体基质与脉络膜,视网膜分为盲部与视部。盲部包括虹膜上皮和睫状体上皮。眼球内容物有房水、晶状体和玻璃体,均无色透明,与角膜一起组成眼球的屈光介质。

内耳由骨迷路和膜迷路构成。膜迷路悬于骨迷路内。骨性半规管内有膜性半规管,前庭内有球囊和椭圆囊,耳蜗内有蜗管。膜迷路内充满内淋巴,它主要由蜗管外侧壁的血管纹产生。蜗管下壁的上皮分化为螺旋器。上皮由支持细胞和毛细胞组成。支持细胞有柱细胞和指细胞。

能力测试

能力测试

1.通过本次课所观察的切片照片,说明角膜的结构及其透明的主要原因。

2.通过本次课所观察的切片照片,阐述视觉疲劳是指眼球的哪些部位疲劳。

3.试通过本次课所观察的切片照片,阐述螺旋器的位置、结构和功能。

推荐阅读文献

[1] 周莉,齐亚灵.组织学与胚胎学实验[M].武汉:华中科技大学出版社,2013.

[2] 邹仲之,李继承.组织学与胚胎学[M].8版.北京:人民卫生出版社,2013.

（刘　颖）

第十八章　内分泌系统

【实验目的】

1.掌握甲状腺的组织结构和功能。

2.掌握肾上腺的组织结构和功能。

3.掌握垂体远侧部三种内分泌细胞的形态特点和功能;熟悉垂体各部的位置关系和结构特点。

4.了解甲状旁腺的组织结构和功能。

【实验内容】

一、甲状腺

（一）甲状腺的一般组织结构

材料与方法：人甲状腺，HE 染色。

1.肉眼观　标本外表面有一层红色被膜,中心有许多红色圆团状结构为充满胶质的甲状腺滤泡。

2.低倍镜

（1）被膜:由薄层结缔组织组成。

（2）实质:在甲状腺实质内可见大小不等、圆形或椭圆形的滤泡。滤泡壁由单层立方上皮围成,滤泡腔内充满红色胶质。胶质周边可见透明区,此为制片时胶质收缩所致;有的滤泡边缘可见圆形或半圆形空泡状结构,此为滤泡上皮细胞吞噬滤泡腔内碘化甲状腺球蛋白所致。滤泡之间的结缔组织内可见丰富的毛细血管和椭圆细胞形成的细胞团(图 18-1)。

3.高倍镜

（1）滤泡:滤泡壁由单层上皮围成,滤泡上皮细胞通常为立方形或矮柱状(随功能状态不同而变化),胞质弱嗜酸性,着色浅,核圆形,位于细胞中央。滤泡腔内充满红色胶质(碘化的甲状腺球蛋白)。

（2）滤泡旁细胞:在滤泡上皮细胞之间及滤泡之间可见单个存在或成群分布的滤泡旁细胞,此细胞比滤泡细胞稍大,圆形或椭圆形,胞质着色浅,核较大,圆形,染色浅。

（3）结缔组织和毛细血管:分布在滤泡之间。

（二）甲状腺滤泡旁细胞

材料与方法：狗甲状腺,星蓝与核真红染色。

高倍镜:在滤泡上皮细胞之间和滤泡间组织内部都存在有滤泡旁细胞,细胞近胶质面不接触滤泡腔,胞体较大,核染成红色,胞质内有蓝色分泌颗粒(图 18-2)。

（三）甲状腺的超微结构

材料与方法:猴甲状腺滤泡,透射电镜制片。

标本可见滤泡上皮细胞和滤泡旁细胞围绕胶质。滤泡上皮细胞内有发达的粗面内质网和

NOTE

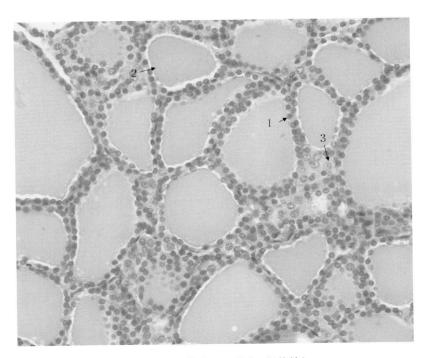

图 18-1　甲状腺(HE 染色,低倍镜)

1.滤泡上皮细胞;2.胶质;3.滤泡旁细胞

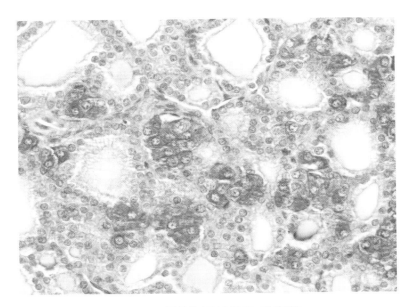

图 18-2　甲状腺(特殊染色,高倍镜)

高尔基复合体,线粒体丰富。滤泡旁细胞顶部被滤泡上皮细胞覆盖,不接触胶质,胞质近基底部有许多体积较小的分泌颗粒,内含降钙素(图 18-3)。

案例分析 18-1

案例 18-1

患者,女,23 岁,护士。主诉"心悸、多食、消瘦三月余"入院。

患者三个月前出现多食,消瘦,渐进性心悸,失眠多梦,双眼球逐渐前突,入院就诊。体格检查:发育良好,营养中等,应答切题。双眼球前突明显,手掌心潮湿,有明显的手震颤。双侧

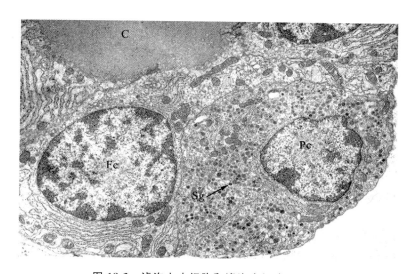

图 18-3 滤泡上皮细胞和滤泡旁细胞(TEM)

Fc 表示滤泡上皮细胞;Pc 表示滤泡旁细胞;C 表示胶质;Sg,分泌颗粒

甲状腺弥漫性肿大,可闻及血管杂音。心尖区第一心音亢进,有收缩期杂音,偶有早搏。肺(一),肝脾未触及。实验室检查:FT_3 35 pmol/L(正常为 9~25 pmol/L),FT_4 16 pmol/L(正常为3~9 pmol/L),TRH 兴奋试验(一)。

提问:1.结合本次课程内容,判断该患者可能是什么疾病。

2.本病有哪些形态学改变?试述这些改变与症状和体征的关系。

二、甲状旁腺

材料与方法:人甲状旁腺,HE 染色。

1.肉眼观 标本很小,蓝色。

2.低倍镜

(1)被膜:由薄层结缔组织构成。

(2)实质:腺细胞排列成团、索状。细胞团、索之间少量结缔组织内有丰富的毛细血管。

3.高倍镜 甲状旁腺由两种细胞组成。

(1)主细胞:数量多,为圆形或多边形,核圆形,位于细胞中央,胞质着色较浅,有时呈空泡状(图 18-4)。

(2)嗜酸性细胞:数量少,单个或成群存在,胞体比主细胞大,核小而圆,染色深,胞质内充满嗜酸性颗粒,故染成红色。

三、肾上腺

材料与方法:人肾上腺,HE 染色(图 18-5)。

1.肉眼观 标本呈三角形或半月形。周围染色较深,为皮质;中央染色较浅,为髓质。

2.低倍镜

(1)被膜:位于表面,呈红色,由结缔组织组成。

(2)皮质:位于被膜下方,自外向内依次分为球状带、束状带和网状带三个带。细胞呈球团状排列,染色深者为球状带;细胞排列呈条索状染色浅者为束状带;细胞成索并互相连接成网,呈红色的,为网状带。

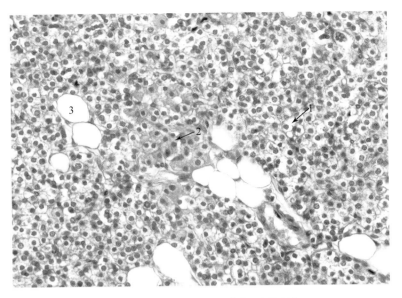

图 18-4　甲状旁腺(HE 染色,高倍镜)
1.主细胞;2.嗜酸性细胞;3.脂肪细胞

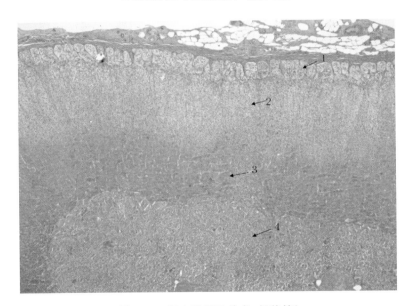

图 18-5　肾上腺(HE 染色,低倍镜)
1.球状带;2.束状带;3.网状带;4.髓质

(3)髓质:位于中央,可见管腔较大的中央静脉。

3.高倍镜

(1)皮质:

①球状带:此带最薄。由较小的柱状或多边形细胞排列成球团状,胞核小,着色深,胞质略呈嗜碱性。细胞团间有窦状毛细血管和少量结缔组织(图 18-6)。

②束状带:此带最厚。细胞平行排成细胞索,细胞较大,呈多边形,胞质染色浅,呈空泡状(脂滴被溶解所致)。细胞索间有丰富的窦状毛细血管和少量结缔组织(图 18-7)。

③网状带:位于皮质最深层,紧贴髓质。细胞索相互吻合成网,细胞较束状带细胞小,圆形,胞核圆,染色深,胞质嗜酸性,可见有棕黄色的脂褐素颗粒。细胞索间有窦状毛细血管(图 18-8)。

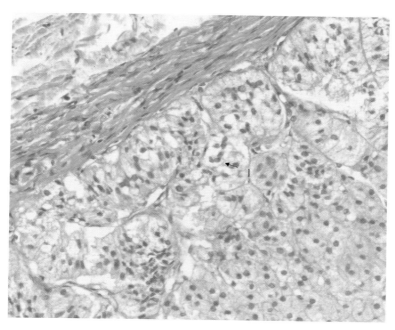

图 18-6　肾上腺皮质(1)(HE 染色,高倍镜)

1. 球状带

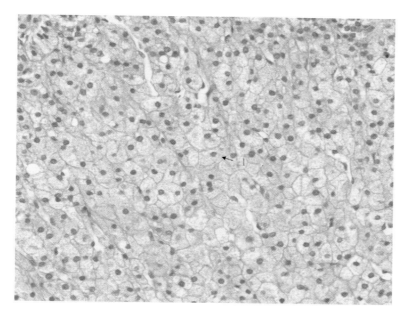

图 18-7　肾上腺皮质(2)(HE 染色,高倍镜)

1. 束状带

(2) 髓质:

①髓质细胞:呈多边形,胞体大,弱嗜碱性,细胞界限不清;核圆,较大,染色浅,位于细胞中央;细胞排列成索并连接成网。经铬盐处理的标本,胞质内可见有许多黄褐色的嗜铬颗粒,因此,髓质细胞又称嗜铬细胞(图 18-9)。

②交感神经节细胞:可见数量很少的、散在分布的交感神经节细胞,胞体大而不规则,胞质染色深,核大而圆、染色浅,核仁明显。

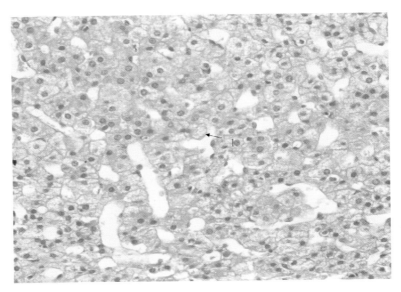

图 18-8　肾上腺皮质(3)(HE 染色,高倍镜)
1.网状带

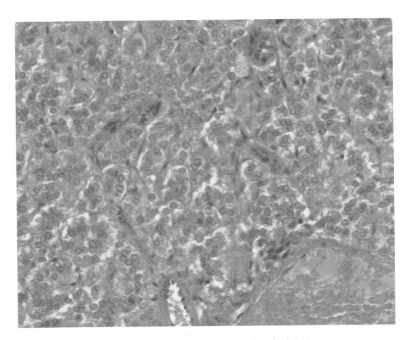

图 18-9　肾上腺髓质(HE 染色,高倍镜)

③中央静脉:位于髓质中央,管壁厚薄不均,较厚处纵行平滑肌明显。

四、垂体

嗜铬细胞瘤

材料与方法:人垂体,HE 染色。

1.肉眼观　在标本一侧染色深的部分是远侧部,另一侧染色浅的部分是神经部。两者之间为中间部。远侧部上方为结节部。

2.低倍镜　表面覆盖结缔组织被膜。

(1)远侧部:体积最大,细胞密集成团、成索状,彼此连接成网,细胞团索之间有丰富的血窦。根据胞质染色特性,内分泌细胞可分为嗜酸性细胞、嗜碱性细胞和嫌色细胞三种类型。这三种细胞在垂体不同的区域分布的数量不同,因此,它们在不同切片中所显示的细胞数目和比例各不相同。① 嗜酸性细胞:胞质嗜酸性,呈红色,体积较大。② 嗜碱性细胞:胞质嗜碱性,呈蓝色或蓝紫色,体积大小不一。③ 嫌色细胞:数量多,体积小,染色浅。

（2）中间部:狭长,可见数个大小不等的滤泡,腔内充满红色胶质。有时也可见一些排列成团或索的细胞团,滤泡周围可见嗜碱性细胞和嫌色细胞。

（3）神经部:染色最浅,细胞成分少,主要是浅粉色的无髓神经纤维,其间有较多的圆形或卵圆形的细胞核,还有丰富的毛细血管。

3. 高倍镜

（1）远侧部:主要由三种细胞和血窦组成(图 18-10)。

① 嗜酸性细胞:数量较多,胞体较大,为圆形或多边形;细胞核圆形,多偏位;胞质内含有粗大的嗜酸性颗粒,染成红色。

② 嗜碱性细胞:细胞大小不等,呈圆形或多边形,细胞界限清楚;细胞核圆形;胞质内充满呈蓝紫色的嗜碱性颗粒。

③ 嫌色细胞:数量最多,一般成群分布,细胞较小,细胞界限不清楚;胞核呈圆形;胞质染色浅。

④ 细胞间质:可见大量的血窦和结缔组织。

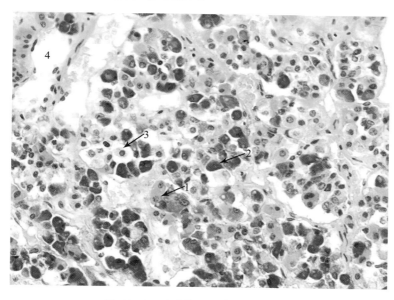

图 18-10 腺垂体(HE 染色,高倍镜)
1. 嗜酸性细胞;2. 嗜碱性细胞;3. 嫌色细胞;4. 血窦

（2）中间部:常见有大小不等的滤泡,多由较小的细胞围成,滤泡腔内含有粉红色的胶质,滤泡间也散在一些嫌色细胞和嗜碱性细胞(图 18-11)。

（3）神经部:包括神经胶质细胞、无髓神经纤维、赫令体和血管等(图 18-12)。

① 神经纤维:数量多,切面方向不一,为无髓神经纤维,呈粉红色。

② 垂体细胞:即神经部的神经胶质细胞,位于神经纤维之间,大小和形态不规则,胞质内常含有黄褐色的色素颗粒,核圆形或卵圆形。

③ 赫令体:呈嗜酸性,为大小不等的均质状团块。

④ 血管:在薄层结缔组织之间有丰富的窦状毛细血管。

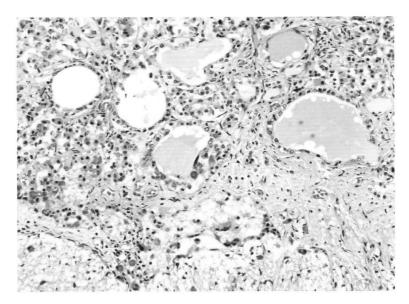

图 18-11　腺垂体中间部(HE 染色,高倍镜)

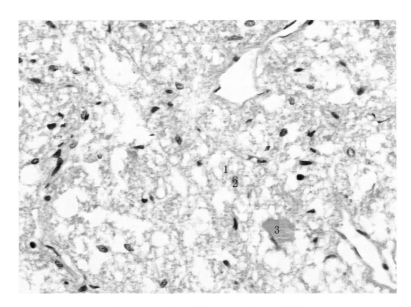

图 18-12　神经垂体(HE 染色,高倍镜)

1.无髓神经纤维;2.垂体细胞;3.赫令体

小结

　　内分泌系统是机体的重要调节系统,与神经系统相辅相成,共同调节机体的生长、发育和代谢。内分泌系统由独立的内分泌腺和位于其他系统的内分泌细胞团以及散在的内分泌细胞组成。

　　甲状腺主要结构是甲状腺滤泡,由滤泡上皮细胞围成,内有红色的胶质,是碘化的甲状腺球蛋白,在腺垂体的作用下,滤泡上皮细胞摄取胶质回到细胞内分解后形成甲状腺激素释放入血。滤泡旁细胞位于滤泡间或滤泡上皮细胞间,分泌降钙素。

　　甲状旁腺中数量最多的是主细胞,分泌甲状旁腺素,使血钙升高。

肾上腺实质由周边的皮质和中央的髓质构成。皮质由外向内分三个带。球状带最薄,分泌盐皮质激素;束状带最厚,分泌糖皮质激素;网状带分泌雄激素和少量雌激素及糖皮质激素。髓质主要由髓质细胞(嗜铬细胞)构成,分泌肾上腺素和去甲肾上腺素。

垂体由神经垂体和腺垂体组成。腺垂体分为远侧部、中间部及结节部,远侧部最大,有三种细胞:①嗜酸性细胞:分为生长激素细胞和催乳素细胞两种,分泌 GH(生长激素)和 PRL(垂体泌乳素)。②嗜碱性细胞分三种:促甲状腺激素细胞分泌 TSH(促甲状腺激素),促肾上腺皮质激素细胞分泌 ACTH(促肾上腺皮质激素)和 LPA,促性腺激素细胞分泌 FSH(卵泡刺激素)和 LH(黄体生成素)。③嫌色细胞可能是嗜色细胞的脱颗粒状态。下丘脑通过垂体门脉系统控制腺垂体激素的分泌。神经垂体储存、释放来自下丘脑的 ADH(抗利尿激素)和 Oxytocin(催产素)。

能力测试

1. 结合本次课所观察的切片照片,简述甲状腺滤泡光镜下的形态结构特点及功能。
2. 通过切片观察阐述腺垂体远侧部细胞分类、形态特征及功能。
3. 比较肾上腺各部组织结构及功能。

能力测试

	结 构 特 点	分 泌 激 素	功 能
球状带			
束状带			
网状带			
髓质			

推荐阅读文献

[1] 周莉,齐亚灵.组织学与胚胎学实验[M].武汉:华中科技大学出版社,2013.
[2] 邹仲之,李继承.组织学与胚胎学[M].8 版.北京:人民卫生出版社,2013.

(黄 鹏)

第十九章 男性生殖系统

【实验目的】

1.掌握睾丸的组织结构,区分各级生精细胞。

2.掌握间质细胞的形态、结构和功能。

3.了解附睾、前列腺的结构和功能;

4.了解精囊的结构。

【实验内容】

一、睾丸

(一) 睾丸一般的组织结构

材料与方法:狗的睾丸,HE 染色。

1.肉眼观 睾丸切片为半圆形或扇形,其一侧表面覆盖红色被膜。

2.低倍镜 表面有致密结缔组织构成的白膜,白膜下方为睾丸实质,其内有很多不同断面的生精小管。生精小管管壁较厚,由特殊的复层上皮构成。上皮由多层大小不一、处于不同分裂周期的细胞构成。生精小管之间的结缔组织为睾丸间质,血管丰富,具有成群分布的间质细胞(图 19-1)。

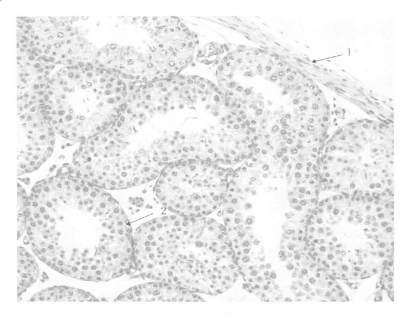

图 19-1 睾丸(HE 染色,低倍镜)

1.白膜;2.生精小管

3.高倍镜

(1)生精小管:管壁由生精上皮围成,上皮外有基膜和肌样细胞。生精上皮分为生精细胞

和支持细胞两种类型细胞(图19-2)。生精细胞按发育过程有秩序排列,从外向内可见:

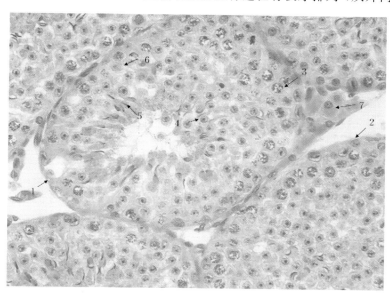

图 19-2 睾丸(HE 染色,高倍镜)
1.生精小管;2.精原细胞;3.初级精母细胞;4.精子细胞;
5.精子;6.支持细胞;7.睾丸间质细胞

①精原细胞:位于基膜上,细胞较小,呈圆形或椭圆形。精原细胞分为 A 型细胞和 B 型细胞,A 型细胞为干细胞,其细胞核圆、着色较深,核仁或位于核膜;B 型细胞为分化后的细胞,细胞核膜上有粗大的染色质颗粒,核仁位于中央。

②初级精母细胞:位于精原细胞内侧,为数层体积较大的圆形细胞,胞核圆、较大,染色质呈蓝色丝球状,部分细胞可见核分裂象。

③次级精母细胞:位于初级精母细胞内侧。细胞较小,胞核圆、着色较深。由于次级精母细胞形成后,立即分裂为精子细胞,在细胞周期中存在时间短,故不易见到。

④精子细胞:靠近腔面,细胞小,呈圆形,胞核圆而小,染色较深。

⑤精子:成群聚集在生精小管管腔,精子大多被切断。呈椭圆形(横切)紫蓝色的结构为精子头部,呈丝状紫红色的结构为精子尾部。

⑥支持细胞:位于生精细胞之间,其形状难以辨认,核呈不规则形,长轴与管壁垂直。染色质很细,着色浅,核仁明显。

⑦肌样细胞:位于基膜外侧,细胞呈梭形,细胞核染色较深,细胞质嗜酸性。

(2)间质细胞:位于生精小管间的结缔组织内,细胞呈圆形或多边形,单个或成群分布;核常偏位,着色浅;胞质嗜酸性,含小脂滴。

(二)睾丸的超微结构

材料与方法:猴生精小管,透射电镜制片。

近基膜处的圆形细胞为精原细胞,其顶部有胞质桥与其他细胞相连,生精细胞镶嵌在支持细胞侧面。支持细胞核为不规则的三角形,核仁明显,核外胞质内有电子密度高的脂滴(图19-3)。

二、精子

(一)精子涂片

材料与方法:人精液涂片,HE 染色。

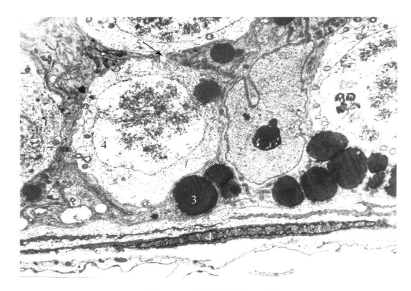

图 19-3　生精小管（TEM）

1.基膜；2.支持细胞；3.脂滴；4.精原细胞；5.胞质桥

1.低倍镜　精液涂得稀薄之处，精子较为分散，容易分辨；反之，涂得厚的地方，精子密集，或交织在一起，不利于观察。

2.高倍镜　精子呈蝌蚪状，由头部和尾部构成。头部呈椭圆形，染色深，呈蓝紫色；头部前2/3部位染色较浅，为顶体；顶体后方为椭圆形的细胞核，染色较顶体深。尾部细长，呈线状，占精子全长的大部分（图 19-4）。

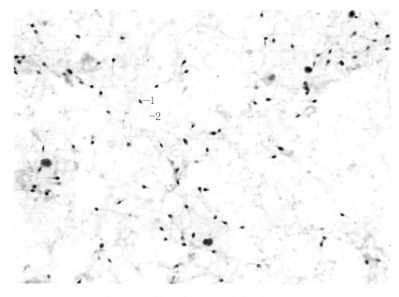

图 19-4　精子涂片（HE 染色，高倍镜）

1.精子头部；2.精子尾部

（二）精子的电镜结构

材料与方法：大鼠精子，透射电镜制片。

观察精子的头部可见电子密度高的细胞核和中等电子密度的顶体，细胞核呈锥体状。尾部的颈段较狭窄，尾部中段可见中央的轴丝及外周的致密纤维和线粒体鞘。主段可见中央的轴丝和外周的致密纤维（图 19-5）。

NOTE

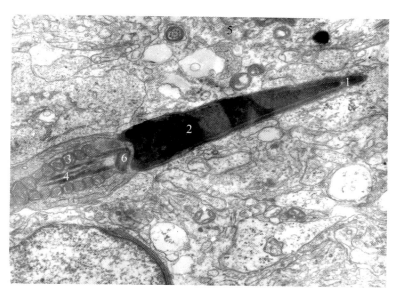

图 19-5　精子(TEM)

1.顶体;2.细胞核;3.线粒体鞘;4.轴丝;5.支持细胞;6.颈段

三、附睾

病毒性睾丸炎

材料与方法:人的附睾,火棉胶包埋,HE染色。

1.肉眼观　在睾丸一侧的一长条形断面是附睾的切面。

2.低倍镜　表面有结缔组织构成的被膜。其内有两种管道,即输出小管和附睾管。输出小管组成附睾的头,其管壁较薄,管腔起伏不平,管腔内有少量或无精子;附睾管组成附睾的体和尾,其管壁较厚,管腔平整,管腔内有许多精子。

3.高倍镜

(1)输出小管上皮:由矮柱状细胞和高柱状纤毛细胞相间排列而成,故腔面起伏不平。基膜外有少量环行的平滑肌(图19-6)。

(2)附睾管上皮:为假复层纤毛柱状,管腔规则,可见较多的柱状或锥形的基细胞,柱状细胞表面有静纤毛,基膜外有平滑肌。由附睾头部至尾部,平滑肌逐渐增多(图19-6)。

四、前列腺

材料与方法:人前列腺,HE染色。

1.肉眼观　标本一侧表面染色较深者为被膜,其内有许多大小形状不一的腔隙,即前列腺腺泡腔。

2.低倍镜

(1)被膜:前列腺表面有致密结缔组织和平滑肌组成的被膜,被膜伸入腺实质形成间质成分。

(2)腺泡:腺泡腺腔较大,腔面形状不规则,有皱襞形成(由于前列腺被膜内平滑肌收缩所致),腔内有被染成红色的圆形或椭圆形的前列腺凝固体(由分泌物浓缩而成,若凝固体钙化则形成结石)。

3.高倍镜　同一腺泡的腺上皮形态不一,多为单层柱状或假复层柱状上皮,亦可有单层立方上皮(图19-7)。

NOTE

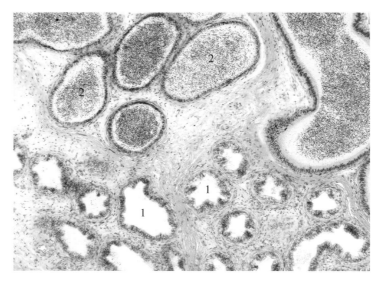

图 19-6　附睾(HE 染色,低倍镜)
1.输出小管;2.附睾管

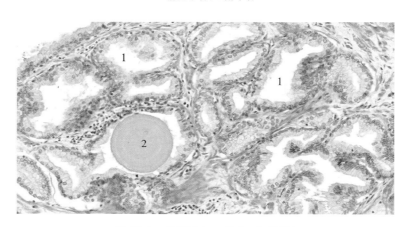

图 19-7　前列腺(HE 染色,高倍镜)
1.分泌腺泡;2.前列腺凝固体

案例分析 19-1

案例 19-1

患者,男,60 岁,三个月前有尿频、尿急、尿不尽,近日加重,且夜尿增多伴有尿痛,来院就诊。

体检:直肠指检示前列腺肿大,质硬,轻度压痛。

B 超:前列腺大小为 5.7 cm×5.6 cm,形态饱满,包膜完整,内部回声增多。输尿管、膀胱未见明显异常。

实验室检查:血常规示白细胞增多,以中性粒细胞增多为主;尿常规示可见大量白细胞和少量红细胞。

提问:1.结合本次课程内容,初步判断该患者患的什么病。

2.其患病器官的组织结构发生了哪些变化?

五、输精管

材料与方法：人输精管，HE 染色。

1. 肉眼观 标本为输精管横切面，管壁很厚；管腔窄小。

2. 低倍镜 管壁分为黏膜、肌层和外膜三层。腔面有皱襞，管腔不规则。

3. 高倍镜

（1）黏膜上皮：为较薄的假复层柱状上皮，固有层为结缔组织。

（2）肌层：很厚，由内纵、中环、外纵三层平滑肌纤维构成。

（3）外膜：由结缔组织构成。

六、精囊

材料与方法：人精囊，HE 染色。

1. 肉眼观 可见大小不等、形状不一的数个管腔，腔面颜色较深的为黏膜。

2. 低倍镜 黏膜形成多而薄的皱襞，并有许多小的憩室，上皮为假复层柱状，囊腔内常有染成红色的分泌物，固有层薄，黏膜外有排列不规则的薄层平滑肌和结缔组织外膜。

3. 高倍镜 假复层柱状上皮细胞顶端有分泌小泡突出，细胞质内含有分泌颗粒和黄色脂褐素，但不易分清。

七、阴茎

材料与方法：幼儿阴茎，HE 染色。

1. 肉眼观 切片呈椭圆形，外表被覆有皮肤，皮肤内结构染成红色，其内可见三个染色略红的海绵体横断面，呈"品"字形结构，两个并列的为阴茎海绵体，单一的为尿道海绵体，尿道海绵体中央的管腔为尿道。

2. 低倍镜 外层为皮肤组织，可见皮脂腺和结缔组织，但无毛发，皮下组织内无脂肪。向内较致密的结缔组织为白膜，再向内为大量不规则的血窦，彼此连接，交织成网，构成勃起组织，即阴茎海绵体和尿道海绵体。尿道海绵体的中央为尿道，其管腔不规则，腔面被覆变移上皮。

小结

睾丸是产生精子和分泌雄性激素的器官，其主要组织结构是生精小管和睾丸间质。生精小管由生精上皮构成，生精上皮由支持细胞和 5～8 层生精细胞组成。自生精小管基底面到腔面，依次有精原细胞、初级精母细胞、次级精母细胞、精子细胞和精子。每个生精小管横断面有 8～11 个支持细胞，其侧面镶嵌着各级生长阶段的生精细胞，故光镜下轮廓不清。支持细胞对生精细胞有支持和营养作用，参与构成血-睾屏障。睾丸间质为富含血管和淋巴管的疏松结缔组织，位于生精小管之间，内有睾丸间质细胞，自青春期开始，可分泌雄激素，促进精子发生，维持男性第二性征。

能力测试

1. 结合本次课程阅读的切片，简述精子发生过程。

2. 通过本次课程观察的切片，简述睾丸间质细胞的位置、形态及功能。

3. 比较五种生精细胞在生精小管中的位置、形态特征及染色体数目。

能力测试

推荐阅读文献

［1］ 周莉,齐亚灵.组织学与胚胎学实验［M］.武汉:华中科技大学出版社,2013.

［2］ 邹仲之,李继承.组织学与胚胎学［M］.8 版.北京:人民卫生出版社，2013.

（黄　鹂）

第二十章 女性生殖系统

【实验目的】

1. 掌握各级卵泡的形态结构特点;熟悉卵巢的组织结构。
2. 熟悉黄体的结构及功能。
3. 掌握子宫壁的组织结构;掌握子宫内膜周期性变化及与卵巢的关系。
4. 了解输卵管和乳腺的结构。

【实验内容】

一、卵巢

(一)卵巢的一般组织结构

材料与方法:猫的卵巢,HE 染色。

1.肉眼观 标本为卵圆形,周围部分为皮质,内有大小不等的空泡,是发育中的卵泡。中央着色较浅的狭窄部分为髓质。

2.低倍镜 可分为被膜、皮质和髓质,皮质和髓质二者界限不清(图 20-1)。

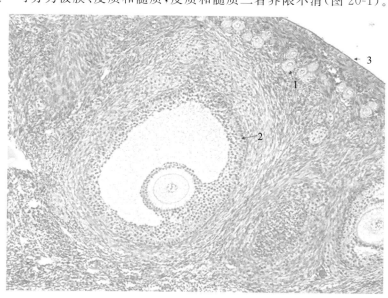

图 20-1 卵巢皮质(HE 染色,低倍镜)
1.原始卵泡;2.次级卵泡;3.被膜

(1)被膜:表面被覆单层扁平或立方上皮,上皮下为白膜,白膜为薄层结缔组织。二者共同组成白膜。

(2)皮质:位于被膜下方,占卵巢的大部分,含许多大小不一、发育时期不同的卵泡,卵泡间为富含梭形基质细胞的结缔组织,即卵巢基质。卵泡包括原始卵泡、初级卵泡、次级卵泡、成熟卵泡和闭锁卵泡。

（3）髓质：位于皮质深层，狭小，由疏松结缔组织构成，血管较多，无卵泡。皮质和髓质无明显界限，可与门部相通。

3. 高倍镜　重点观察发育不同时期的卵泡。所有卵泡均由卵母细胞和卵泡细胞构成，其中，除成熟卵泡的卵母细胞为次级卵母细胞外，其他的各期卵泡的卵母细胞均为初级卵母细胞。

（1）原始卵泡：位于皮质浅部，数量很多，体积小，由一个初级卵母细胞和其周围的一层扁平的卵泡细胞构成。初级卵母细胞呈圆形，体积较大，细胞核大而圆，染色较浅，核仁清晰，细胞质呈浅粉红色。卵泡细胞的界限不清楚，细胞核扁、紧贴于初级卵母细胞的表面（图 20-2）。

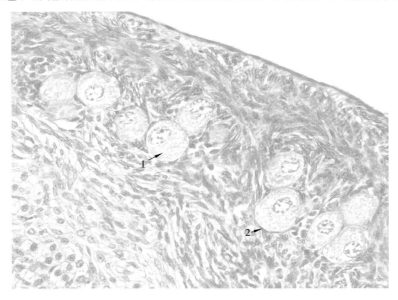

图 20-2　原始卵泡（HE 染色，高倍镜）
1.初级卵母细胞；2.卵泡细胞

（2）初级卵泡：较原始卵泡体积大，中央仍为初级卵母细胞，体积稍大，周围是单层立方或矮柱状或多层的卵泡细胞，初级卵母细胞与卵泡细胞间有一层嗜酸性的透明带（图 20-3）。

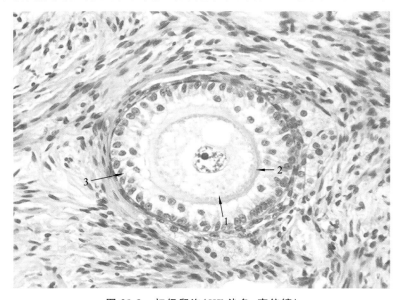

图 20-3　初级卵泡（HE 染色，高倍镜）
1.初级卵母细胞；2.透明带；3.卵泡细胞

（3）次级卵泡：细胞间有大小不一的腔隙或合并成一个大腔，此即卵泡腔，腔内可含有卵泡液。初级卵母细胞和周围的一些卵泡细胞被挤至卵泡一侧，形成卵丘。卵母细胞增大，围绕卵母细胞的一层卵泡细胞成为柱状，呈放射状排列，此即放射冠。另一部分卵泡细胞分布在卵泡壁的腔面，称为颗粒层。卵泡壁外面为卵泡膜，由结缔组织构成，分内外两层，内膜层含较多的膜细胞和小血管，外膜层含胶原纤维多（图 20-4、图 20-5）。

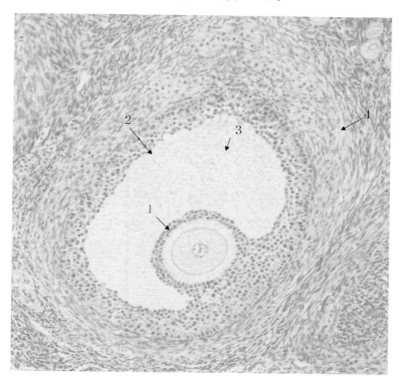

图 20-4　次级卵泡（HE 染色，低倍镜）

1.卵丘；2.卵泡腔；3.卵泡液；4.卵泡膜

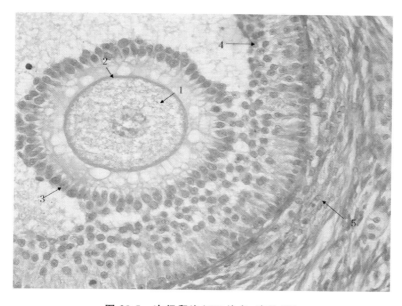

图 20-5　次级卵泡（HE 染色，高倍镜）

1.初级卵母细胞；2.透明带；3.放射冠；4.颗粒层；5.卵泡膜

NOTE

（4）成熟卵泡：体积增大至直径 2 cm 左右，向卵巢表面突出，结构与次级卵泡相似。切片中无成熟卵泡。

（5）闭锁卵泡：即退化的卵泡，可发生在卵泡发育的各个阶段，故闭锁卵泡的结构不完全相同。表现为卵母细胞形状不规则，核固缩或卵母细胞萎缩消失。透明带皱缩、塌陷。颗粒层细胞松散，脱落至卵泡腔。卵泡膜细胞增生、肥大。

（6）间质腺：晚期次级卵泡退化时形成，卵泡膜细胞增大，呈多边形，胞质为空泡状，着色浅。这些细胞被结缔组织和血管分隔成细胞团或索，即间质腺。

（二）卵巢的超微结构

材料与方法：猴卵母细胞、透明带和卵泡细胞，透射电镜制片（图 20-6）。

（1）初级卵母细胞胞质中有电子密度高的颗粒即为皮质颗粒（溶酶体）。

（2）卵泡细胞的突起穿过透明带与初级卵母细胞包膜接触，并有缝隙连接。

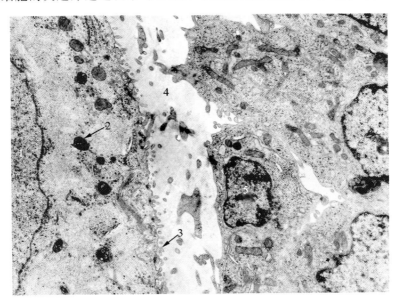

图 20-6　次级卵泡（TEM）
1.初级卵母细胞；2.皮质颗粒；3.微绒毛；4.透明带；5.卵泡细胞

二、黄体

材料与方法：猫的卵巢，HE 染色。

1.肉眼观　标本为卵圆形，其组织中有一较致密的粉红色团块即为黄体。

2.低倍镜　黄体位于卵巢皮质，外面有结缔组织包绕，与周围组织分界清楚。其内为密集成群的染成浅红色的细胞团。

3.高倍镜　组成黄体的细胞有两种，颗粒黄体细胞多位于黄体的中央，体积大，染色浅，数量较多；膜黄体细胞多位于周边，体积小，染色深，数量较少。

案例分析 20-1

案例 20-1

王某，38 岁，某公司白领，月经不规律伴量少两年多，近半年停经并有焦虑、失眠、健忘和潮热多汗，到医院就诊。

妇科检查：子宫偏小，阴道萎缩，宫颈黏液分泌不良。

B 超检查：双侧卵巢萎缩，子宫小。

实验室检查:血清雌激素、孕激素水平均低于正常水平,FSH 和 LH 高于正常值。

提问:1. 结合本章内容,初判患者病变的器官。

2. 病变器官的组织结构主要发生了哪些变化? 这些变化与患者的临床表现有什么联系?

三、子宫

(一)增生期子宫

材料与方法:人的子宫,HE 染色。

1. 肉眼观 标本为长方形。一端染成紫色的为黏膜,其余部分很厚,被染成红色的,是肌层。

2. 低倍镜 分辨子宫壁的内膜、肌层和浆膜层。

(1)内膜:由单层柱状上皮和较厚的固有层组成。固有层结缔组织中含大量基质细胞和有子宫腺。子宫腺为直管腺,数量不多。螺旋动脉较少,单个散在分布,管壁一侧薄而另一侧厚。功能层和基底层分界不明显(图 20-7)。

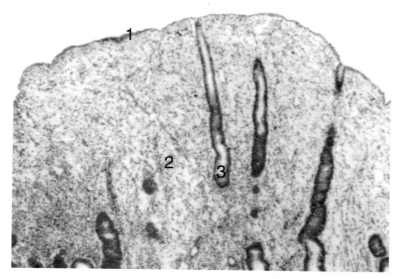

图 20-7 增生期子宫内膜(HE 染色,低倍镜)

1. 上皮;2. 固有层;3. 子宫腺

(2)肌层:很厚,由许多平滑肌束和结缔组织构成。肌纤维排列方向不一致,不能清楚地分层,结缔组织含血管较多。

(3)浆膜:由薄层结缔组织和间皮构成,常脱落,看不到。

3. 高倍镜 着重观察内膜。

(1)上皮:单层柱状,大多为分泌细胞,少量为纤毛细胞。

(2)子宫腺:较直,断面较少,腺腔较小且无分泌物,腺上皮与内膜上皮相同,亦为单层柱状。

(3)基质细胞:数量多,呈梭形或卵圆形,细胞界限不清楚,细胞核较大、呈卵圆形,染色较深。

(二)分泌期子宫

材料与方法:人的子宫,HE 染色。

1.肉眼观 标本为长方形,一端染成紫色,为内膜;其余染成红色,为肌层。

2.低倍镜 首先分辨子宫壁三层。然后重点观察内膜层,并注意与增生期对比。

(1)内膜:由单层柱状上皮和固有层组成。固有层结缔组织中含大量基质细胞并有子宫腺。子宫腺的数量较多,且子宫腺腔扩大、弯曲,形成大量的突起,并有分泌物(图20-8)。螺旋动脉增多,且螺旋化,切片中可见到螺旋动脉的许多切面。功能层和基底层分界不明显。

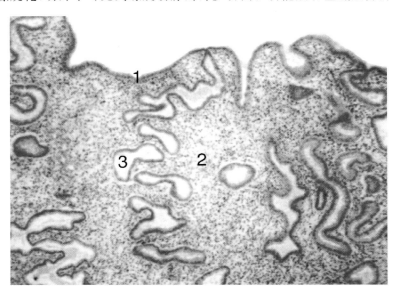

图20-8 分泌期子宫内膜(HE染色,低倍镜)
1.上皮;2.固有层;3.子宫腺

(2)肌层和浆膜变化不大,见增生期子宫。

3.高倍镜

(1)子宫内膜:较增生期厚。

(2)子宫腺:数量多,增长,弯曲,腺腔扩大,腔内有分泌物。

(3)螺旋动脉:数量较多,成群分布,腔大,壁薄(充血)。

(4)基质细胞:分裂增殖,体积变大,胞质含脂滴,成为前蜕膜细胞。

(5)固有层:水肿,可见结缔组织空隙增大。

四、子宫颈

材料与方法:人的子宫颈,HE染色。

1.肉眼观 切片平整的一端是子宫颈的切面;另一端较长的是阴道壁,较短而宽的部分是子宫颈伸入阴道的部分。

2.低倍镜 着重观察黏膜。子宫颈黏膜表面形成许多皱襞,相邻皱襞之间的裂隙形成腺样隐窝,也称子宫颈腺。黏膜及子宫颈腺的上皮均为单层柱状。在子宫颈外口处上皮由单层柱状变为复层扁平(图20-9)。

3.高倍镜 黏膜及子宫颈腺的上皮细胞为高柱状,以分泌细胞为主。

五、输卵管

输卵管的一般组织结构

材料与方法:人的输卵管,HE染色。

1.肉眼观 输卵管横切面,腔小、不规则。

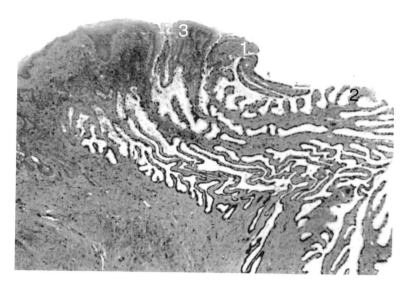

图 20-9 子宫颈-阴道交界(HE 染色,低倍镜)
1.交界处;2.单层柱状上皮;3.复层扁平上皮

2.低倍镜 管壁由黏膜、肌层和浆膜构成。重点观察黏膜,其皱襞多而高,且分支多,几乎充满管腔。

3.高倍镜

(1)黏膜:表面为单层柱状上皮,由纤毛细胞和分泌细胞组成,固有层为薄层疏松结缔组织。

(2)肌层:为内环、外纵两层平滑肌。

(3)外膜:为浆膜。

六、阴道

材料与方法:人的阴道,HE 染色。

1.肉眼观 组织的一侧高低不平,为黏膜。

2.低倍镜 管壁由内向外分为黏膜、肌层和外膜。黏膜由上皮和固有层组成,上皮较厚。肌层较薄。外膜为富含弹性纤维的致密结缔组织,内有丰富的静脉丛、淋巴管和神经。

3.高倍镜 上皮为未角化的复层扁平上皮,固有层有丰富的毛细血管和弹性纤维。

七、乳腺

(一)静止期乳腺

材料与方法:人的乳腺,HE 染色。

1.肉眼观 标本为乳腺中的一小部分,着蓝紫色的小团为乳腺小叶,着色浅的是脂肪组织。

2.低倍镜 大部分为结缔组织。可含脂肪细胞。乳腺小叶较分散,小叶由腺泡、导管及疏松结缔组织组成。小叶间为结缔组织,内含小叶间导管,腺泡较少,难以与导管区分(图20-10)。

3.高倍镜 小叶内腺泡稀少,腺腔狭窄或不明显,与小叶内导管难以分辨。

(二)活动期乳腺

材料与方法:人的乳腺,HE 染色。

输卵管不通的
常见原因和危害

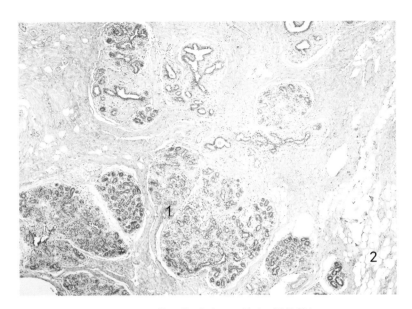

图 20-10　静止期乳腺(HE 染色,低倍镜)
1.腺泡;2.脂肪组织

1.肉眼观　标本为乳腺的一小部分,被分隔为若干小叶,小叶内有粉红色圆块,此为腺泡腔内的乳汁。

2.低倍镜　乳腺小叶体积较大,结缔组织较少,小叶界限明显,小叶内的腺泡较多,腺泡腔扩大,可见红色的均质物,此为乳汁蛋白酶凝固形成(图 20-11)。

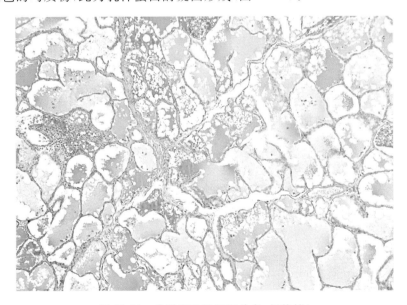

图 20-11　分泌期乳腺(HE 染色,低倍镜)

3.高倍镜　着重观察腺泡。腺泡由单层上皮围成。有的腺泡内有大量染成红色的乳汁,有不规则的脂滴小泡。腺上皮呈扁平或立方状;有的腺腔内无乳汁,腺上皮呈高柱状。

小结

卵巢是女性生殖系统的重要器官,可产生女性生殖细胞、分泌性激素维持女性第二性征。

其实质分为周边较厚的皮质和中央的髓质,二者之间无明显界限。皮质中主要有各级不同发育阶段的卵泡、黄体和白体。卵泡的发育分为原始卵泡、初级卵泡、次级卵泡和成熟卵泡四个阶段,成熟卵泡中的初级卵母细胞排卵前进行第一次成熟分裂,形成次级卵母细胞和第一极体,成熟卵泡破裂并排卵,次级卵母细胞连同放射冠、透明带随卵泡液排出,进入输卵管。排卵后,残留的卵泡壁塌陷,血管侵入,演化为内分泌细胞团——黄体,分泌孕激素和雌激素,黄体分月经黄体和妊娠黄体,后者还分泌松弛素。黄体最后退化为白体。

子宫壁由外向内分为外膜、肌层和内膜三层。自青春期始,子宫内膜在卵巢分泌的激素作用下呈周期性剥脱出血,称月经周期。在 28 天周期中,第 1～4 天为月经期。此期卵巢内黄体退化,雌、孕激素水平下降,螺旋动脉收缩,内膜缺血萎缩,子宫腺停止分泌,功能层各种组织细胞坏死、脱落;第 5～14 天为增生期,此期卵巢内有一批卵泡生长发育。在卵泡分泌的雌激素作用下,子宫内膜由基底层增生重新长出新的功能层。增生早期,子宫腺少,短而直,增生晚期,内膜厚达 2～4 mm,腺体数量增多,长且弯曲,腺腔扩大,腺细胞内有分泌颗粒,核下有糖原,螺旋动脉增长、弯曲。第 14 天,成熟卵泡排卵;第 15～28 天为分泌期。卵巢排卵后,黄体形成,在黄体分泌的孕、雌激素作用下,内膜继续增厚,可达 5 mm,腺体进一步增长、弯曲,腺腔膨大,腺细胞内糖原增多且开始分泌。螺旋动脉继续增长,更加弯曲。固有层组织液增多,基质细胞肥大,胞质内充满糖原和脂滴,为受精卵着床做准备。排出的卵若受精,内膜继续增厚,发育为蜕膜。若未受精,黄体退化,进入下一个月经周期。

能力测试

1.通过本次课程阅读的切片,比较各级卵泡的结构特征(从卵母细胞、卵泡细胞、透明带和卵泡膜几方面比较)。

2.通过本次课程阅读的切片,比较子宫内膜各期结构特点,阐述子宫内膜与卵巢、垂体的关系。

能力测试

推荐阅读文献

[1] 周莉,齐亚灵.组织学与胚胎学实验[M].武汉:华中科技大学出版社,2013.
[2] 邹仲之,李继承.组织学与胚胎学[M].8 版.北京:人民卫生出版社,2013.

(黄 鹂)

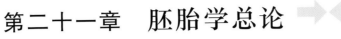

第二十一章 胚胎学总论

【实验目的】

1.通过观察鸡胚三胚层形成过程的切片和人胚早期发生模型,掌握人受精卵发育、植入和三胚层形成过程,熟悉三胚层早期分化的结构和胎膜的演变过程。

2.通过观察人胎盘的大体标本、切片以及模型,掌握胎盘结构和功能。

【实验内容】

一、三胚层

1.材料与方法

(1)材料:孵化36 h鸡胚,胚体横切。

(2)方法:卡红染色(该染色法使细胞核呈现深红色,细胞质呈浅红色)。

2.低倍镜 切片中央较厚、呈弓形的组织为胚体,其凸起的表面为外胚层,与之相连的薄层组织为羊膜和胚外体壁中胚层;与凸起面相对侧的表面为内胚层,与内胚层相连的薄层组织为卵黄囊和胚外脏壁中胚层。外胚层和内胚层之间的组织为中胚层(图21-1)。

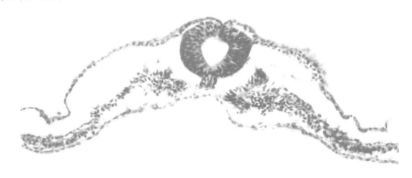

图21-1 鸡胚36 h切片(卡红染色,低倍镜)

3.高倍镜

(1)外胚层:由单层柱状细胞组成。

(2)神经管:位于胚体中央,外胚层的下方,呈管状。管壁由多层细胞围成。

(3)脊索:位于神经管腹侧,呈圆形、实心状,是诱导神经管形成的组织,当神经管形成后,脊索逐渐退化,最后形成髓核,位于椎间盘。

(4)胚内中胚层:位于神经管和脊索两侧。分为轴旁中胚层、间介中胚层和侧中胚层。侧中胚层之间可见胚内体腔。

(5)内胚层:由单层立方细胞组成。

(6)胚外中胚层:位于羊膜和卵黄囊外表面,在局部可见血岛。血岛可分化形成造血干细胞和血管。

二、胎盘

（一）正常成熟胎盘标本

材料：正常成熟人胎盘（分娩后获得）。

肉眼观　新鲜成熟人胎盘重约 500 g，质地柔软，呈深紫色。胎盘直径 15～20 cm，中央略厚，周边薄。羊膜呈半透明状，覆盖于胎儿面。胎盘中央有脐带，脐带表面也覆盖羊膜。羊膜下可见粗细不等的脐血管及其分支。母体面相对粗糙，颜色较深，可见大小不等的分区，即胎盘小叶。

（二）人胎盘（早期）

材料与方法：人绒毛膜（早期胎盘），HE 染色。

1. 低倍镜　没有绒毛的一侧为胎盘胎儿面，表面光滑，由羊膜细胞覆盖。相对一侧为母体面，即子宫基蜕膜。羊膜及其下方的组织构成了绒毛膜板，可以看到有大量的不同切面的组织，这些不同切面的组织为游离绒毛的不同断面。这些游离绒毛位于绒毛膜板和基蜕膜组织之间。在基蜕膜近绒毛的一侧，可见少量粗大的条索状结构，条索状结构近基蜕膜侧可见一层细胞。条索状的结构为固定绒毛，其周围的细胞为滋养层壳。

2. 高倍镜　绒毛膜板游离面的表面为一层扁平的羊膜细胞，细胞下为胚胎间充质，即胚外中胚层。胚外中胚层的纤维排列疏松，细胞也排列疏松。胚外中胚层的表面覆盖滋养层。滋养层包括两层细胞，靠近胚外中胚层的为细胞滋养层，该层细胞界限明显，呈立方形；表面一层细胞为合体滋养层，细胞之间界限消失，呈合胞体状。

绒毛的中轴部分为胚外中胚层，其表面的滋养层也为细胞滋养层和合体滋养层两层细胞（图 21-2）。固定绒毛连接基蜕膜区域的表面覆盖细胞滋养层和合体滋养层。

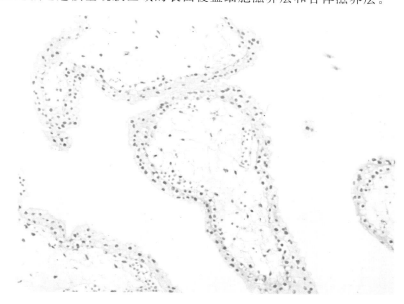

图 21-2　早期胎盘绒毛（HE 染色，高倍镜）

（三）人胎盘（成熟）

材料与方法：人晚期胎盘，HE 染色。

1. 肉眼观　胎盘的胎儿面表面光滑、平坦，其对侧为胎盘的母体部，母体部表面不光滑。

2. 低倍镜　胎儿面为表面光滑而平坦的绒毛膜板（图 21-3），绒毛膜板的游离面为一层羊膜细胞覆盖，羊膜之下为胚胎间充质，间充质之下为合体滋养层。胎儿面的对侧为母体面，是子宫的基蜕膜,基蜕膜伸出许多绒毛隔,胎盘隔之间有许多绒毛的不同断面,绒毛周围有绒毛间隙(图 21-4)。

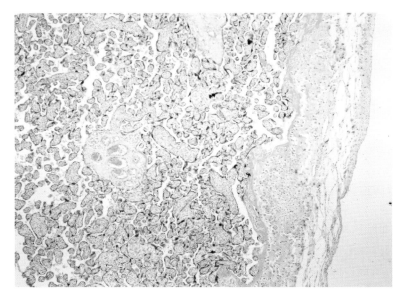

图 21-3　人晚期胎盘胎儿面(HE 染色,低倍镜)

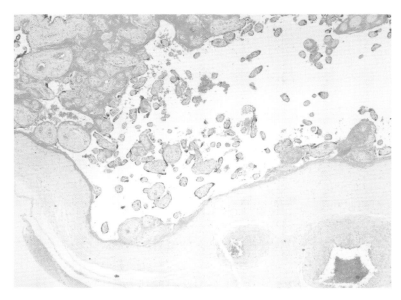

图 21-4　人晚期胎盘母体面(HE 染色,低倍镜)

3. 高倍镜

(1) 绒毛膜板:表面覆盖羊膜,羊膜为单层扁平上皮。上皮下方为胚外中胚层,其胚性结缔组织较厚,细胞核呈椭圆形,较小,染色较深;细胞质与基质均呈嗜酸性。结缔组织内含有 Hofbauer 细胞,细胞呈圆形,轮廓清晰,细胞核大而圆,染色略浅,细胞质呈弱嗜碱性(Hofbauer 细胞是鉴别胎儿组织与母体组织的重要依据)。

(2) 绒毛:从绒毛膜板上可见绒毛干伸出,同时可见切片中有大量游离绒毛的不同断面。绒毛干和游离绒毛表面为合体滋养层,合体滋养层很薄,细胞核小而深染,细胞核密集排列成层(图 21-5)。个别部位的滋养层变性,细胞核消失,仅见嗜酸性染色的薄层均质状结构。

绒毛中轴的部分为胚外中胚层,其中可见丰富的毛细血管,另外,也可见 Hofbauer 细胞。

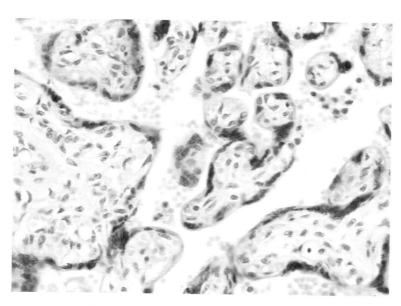

图 21-5　人晚期胎盘绒毛(HE 染色,高倍镜)

绒毛间隙中可见大量的血细胞,此为母体血液。

基蜕膜板向绒毛之间伸入形成绒毛间隔,在绒毛间隔和基蜕膜板表面的细胞滋养层壳变性,形成了嗜酸性薄层均质状结构。基蜕膜中可见粗大的螺旋动脉和螺旋静脉(图 21-4)。

案例 21-1

在图 21-6 中,我们发现绒毛密集,且绒毛之间有大量的血细胞,而图 21-4 的绒毛少,且绒毛之间没有或有极少的血细胞,这种现象的背后是一个值得深思的问题。

提问:1. 仅仅是绒毛处于不同生长阶段吗?

2. 请仔细观察这两张图片中绒毛的结构,并分析其组织结构的差异与胚胎发育之间有何关系。

案例分析 21-1

三、人胚早期发生模型观察

(一) 卵裂与胚泡形成

受精后,受精卵迅速启动有丝分裂,受精卵的有丝分裂称为卵裂,产生的子细胞称为卵裂球。受精后第 3 天,卵裂球数目为 12~16 个,此胚为桑葚胚。受精后第 4 天,卵裂球数目为100 多个时,胚胎形成囊泡状,为胚泡。胚泡中央为胚泡腔,腔内充满液体;胚泡壁为单层细胞,为滋养层,滋养层内面一侧有一团细胞为内细胞群(图 21-6)。

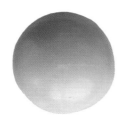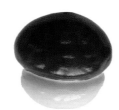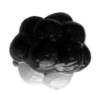

图 21-6　卵裂、胚泡形成(第 1 周人胚)

NOTE

（二）植入

受精卵形成后,逐渐由输卵管壶腹部向子宫移动,其在移动过程中逐渐卵裂并形成桑葚胚。当其移动到子宫时,胚胎形成胚泡。胚泡贴敷于子宫内膜,通过分泌蛋白水解酶而逐渐植入子宫内膜。植入始于受精后第 5～6 天,终止于第 11～12 天。一般情况下,胚泡主要植入子宫体的前壁和后壁,少部分植入子宫底。在植入的过程中,滋养层细胞分裂,形成合体滋养层和细胞滋养层,其中,合体滋养层位于胚的表面。植入后的子宫内膜功能层演变为蜕膜(图 21-7)。

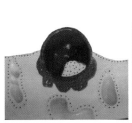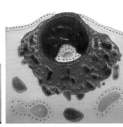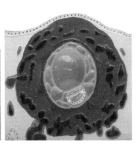

图 21-7　胚泡植入的过程

（三）胚层形成

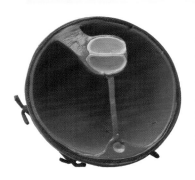

图 21-8　二胚层及其周围结构

1.二胚层形成　受精后第 2 周,内细胞群分化为上、下胚层,形成圆盘状的二胚层胚盘。上胚层与滋养层之间出现羊膜腔,由羊膜包绕;下胚层向胚泡腔延伸形成一囊状结构,为原始卵黄囊,原始卵黄囊退化形成卵黄囊。细胞滋养层细胞分裂,一部分细胞并入合体滋养层,另一部分细胞移向胚泡腔内形成胚外中胚层。胚外中胚层内出现胚外体腔,将胚外中胚层分成两部分,覆盖于卵黄囊外表面的为胚外脏壁中胚层,覆盖于细胞滋养层内表面的为胚外体壁中胚层,胚外中胚层未被分开的部分为体蒂,连于胚盘与滋养层之间,参与脐带的形成(图 21-8)。

2.三胚层形成　受精后第 3 周,在上胚层正中线形成原条和原结,原条细胞和原结细胞向上、下胚层之间迁移,形成原沟和原凹,由原条迁移到上、下胚层之间的细胞逐渐扩展形成中胚层;少部分的上胚层细胞迁移入下胚层,并替代下胚层细胞,形成内胚层;原来的上胚层成为外胚层(图 21-9)。由原凹迁移的细胞向头端移动,形成脊索。脊索头端和原条尾端各有一个无中胚层的小区,分别称为口咽膜和泄殖腔膜。

（四）三胚层分化和胚体形成

1.外胚层分化　脊索诱导相对应的外胚层形成神经板。神经板中央凹陷为神经沟,神经沟两侧隆起,称为神经褶。神经褶在神经沟的中段部分首先愈合,后向头尾两端分别愈合。开始的时候,在头尾两端各留有一个孔,头端的孔为前神经孔,尾端的孔为后神经孔,随后,前后神经孔分别闭合,形成神经管进入胚体内。神经沟边缘的细胞为神经嵴细胞,迁移到神经管背侧,分为左右各一,形成神经嵴。神经管头端膨大,形成脑的原基,将来发育为脑;神经管后部分形成脊髓(图 21-10)。

神经嵴的细胞将来分化为周围神经系统的脑神经节、脊神经节、交感神经节、副交感神经节、神经、肾上腺髓质、神经内分泌细胞等结构。

其余的外胚层主要分化为皮肤的表皮及其附属器。

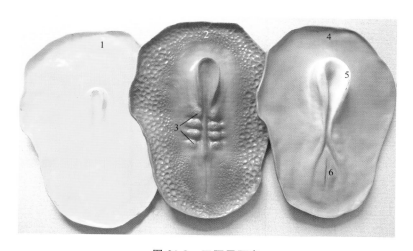

图 21-9 三胚层胚盘
1.内胚层;2.中胚层;3.轴旁中胚层;4.外胚层;5.神经褶;6.原条

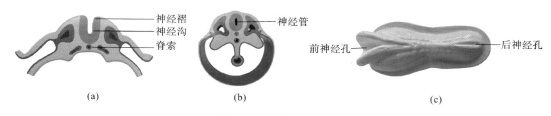

图 21-10 神经管形成

2.中胚层分化 轴旁中胚层形成体节,分化为脊柱、背侧皮肤真皮和骨骼肌。脊索诱导形成神经管后逐渐退化,形成椎间盘内的髓核。间介中胚层分化为泌尿、生殖器官的原基。侧中胚层内出现胚内体腔,将侧中胚层分为体壁中胚层和脏壁中胚层,体壁中胚层分化为浆膜壁层、体壁骨骼和骨骼肌的原基。脏壁中胚层分化为浆膜脏层、内脏平滑肌和结缔组织的原基。胚内体腔分化为心包腔、胸膜腔和腹膜腔(图 21-11)。

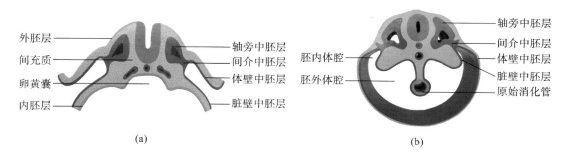

图 21-11 中胚层分化

3.内胚层分化 内胚层形成原始消化管,是消化系统和呼吸系统的原基,将主要分化为这些系统的上皮。

4.胚体外形的形成 受精后第 2 周末,胚盘呈椭圆形盘状。上、下胚层分别构成羊膜腔的底和卵黄囊的顶。体蒂将胚连接至绒毛膜内,悬挂在胚外体腔中。随后,胚盘中轴相继出现原条、脊索和神经管结构,因胚胎发育较快,因而胚盘向腹侧卷折,形成头褶、尾褶和侧褶,从而导致卵黄囊的顶部及其内胚层一起被收入胚体,形成原始消化管。神经管前后神经孔闭合,脑泡形成,胚体呈"C"字形。头端出现鳃弓,胚体出现肢芽。

第 30 天,肢体头端嗅泡和晶状体形成,心隆起明显,胚体呈"C"字形向羊膜腔凸起。第 40

NOTE

天,胚体头端各隆起逐渐融合,逐渐形成颜面,腹侧可见粗大的原始脐带。第 56 天,胚体外表可见五官、四肢等,初具人形(图 21-12)。

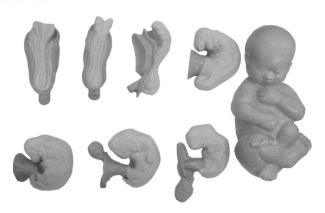

图 21-12　胚体外形变化

(五)部分先天性畸形大体标本和正常发育大体标本观察

1. 正常发育大体标本　胚胎发育到第 4 周时,三胚层开始分化,神经管已经形成。此时胚体呈圆柱状,体长为 1.5～5.0 mm。脐带与胎盘刚刚形成(图 21-13)。

胚胎发育到第 5 周时,头褶、尾褶和侧褶形成,胚体屈向腹侧,肢芽出现。体长为 4～8 mm (图 21-13)。

胚胎发育到第 6 周时,肢芽进一步分支为两节,远端部分呈足板状。体长为 7～12 mm(图 21-13)。

胚胎发育到第 7 周时,手足板相继出现分支,体节消失,颜面形成。体长 20～21 mm(图 21-13)。

胚胎发育到第 8 周时,手指、足趾明显并出现分节,五官形成并分化。体长 19～35 mm(图 21-13)。

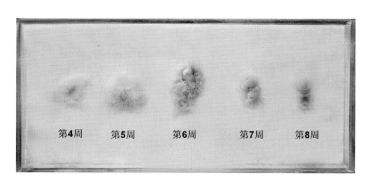

图 21-13　第 4～8 周胚胎标本

胚胎发育到第 4～5 月时,体长为 140～190 mm,胎脂与胎毛已经出现(图 21-14)。

胎儿发育到第 6 个月时,体长为 230 mm,指甲全部出现,皮肤红且皱,胎体较瘦(图 21-15)。

胎儿发育到第 7 个月时,体长为 270 mm,眼能睁开,头发出现,皮肤略皱(图 21-16)。

第 7 个月后,胎儿发育迅速,体长和体重均迅速增长。体内器官也迅速发育,如睾丸下降、胎毛消失、胎体丰满、乳房略隆起等。

2. 先天性畸形大体标本

(1)无脑儿:正常的情况下,前神经孔在受精后第 25 天左右闭合。若此时该神经孔未闭,则脑不能发育而形成无脑儿,常伴随颅骨发育不全。它是神经系统最常见的一种严重畸形。

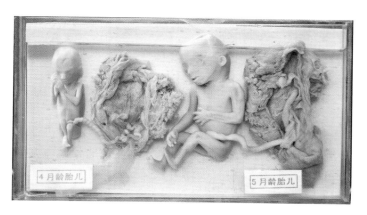

图 21-14　第 4～5 月龄胎儿

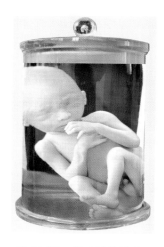

图 21-15　第 6 月龄胎儿

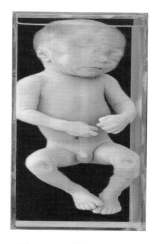

图 21-16　第 7 月龄胎儿

在母体中,无脑儿可以存活,但是,出生后将夭折。

（2）脊髓脊柱裂:正常情况下,后神经孔在受精后第 27 天左右闭合。

（3）联胎:在单卵孪生发生过程中,当一个胚盘出现两个原条,每一个原条发育为一个胚胎时,若两个原条靠的较近,两个胚胎可能发生局部相连,则此现象称为联胎。联胎的形式较多样,如:胸腹联体(图 21-17)、腹部联体、臀部联体、背部联体等。联体不仅体表相联,有的脏器共用一套。

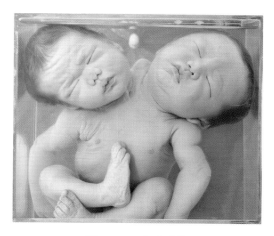

图 21-17　胸腹联体

（六）胎膜和胎盘模型

1.胎膜 胎膜是胚胎发育过程中的临时性器官,随着胎儿的娩出而被排出体外。胎膜包括绒毛膜、羊膜、卵黄囊、尿囊和脐带。

（1）绒毛膜:由滋养层和衬于其内的胚外中胚层组成。胚胎发育不同时期,绒毛膜的结构有着很大的区别,这些差别的最主要原因是胚胎发育对物质交换的需求和依赖越来越高。胚胎早期,绒毛表面覆盖的滋养层为细胞滋养层和合体滋养层,当胚外中胚层进入绒毛中轴后,血管逐渐形成,加快了物质交换的速率。由于胚胎的生长、胚胎体腔的缩小、消失、子宫腔的缩小和消失,导致包蜕膜侧的绒毛退化和消失;同时,基蜕膜侧的绒毛高度繁茂,从而基蜕膜与其相邻的绒毛膜一起形成了胎盘。

（2）羊膜:由羊膜细胞和胚外中胚层一起构成半透明薄膜。羊膜细胞分泌羊水进入羊膜腔内。胚胎浸在羊水中。

（3）卵黄囊:由内胚层向腹侧生长形成的囊状结构,卵黄囊外被覆胚外中胚层。随着头褶、侧褶和尾褶的形成,卵黄囊的顶端和内胚层一起被卷入胚体,形成原始消化管,留在胚体外的卵黄囊逐渐退化消失。

（4）尿囊:卵黄囊的尾端向体蒂内伸出一个盲管,为尿囊。尿囊根部被收入胚体,参与膀胱的形成;尿囊远端逐渐闭锁并演变为脐中韧带。尿囊表面的血管合并为脐动脉和脐静脉。

（5）脐带:连接于脐部和胎盘,是随着胚体的卷折,将体蒂、卵黄囊、尿囊等结构包裹起来的带状结构。其外表面覆盖羊膜。胚胎发育的不同时期,脐带的结构也有所差异。胚胎早期的时候,脐带内含有卵黄囊、尿囊、结缔组织等结构,而发育到胚胎晚期,脐带内的卵黄囊和尿囊消失,其组成结构包括胚胎性结缔组织、两条脐动脉和一条脐静脉。

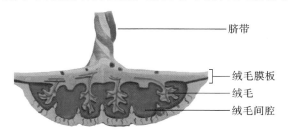

图 21-18 胎盘纵切面

2.胎盘 由胎儿面的丛密绒毛膜和子宫的基蜕膜共同组成的圆盘状结构。胎儿面较为光滑,表面为羊膜,羊膜下为绒毛膜。羊膜下为绒毛膜板,绒毛膜板伸出绒毛干,绒毛干上长有游离绒毛;绒毛表面的合体滋养层分泌蛋白水解酶,将绒毛周围的组织溶解,形成绒毛间腔,其内充满了母体血液。母体面为基蜕膜,子宫的螺旋动脉开口于绒毛间隙,绒毛就浸于母体血液中,与母体血液进行物质交换(图21-18)。

脐带
绒毛膜板
绒毛
绒毛间腔

小结

受精是胚胎发育的开始,是成熟并且获能的精子与卵子相结合的过程。受精卵形成后,在卵子细胞质的作用下开始卵裂。卵裂后的子细胞为卵裂球。卵裂球数目达到12～16个时,所形成的胚为桑葚胚,随着细胞数目增加到100多个时,胚的结构演变为胚泡。胚泡所在部位为子宫体或子宫底,一般为子宫前壁或子宫后壁。胚泡进入子宫后就逐渐侵入子宫内膜,此过程为植入。在植入的过程中,胚泡内细胞群形成二胚层、羊膜囊、卵黄囊;滋养层形成合体滋养层、细胞滋养层和胚外中胚层。在第3周,二胚层的上胚层一侧形成原条,原条细胞增殖并迁移到上、下胚层之间,形成中胚层;部分上胚层细胞迁移到下胚层,并替代下胚层细胞后形成内胚层;原来的上胚层被称为外胚层。第4周后,三胚层的细胞陆续进行细胞分裂、迁移和分化。外胚层的神经外胚层细胞率先被脊索诱导,形成神经管、神经嵴;神经管在前后神经孔闭合后开始分化为脑和脊髓;神经嵴的细胞分化为周围神经、脑神经节、脊神经节、交感神经节、副交感神经节、肾上腺髓质细胞和 APUD 系细胞系统;其他的外胚层主要演变为皮肤的表皮。中胚层包括轴旁中胚层、间介中胚层、侧中胚层和间充质。轴旁中胚层演变为脊柱、骨骼肌和背部皮肤的真皮。间介中胚层演变为泌尿系统和生殖系统的原基。侧中胚层中出现胚内体腔后将侧中胚层分为脏壁中胚层和体壁中胚层两部分,脏壁中胚层靠近外胚层,体壁中胚层靠近内胚层。脏壁中胚层主要演变为平滑肌、结缔组织和浆膜脏层;体壁中胚层主要演变为四肢骨骼、骨骼肌、结缔组织和浆膜壁层。间充质随着器官的发生和发育而形成其中的部分组织结构。随着胚体的卷折,卵黄囊的顶端及其内胚层进入胚体,并形成了原始消化管,原始消化管是消化系统和呼吸系统的原基,其中,内胚层形成了这些系统的上皮。

在胚胎发育过程中,除了内细胞群发育为胚体外,滋养层则形成对胚体发育起着营养、支持、保护、连接等作用的胎膜和胎盘。胎膜和胎盘是胚胎发育的临时性器官,随着胎儿的娩出而排出母体。胎膜包括绒毛膜、羊膜囊、卵黄囊、尿囊、脐带等。绒毛膜由绒毛膜板、固定绒毛和游离绒毛组成,它们均由滋养层和胚外中胚层构成,但是,不同发育时期,其具体组织结构会有所差异。发育早期的绒毛膜由合体滋养层、细胞滋养层和胚外中胚层构成;发育晚期的绒毛膜由合体滋养层和胚外中胚层构成。另外,发育早期的绒毛膜、绒毛分布均匀,数量相对较少,发育晚期的绒毛膜、绒毛分布不均,形成了平滑绒毛膜和丛密绒毛膜。羊膜囊随着胚胎形成头褶、尾褶和侧褶,其逐渐向腹侧卷曲而将卵黄囊、尿囊和体蒂等包裹起来形成一细长的脐带,脐带的表面被覆羊膜细胞。羊膜囊随着胚胎的生长而增大,其内的羊水数量也逐渐增加。卵黄囊在形成原始消化管后,位于胚胎外的卵黄囊逐渐消失。尿囊的近端被并入膀胱,成为了膀胱的一部分,尿囊远侧端闭锁、消失;尿囊动静脉演变为脐动脉和脐静脉。胎盘是一个圆盘状的结构,具有胎儿面和母体面。胎儿面表面覆盖羊膜,羊膜下为丛密绒毛膜,绒毛周围有绒毛间隙,间隙内充满母体血液;母体面粗糙,由基蜕膜构成。胎盘的主要作用是进行物质交换和分泌绒毛膜促性腺激素、雌激素、催乳素、孕激素等激素。

能力测试

1.通过下列三张图片你能分析出胚胎在此期间发生了什么吗? 请按照正常先后顺序排列它们(图 21-19)。

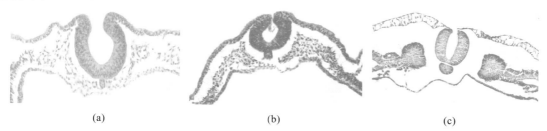

(a)   (b)   (c)

图 21-19 胚胎发育的图片分析

2.通过图片说明早期胎盘和晚期胎盘结构上的差异及其与胚胎发育之间的关系。

3.通过图片说明胚胎发育与胎膜和胎盘之间的关系。

能力测试

推荐阅读文献

[1] 周莉,齐亚灵.组织学与胚胎学实验[M].武汉:华中科技大学出版社,2013.

[2] 邹仲之,李继承.组织学与胚胎学[M].8 版.北京:人民卫生出版社,2013.

(郝利铭 赵 佳)

第二十二章　颜面形成与消化、呼吸系统的发生

【实验目的】

1.掌握颜面发生的常见畸形。
2.掌握消化系统和呼吸系统发生过程的常见畸形。
3.通过观察模型，熟悉咽和咽囊的发生和演变；了解消化系统和呼吸系统主要器官的发生。

【实验内容】

一、颜面形成

（一）颜面的发生

人类的颜面形成始于胚胎发育第 4～5 周，是额鼻突（一个）、上颌突（左右各一）和下颌突（左右各一）5 个突起的细胞增生、迁移和融合的结果（图 22-1）。第 4 周末，额鼻突的左右下缘各形成一个圆盘状的突起，称鼻板。第 5 周，鼻板向原始口腔凹陷，形成鼻窝，每个鼻窝两侧的隆起分别为内侧鼻突和外侧鼻突。第 5～6 周，两侧的内侧鼻突、外侧鼻突分别逐渐向中线的方向生长；至第 7 周，两侧的内侧鼻突融合，形成上唇正中部和人中，两侧外侧鼻突形成鼻侧壁和鼻翼。额鼻突向唇的方向生长，分别形成前额、鼻梁和鼻尖。左右上颌突向中线方向生长并分别与内侧鼻突、外侧鼻突融合。上颌突与内侧鼻突融合后，形成上唇；上颌突同外侧鼻突融合后形成鼻泪管和颊。左、右下颌突在中线融合后形成下唇。

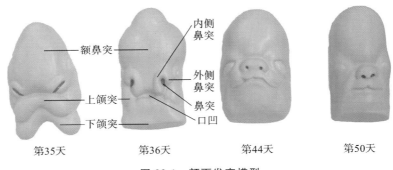

| 第35天 | 第36天 | 第44天 | 第50天 |

图 22-1　颜面发育模型

额鼻突，左、右上颌突和左、右下颌突，5 个突起围成口凹（图 22-1），开始时，口凹后壁被口咽膜把原始口腔和原始消化管分隔。口咽膜破裂，口腔与咽相通。

（二）腭的发生

腭的发生从第 5 周开始，第 12 周完成，是正中腭突（一个）和外侧腭突（左右各一）相互融合的结果。

左、右内侧鼻突愈合处（即人中处）的内侧面间充质增生，向原始口腔内形成一个短而小的突起，即正中腭突，该突起形成腭前端的一小部分。

左、右上颌突内侧的间充质增生，向原始口腔内各形成一个扁平的膜状突起，即外侧腭突。

外侧腭突在发生和生长的过程中,舌也在发生,导致外侧腭突在舌两侧向下生长,随着舌的下降,外侧腭突就呈水平方向的相对生长,并最终在中线处愈合。

（三）颜面发生的先天性畸形

1. 唇裂 唇裂是最常见的先天性畸形,多发生于上唇。是由于上颌突与同侧的内侧鼻突未愈合所致,故裂沟位于人中外侧。唇裂多为单侧,也可见双侧唇裂及上唇或下唇的正中唇裂,若内侧鼻突发育不良导致人中缺损,则可出现正中大唇裂,但少见。

2. 腭裂 因两侧的外侧腭突未在正中线愈合或愈合不全,或是外侧腭突未与正中腭突愈合所致。腭裂有单侧前腭裂、双侧前腭裂、正中腭裂及全腭裂。腭裂常伴有唇裂。

3. 面斜裂 为面部的少见畸形,位于眼内眦和口角之间,是因上颌突未与同侧的外侧突愈合所致。面斜裂常伴有唇裂。

二、消化系统的发生

（一）消化系统发生的过程

1. 原始消化管的发生 消化系统和呼吸系统均起源于内胚层。在胚胎发育的早期,随着头褶、侧褶和尾褶的形成,卵黄囊的顶连同内胚层被收到胚体内,形成原始消化管。原始消化管分为前肠、中肠和后肠(图 22-2)。随着胚胎的发育,前肠分化成为咽、食管、胃和十二指肠的上段、肝、胆、胰和呼吸系统喉以下的部分。中肠分化为十二指肠中段到横结肠的右 2/3 部分的肠管;后肠分化为从横结肠的左 1/3 至肛管上段的肠管。

2. 咽和咽囊的演变及甲状腺的发生 前肠头端的扁平漏斗状膨大为原始咽。其两侧壁向外膨出形成 5 对咽囊,分别与其外侧的 5 对鳃沟相对,随着胚胎的发育,咽囊分别演化形成一些重要器官(图 22-3)。

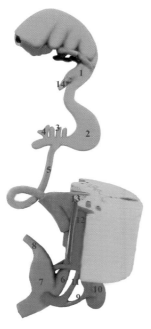

图 22-2 原始消化管的分化模型(吉林大学郝利铭供图)
1.食管;2.胃;3.胰芽;4.肝憩室;5.中肠;
6.后肠;7.泄殖腔;8.尿囊;9.输尿管芽;10.后肾;
11.中肾管;12.中肾嵴;13.尿生殖嵴;14.肺芽

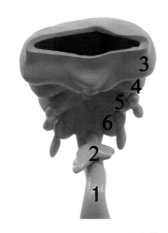

图 22-3 咽囊的发生和演变模型
1.食管;2.肺芽;3.第一对咽囊;
4.第二对咽囊;5.第三对咽囊;6.后腮体

NOTE

第一对咽囊分化为咽鼓管和鼓室，第一对鳃膜分化为鼓膜，第一鳃沟形成外耳道。第二对咽囊演化为腭扁桃体上皮和隐窝。第三对咽囊腹侧份形成胸腺原基；背侧份的上皮增生，并随胸腺原基下移到甲状腺原基的背侧，分化为下一对甲状旁腺。第四对咽囊背侧分化为上一对甲状旁腺。第五对咽囊形成很小的细胞团，称后鳃体，分化为甲状腺内的滤泡旁细胞。

人胚第4周初，在原始咽底壁正中，内胚层上皮细胞增生下陷形成一盲管，称甲状舌管，分化为甲状腺。

3. 食管和胃的发生 食管由原始咽尾侧的一段原始消化管分化而来。人胚第4周时，食管很短（图22-3）。随着颈和胸部器官的发育，食管也迅速增长，其内表面上皮增生，致使管腔变窄或闭锁。随着胚胎的发育，过度增生的上皮退化吸收，管腔重新出现，上皮周围的间充质分化为食管壁的结缔组织和肌组织。

人胚第4周，在食管尾端前肠出现一棱形膨大，即胃的原基。胃的背侧缘生长快，形成胃大弯；腹侧缘生长慢，形成胃小弯；胃大弯端膨大，形成胃底。由于背系膜生长迅速并且向左生长，所以，胃大弯转向左侧，胃小弯转向右侧（图22-4，图22-5）。

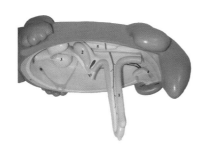

图 22-4 胃肠发生模型（1）
1.中肠袢；2.胃；3.肺；4.尿囊；5.生殖腺嵴

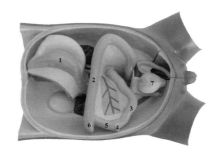

图 22-5 胃肠发生模型（2）
1.胃；2.结肠；3.空肠；4.卵黄蒂；5.回肠；6.盲肠突；7.膀胱

4. 肠的发生 人胚第4周时，中肠形成一条与胚全长轴平行的直管。由于肠的增长速度比胚体快，致使肠管形成一凸向腹侧的"U"形弯曲，称中肠袢（图22-4），其顶端与卵黄蒂通连，以卵黄蒂为界，肠袢分为头侧的头支和尾侧的尾支。

人胚第6周，肠袢生长迅速，且肝和中肾增大，腹腔容积较小，致肠袢进入脐带内的胚外体腔，即脐腔，形成生理性脐疝。肠袢在脐腔中生长的同时，以肠系膜上动脉为轴心做逆时针方向旋转90°（腹面观），致使肠袢由矢状面转向水平面，头支由头侧转至右侧，尾支由尾侧转至左侧，并且在近卵黄蒂处出现一囊状突起，称盲肠突，为盲肠原基。胚胎第10周时，腹腔增大，肠袢从脐腔退回腹腔，脐腔闭锁。在肠袢退回腹腔时，头支在先，尾支在后，并且逆时针方向再旋转180°，使头支转至左侧，演化为空肠和回肠的大部分；尾支转到右侧，演化为回肠的小部分和结肠。盲肠突起初位于肝的下方，后下降至右髂窝，在其下降过程中，升结肠随之形成。原位于腹腔内的后肠被推向左侧，成为降结肠。盲肠突的近端发育为盲肠，远端形成阑尾（图22-5）。

人胚第6周以后，卵黄蒂退化，与肠袢脱离，最终消失。

后肠末段为泄殖腔，泄殖腔腹侧的盲囊为尿囊，尿囊通过脐尿管同泄殖腔相通。脐尿管与后肠之间的间充质形成尿直肠隔，尿直肠隔向泄殖腔膜的方向生长，并同泄殖腔膜融合，将泄殖腔膜分为背侧的肛膜和腹侧的尿直肠膜。泄殖腔被分为直肠和腹侧的尿生殖窦。肛膜凹陷，形成肛凹，肛凹破裂，肛门形成。

5. 肝脏和胆囊的发生 第4周初，前肠末端的内胚层增生，形成肝憩室，它是肝、胆囊和胆道的原基。肝憩室（图22-2）分支，形成头支和尾支，头支呈树枝状分支，近端分化为肝管和小叶间胆管，远端分化为肝细胞索；尾支演变成胆囊和胆囊管。

案例分析 22-1

案例 22-1

新生儿张某,男,足月产,在生理性黄疸消退后又出现巩膜、皮肤黄染,并随着日龄增长持续性加深,粪便颜色逐渐变淡,甚至呈白陶土色;尿色也随之加深,呈浓茶色。长期应用利胆、退黄药物无效。

提问:根据上述描述,判断该新生儿的病因。

6. 胰腺的发生　第 4 周末,前肠末端的背腹侧壁上,分别突出一个内胚层芽,称为背胰芽和腹胰芽(图 22-2),是胰腺的原基,他们分别形成背胰和腹胰。由于胃和十二指肠位置的变化和肠壁的不均等生长,腹胰在背侧同背胰融合,形成胰腺。第 3 个月时,部分细胞游离进入间充质,分化为胰岛,第 5 个月开始行使内分泌功能。

(二) 消化系统发生的先天性畸形

1. 消化管狭窄或闭锁　主要发生于食管和十二指肠,在其发生过程中,上皮出现过度增生而使管腔一过性狭窄或闭锁。食管管腔逐渐恢复正常。如果管腔重建不良,即造成狭窄或闭锁。食管闭锁后可阻碍羊水的吞入,故导致羊膜腔的羊水过多。

2. 先天性脐疝　由于脐带内的脐腔未闭锁,致使肠袢突入其中。胎儿出生时,脐带剪断后,脐部仍有腔与腹腔相通。当腹压增高时肠管则在脐部膨出,甚至形成嵌顿疝。

3. 脐粪瘘　又称脐瘘。由于卵黄蒂未退化,使肠管与脐相通,胎儿出生后,回肠的粪便可以从脐溢出。

4. Meckel 憩室　又称回肠憩室,是距回盲部 40～50 cm 处,回肠壁上的一个小囊状突。10%～50% 的憩室游离端以纤维索连于脐,易发生肠扭转或肠梗阻。该种畸形是由于卵黄蒂退化不全引起的。

5. 异位盲肠和阑尾　由于盲肠和阑尾未能下降,则异位于肝下方称肝下阑尾或盲肠。若下降不全,则异位于腰部;若下降过度则异位于盆腔。

6. 肛门闭锁或不通肛　是由于肛膜未破,或肛凹未能与直肠末端相通引起。

7. 肠袢异常旋转　当肠袢从脐腔退回腹腔时,若未发生旋转或旋转不全及反向旋转,就可能形成各种消化管异位。

胎儿消化系统异常的产前超声诊断

三、呼吸系统的发生

(一) 呼吸系统发生的过程

第 4 周初,原始咽底壁正中,向腹侧形成一个纵沟,为喉气管沟。喉气管沟逐渐愈合,形成盲囊,为喉气管憩室,是喉、气管、支气管和肺的原基。随后,喉气管憩室的末端形成左右两个肺芽,是主支气管和肺的原基。肺芽呈树枝状反复分支,至第 6 个月末,分别形成细支气管、终末细支气管、呼吸性细支气管、肺泡管、肺泡囊。发育到第 7 个月,肺泡数量增多,肺泡上皮分化形成 I 型和 II 型肺泡细胞,出生后直至幼儿期,肺泡数量仍在继续增多。

(二) 呼吸系统发生的先天性畸形

1. 气管食管瘘　因气管食管隔发育不良,导致气管与食管之间分隔不完全,两者之间有瘘管相通连。

2. 透明膜病　因 II 型肺泡细胞分化不良,不能或很少分泌表面活性物质,致使肺泡表面张力增大,导致肺泡萎缩、肺不张。显微镜下显示:肺泡萎缩,间质水肿及肺泡上皮表面覆有一层血浆蛋白膜,故称之透明膜病。胎儿出生后肺泡不能随呼吸运动而扩张,新生儿出现呼吸困难。此病常发生在未成熟的早产儿。

NOTE

案例分析 22-2

案例 22-2

早产新生儿王某,男,出生时心跳、呼吸完全正常。但出生 4 h 后出现呼吸困难、青紫,伴呼气性呻吟、吸气性三凹征,并进行性加重。经急救后呼吸可好转,但过后又复发,程度逐渐加重,持续时间延长,发作间隔缩短。

提问:1. 根据上述描述,判断该早产新生儿的病因。

2. 根据上述描述,说明此病好发于早产儿的原因。

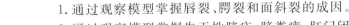

小结

人类的颜面形成始于胚胎发育第 4～5 周,是额鼻突(一个)、上颌突(左右各一)和下颌突(左右各一)5 个突起的细胞增生、迁移和融合的结果。若上颌突和同侧的内侧鼻突未愈合,则形成唇裂。因正中腭突与外侧腭突未愈合可致前腭裂;因左、右外侧腭突未愈合可致正中腭裂。如果上颌突与同侧外侧鼻突未愈合可致面斜裂。

在胚胎发育的早期,卵黄囊的顶连同内胚层被收到胚体内,形成原始消化管。原始消化管分为前肠、中肠和后肠。前肠分化成为咽、食管、胃和十二指肠的上段、肝、胆、胰和呼吸系统喉以下的部分。中肠分化为十二指肠中段到横结肠的右 2/3 部分的肠管;后肠分化为从横结肠的左 1/3 至肛管上段的肠管。

如果消化管的管腔重建不良,则形成消化管狭窄或闭锁。因卵黄蒂未退化,因此在肠与脐之间残存一瘘管,称脐粪瘘。由于卵黄蒂退化不全,则形成 Meckel 憩室。如果脐腔未闭锁,出生后脐部仍留有一孔与腹腔相通,称先天性脐疝。因肛膜未破或肛凹未能与直肠末端相通,称肛门闭锁。如果当肠袢从脐腔退回腹腔时,未发生旋转或旋转不全及反向旋转,则可形成各种消化管异位,称肠袢异常旋转。如果由于盲肠和阑尾未能下降或下降不全或下降过度则形成异位盲肠和阑尾。

第 4 周末,喉气管憩室的末端分为左右两个肺芽。左肺芽形成两个分支,右肺芽形成三个分支,它们将分别形成左肺和右肺的叶支气管。随后,这些分支的末端继续分支,分别形成了细支气管、终末细支气管、呼吸性细支气管、肺泡管、肺泡囊和少量的肺泡。发育到第 7 个月,肺泡数量增多,肺泡上皮分化形成Ⅰ型和Ⅱ型肺泡细胞。如果肺泡Ⅱ型肺泡细胞分化不良,不能分泌表面活性物质,致使肺泡表面张力增大,胎儿出生后肺泡不能随呼吸运动而扩张,肺泡萎陷,间质水肿,肺上皮表面覆盖一层血浆蛋白膜,称透明膜病。喉气管憩室位于食管的腹侧,两者之间的间充质隔称气管食管隔,如果气管食管隔发育不良,气管与食管的分隔不完全,两者有瘘管相连,称气管食管瘘。

能力测试

1. 通过观察模型掌握唇裂、腭裂和面斜裂的成因。

2. 通过观察模型掌握先天性脐疝、脐粪瘘、肛门闭锁的成因。

3. 通过观察模型掌握气管食管瘘、透明膜病的成因。

能力测试

推荐阅读文献

[1] 周莉,齐亚灵.组织学与胚胎学实验[M].武汉:华中科技大学出版社,2013.

[2] 邹仲之,李继承.组织学与胚胎学[M].8 版.北京:人民卫生出版社,2013.

(姜文华)

第二十三章 泌尿系统和生殖系统的发生

【实验目的】

1. 掌握多囊肾、马蹄肾、异位肾、肾缺如、脐尿瘘等先天性畸形的成因。
2. 了解前肾和中肾的发生;熟悉后肾的发生过程。
3. 掌握隐睾、腹股沟疝、双子宫等先天性畸形的成因。
4. 熟悉生殖腺的发生和生殖管道的演变。

【实验内容】

泌尿系统和生殖系统的主要器官均起源于间介中胚层。人胚第 4 周初,头侧的间介中胚层呈分节状,称生肾节。其余的间介中胚层形成从头侧到尾侧的左右两条纵行的间充质索,称生肾索。第 4 周末,生肾索继续增生,向体腔突出,在胚体后壁背侧出现了左右对称的一纵行隆起,称尿生殖嵴。随后,尿生殖嵴的中央出现一纵沟,将尿生殖嵴分成内外两条并行的纵嵴,内侧称生殖腺嵴,外侧称中肾嵴。

一、泌尿系统的发生

(一)肾和输尿管的发生

人胚肾的发生分为三个阶段,即前肾、中肾和后肾。

1.前肾 第 4 周初,第 7～14 体节外侧的生肾节形成数条横行细胞索,之后,细胞索的中央出现管腔,称前肾小管,其外侧端均向尾侧延伸,并互相连接成一条纵行的管道,称前肾管(图 23-1)。前肾管和前肾小管构成前肾(图 23-1)。

2.中肾 第 4 周末,第 14～28 体节外侧的生肾索细胞相继发生许多横行小管,称中肾小管,形成肾小囊及血管球。其外侧端与前肾管相连通,此时原来的前肾管改称为中肾管。中肾管及与其相连的中肾小管共同形成中肾(图 23-1)。

3.后肾和输尿管的发生 又称永久肾,第 5 周初,中肾管末端近泄殖腔处,向背外侧长出的一个盲管,称输尿管芽。其周围的生后肾组织,包围着输尿管芽,共同形成后肾 (图 23-2)。输尿管芽的主干形成输尿管,输尿管芽的末端膨大并分支,形成肾盂、肾大盏、肾小盏、乳头管和集合小管。集合小管的末端呈"T"形分支,末端为盲端并诱导生后肾组织分化出肾单位。生后肾组织细胞形成"S"形的小管,小管一端与集合小管的盲端接通,另一端膨大并凹陷,形成肾小囊,毛细血管伸入囊中形成血管球,肾小囊与血管球共同组成肾小体。

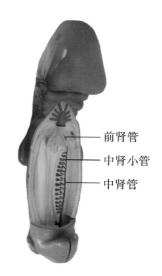

前肾管
中肾小管
中肾管

图 23-1 前肾和中肾模型

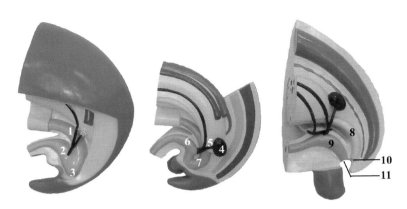

图 23-2　泄殖腔的分隔和膀胱的发育模型
1.后肠;2.尿囊;3.泄殖腔;4.后肾;5.输尿管芽;6.原始尿生殖窦;7.原始直肠;
8.肛直肠管;9.尿生殖窦;10.肛膜;11.尿生殖膜

(二)膀胱和尿道的发生

人胚第 4～7 周时,泄殖腔被尿直肠隔分隔为背侧的直肠和腹侧的尿生殖窦(图 23-2)。尿生殖窦又分为上、中、下三段。

(1)上段发育为膀胱,其顶端与脐尿管相连。

(2)中段在女性形成尿道,在男性形成尿道的前列腺部和膜部。

(3)下段在女性成为阴道前庭,在男性则形成尿道海绵体部。

(三)先天性畸形

1.多囊肾　由于集合小管盲端和远端小管未接通,或者是集合小管发育异常,管腔阻塞,致使肾内出现大小不等的囊泡,称多囊肾。囊泡挤压周围正常组织,而引起肾功能障碍。

2.异位肾　肾上升过程受阻所致。出生后的肾未达到正常位置者,均称异位肾。异位肾多位于盆腔内,也有位于腹腔低位处。

3.马蹄肾　由于肾上升时被肠系膜下动脉根部所阻,两肾下端融合呈马蹄形。

4.肾缺如　又称肾不发生,是由于未长出输尿管芽,或者是输尿管芽未能诱导生后肾组织分化为后肾。

5.双输尿管　由于输尿管芽过早分支或同侧形成两个输尿管芽所致。

6.脐尿瘘　由于脐尿管未闭锁,出生后尿液从脐部溢出,称脐尿瘘。

7.膀胱外翻　主要是由于表面外胚层与尿生殖窦之间没有间充质长入,下腹正中部与膀胱前壁的结缔组织及肌组织缺如,致使表皮和膀胱前壁破裂,膀胱黏膜外翻。

案例分析 23-1

案例 23-1

张某,女,已婚,育有一名 6 岁男孩。至当地某医院行输卵管结扎术,超声报告盆腔有肿物。在行输卵管结扎术时,切除盆腔的肿物做石蜡标本病理检测。术后无尿,急查超声,结果双侧均未显示肾脏影像。

提问:1.分析本案例中手术切除的所谓肿物是何种器官。

2.分析本案例中肾脏位于盆腔的原因。

二、生殖系统的发生

人胚的遗传性别在受精时就已确定,但直至胚胎第 7 周,生殖腺才能分辨出睾丸或卵巢,生殖管道及外生殖器的性别分化时间更晚。

NOTE

（一）生殖腺的发生

1. 未分化性腺的发生 生殖腺嵴是生殖腺的发生地。第 5 周,生殖腺嵴表面上皮长入其下方的间充质,形成许多不规则的上皮细胞索,称初级性索(图 23-3)。

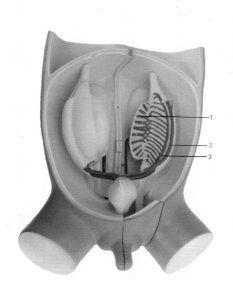

图 23-3 生殖腺和生殖管道的发生模型
1. 初级性索;2. 中肾旁管;3. 中肾管

人胚第 3～4 周,在靠近尿囊根部的卵黄囊内胚层内,出现大圆形的细胞,称原始生殖细胞。第 6 周时,原始生殖细胞沿着后肠的背系膜向生殖腺嵴迁移,迁入初级性索内。

2. 睾丸的发生 如果原始生殖细胞内有 Y 染色体,性腺就向睾丸分化,则初级性索增殖,向生殖腺嵴的深部生长发育为睾丸索,并由此分化为长袢状的生精小管。生精小管到青春期才开始出现管腔,管壁由两种细胞构成,即原始生殖细胞分化来的精原细胞和初级性索分化来的支持细胞。第 8 周时,表面上皮下方的间充质分化成为一层较厚的致密结缔组织白膜。间充质分化为睾丸的间质和间质细胞。

3. 卵巢的发生 如向卵巢分化,则第 10 周后,早期发生的初级性索退化、消失,性腺的表面上皮又增殖形成新的细胞索,称次级性索或皮质索。约在人胚第 16 周时,皮质索分离成许多孤立的细胞团,并形成原始卵泡。每个原始卵泡的周围是一层由皮质索细胞分化而来的小而扁平的卵泡细胞,中央是由原始生殖细胞分化而来的一个卵原细胞。出生时,卵巢内的原始卵泡中的卵原细胞已分化为初级卵母细胞并处于第一次成熟分裂的分裂前期。卵泡之间的间充质细胞分化为卵巢间质。表面上皮下方的间充质形成薄层的白膜。

4. 睾丸和卵巢的下降 生殖腺最初位于后腹壁,后逐渐突向腹腔,与后腹壁之间以睾丸系膜或卵巢系膜悬在体腔腰部。随着胚体逐渐长大,引带相对缩短,生殖腺下降。第 3 个月时,卵巢停留在盆腔,睾丸继续下降,于胚胎第 7～8 个月时抵达阴囊。

（二）生殖管道的发生

1. 未分化时期的生殖管道 人胚第 6 周时,中肾外侧的体腔上皮凹陷形成纵沟,沟缘愈合形成中肾旁管(图 23-3)。该管的头端呈漏斗形,开口于体腔;上段位于中肾管的外侧,两管相互平行;中段越过中肾管的腹面,弯向内侧;下段两侧的中肾旁管在正中合并,其尾端为盲端,凸入尿生殖窦的背侧壁,在窦腔内形成一小隆起,称窦结节。中肾管在窦结节的两侧通入窦结节。

2. 男性生殖管道的发生和分化　如果生殖腺分化为睾丸,则中肾管发育,中肾旁管退化。中肾小管分化为附睾的输出小管,中肾管则分化为附睾管、输精管和射精管。

3. 女性生殖管道的发生和分化　如果生殖腺分化为卵巢,则中肾旁管发育,中肾管退化。中肾旁管上段和中段演变成输卵管,下段在中线合并形成子宫。窦结节增生形成阴道板,其中央的细胞凋亡形成阴道。残留的中肾管与中肾小管形成卵巢冠及卵巢旁体等结构。

(三) 先天性畸形

1. 隐睾　睾丸未完全降入阴囊,称隐睾。未降的睾丸多停在腹腔内或腹股沟管等处。

2. 先天性腹股沟疝　若腹膜腔与鞘膜腔之间的通道没有闭合或闭合不全,当腹压增大时,部分小肠可突入鞘膜腔内,形成先天性腹股沟疝。

3. 子宫畸形　多由左右中肾旁管的下段合并欠缺所致,由于欠缺的程度不同,常形成以下畸形:①双子宫:左右中肾旁管的下段完全未合并;②双角子宫:若仅上部的中肾旁管未合并,子宫上端呈分叉状,形成双角子宫;③中隔子宫:由于两中肾旁管的下段合并时,合并的管壁未消失而形成子宫中隔。

4. 阴道闭锁　因窦结节未形成阴道板,或阴道板未能形成管腔所致。

5. 两性畸形　外生殖器的形态介于男女性之间,很难以外生殖器的形态来确定个体的性别。按生殖腺的不同两性畸形可分为两大类:

(1) 真两性畸形:患者的外生殖器及第二性征介于男女之间。患者体内同时具有卵巢和睾丸,性染色体属嵌合型,即具有 46,XX 和 46,XY 两种染色体组型。

(2) 假两性畸形:外生殖器形态介于男女之间,但生殖腺只有一种,分为男性假两性畸形和女性假两性畸形。

幼儿性别认同障碍

案例分析 23-2

案例 23-2

刘某,早产男性幼儿,现 5 个月,由于家长发现其右侧阴囊空虚入院。查体:患侧阴囊空虚、发育差,触诊阴囊内无睾丸。B 超及腹腔镜检查均报告有睾丸。

提问:分析本案例的成因。

小结

人胚第 4 周时,生肾节、生肾索出现。尿生殖嵴出现后,分成内外两条并行的纵嵴,称生殖腺嵴和中肾嵴。

肾的发生:分为前肾、中肾和后肾三个阶段。前肾在人类无功能意义。中肾发生于第 4 周末,第 14~28 体节外侧的生肾索细胞相继发生许多横行小管,称中肾小管,中肾管及与其相连的中肾小管共同形成中肾。后肾又称永久肾,发生于第 5 周初,起源于输尿管芽及生后肾原基。

膀胱和尿道的发生:人胚第 4~7 周时,泄殖腔腹侧的尿生殖窦分为上、中、下三段:上段发育为膀胱;中段在女性形成尿道,在男性形成尿道的前列腺部和膜部;下段在女性成为阴道前庭,在男性则形成尿道海绵体部。

生殖腺的发生:生殖腺嵴是生殖腺的发生地。第 6 周生殖腺嵴表面上皮形成许多不规则的上皮细胞索,称初级性索。第 6 周时,原始生殖细胞迁入初级性索内。如向睾丸分化,则初级性索增殖,发育为睾丸索,分化为生精小管。第 8 周时,表面上皮下方的间充质分化成白膜。间充质分化为睾丸的间质和间质细胞。如向卵巢分化,则第 10 周后,性腺的表面上皮增殖形成新的次级性索或皮质索,并分化形成原始卵泡。卵泡之间的间充质细胞分化为卵巢间质。表面上皮下方的间充质形成白膜。第 3 个月时,卵巢停留在盆腔,睾丸于第 7～8 个月抵达阴囊。

生殖管道的发生:第 6 周时,中肾外侧的体腔上皮形成中肾旁管,该管的头端开口于体腔,上段位于中肾管的外侧,中段越过中肾管,下段的中肾旁管在正中合并,其尾端凸入尿生殖窦形成。如生殖腺分化为睾丸,则中肾管发育,中肾旁管退化;中肾小管分化为附睾的输出小管,中肾管则分化为附睾管、输精管和射精管。如生殖腺分化为卵巢,中肾旁管发育,中肾管退化;中肾旁管上段和中段演变成输卵管,下段在中线合并形成子宫;窦结节增生形成阴道板,其中央的细胞凋亡形成阴道;残留的中肾管与中肾小管形成卵巢冠及卵巢旁体等结构。

能力测试

1.通过肾的发生过程,解释多囊肾、肾缺如、马蹄肾、异位肾和双输尿管的成因。
2.通过生殖系统的发生,解释隐睾、先天性腹股沟疝、双子宫和阴道闭锁的成因。

推荐阅读文献

［1］ 周莉,齐亚灵.组织学与胚胎学实验［M］.武汉:华中科技大学出版社,2013.
［2］ 邹仲之,李继承.组织学与胚胎学［M］.8 版.北京:人民卫生出版社,2013.

参考文献

郝翠萍.幼儿性别认同障碍研究［J］.榆林学院学报,2015,25(3):111-113.

(姜文华)

能力测试

第二十四章　心血管系统的发生

【实验目的】

1. 掌握房间隔缺损、室间隔缺损、法洛四联症及动脉导管未闭的成因。
2. 熟悉心脏内部的分隔，了解心脏外形的形成。
3. 了解胚胎早期血液循环的建立。

【实验内容】

心血管系统是胚胎发生中功能活动最早的系统，约在胚胎第 3 周初发生，第 3 周末开始血液循环，使胚胎能有效地获得养料和排除代谢废物。心血管系统由中胚层分化而来，首先形成的是原始心血管系统，在此基础上经过生长、合并、新生和萎缩等改建过程而逐渐完善。

一、原始心血管系统的建立

胚胎第 15 天左右，卵黄囊壁、体蒂和绒毛膜胚外中胚层的间充质细胞分化为血岛，其周围的细胞分化为内皮细胞，内皮细胞不断分裂，与相邻血岛形成的内皮管互相通连，逐渐形成丛状分布的内皮管网。在胚胎第 18～20 天，胚体内部各处的间充质中出现裂隙，裂隙周围的间充质细胞变扁，分化为内皮细胞，围成内皮管。它们也以出芽方式与邻近的内皮管融合通连，逐渐形成胚内的内皮管网。

第 3 周末，胚外的内皮管网与胚内的内皮管网相通，形成弥散的内皮管网。此后，逐渐形成原始心血管系统，包括卵黄循环、脐循环和胚体循环。

二、心脏的发生

心脏发生于口咽膜头端的生心区，此区头侧的中胚层为原始横膈。

（一）原始心脏的发生

人胚胎第 18～19 天时，围心腔腹侧形成生心板。其中央变空，演变为 1 对心管。由于胚体头端向腹侧卷褶，心管由围心腔腹侧转至心腔的背侧。

当胚体发生侧褶时，1 对心管逐渐合成为 1 条心管，围心腔融合成一个原始心包腔。心管内皮周围的间充质逐渐分化为心内膜的内皮下层、心肌膜及心外膜。

（二）心脏外形的演变

心管各段因生长速度不同，由头端向尾端依次出现四个膨大（图 24-1），即心球、心室、心房和静脉窦。静脉窦分为左、右两角。心球的头侧份较细长，称动脉干，上连着弓动脉。

由于心管两端固定，即心球和心室的生长速度较心包腔扩展的速度快，因而心球和心室形成"U"形弯曲，凸向右、腹侧和尾侧，称球室袢。不久，心房和静脉窦逐渐离开原始横膈，向左、背、头侧弯曲，此时的心脏外形呈"S"形。随后，心房向左、右方向扩展，形成左、右心房。心球尾段膨大，演变为原始右心室。原来的心室成为原始左心室，左、右心室之间的一浅沟，称室间沟。至此，心脏已初具成体心脏的外形。

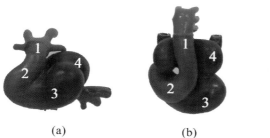

图 24-1　心脏外形演变模型(腹面观)

1.动脉干;2.心球;3.心室;4.心房

（三）心脏内部的分隔

随着心脏外形的演变,心脏内部同时进行分隔,约在胚胎第 5 周末完成。

1.房室管的分隔　房室管背侧壁和腹侧壁的心内膜组织增生,各形成一个隆起,分别称背侧心内膜垫、腹侧心内膜垫。两个心内膜垫彼此对向生长,互相融合,将房室管分隔成左、右房室孔(图 24-2(a))。其周围的间充质增生,向腔内隆起,形成左、右房室瓣。

2.原始心房的分隔　第 4 周末,在原始心房顶部背侧壁的中央出现一个薄的半月形矢状隔,称第一房间隔(图 24-2(a))。此隔沿心房背侧及腹侧壁渐向心内膜垫方向生长,在其游离缘和心内膜垫之间暂留的通道,称第一房间孔,此孔逐渐变小,随后封闭。第一房间孔闭合前,第一房间隔上部的中央变薄而穿孔,若干小孔融合成一个大孔,称第二房间孔。

第 5 周末,在第一房间隔的右侧,在心房头端腹侧壁形成一个新月形的第二房间隔(图 24-2(b)),向心内膜垫生长,尾侧留下一个卵圆孔。第一房间隔遮盖卵圆孔的部分,称卵圆孔瓣。第一房间隔和第二房间隔的形成将心房分割成左、右心房(图 24-2(c))。

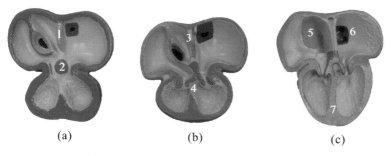

图 24-2　心房和心室分隔模型图(冠状面)

1.第一房间隔（蓝色);2.心内膜垫(红色);3.第二房间隔(黄色);

4.室间隔;5.左心房;6.右心房;7.肌性室间隔

案例 24-1

案例分析 24-1

张某,女,40 岁。体检时发现心脏有杂音,后做超声心动图,发现房间隔中部约 4 mm 连续中断(2 孔型,小),房水平左向右分流。

提问:1.请结合本章内容,阐明其可能具有什么先天性疾病。

　　2.这种先天性疾病的胚胎学基础是什么?

3.原始心室的分隔　第 4 周末,心室底壁的心尖出现一个半月形肌性嵴,称肌性室间隔。此隔不断向心内膜垫方向伸展,与心内膜垫之间留有一个室间孔。第 7 周末,室间孔由三方面的心内膜下组织融合而封闭,即左、右球嵴和心内膜垫,称膜性室间隔。室间孔封闭,将左、右心室完全分隔(图 24-2(c))。

NOTE

4.动脉干与心球的分隔　第5周时,动脉干和心球的内膜组织局部增生,形成一对上下连续相互对生的螺旋状纵嵴,分别称动脉干嵴和心球嵴。它们在中线融合,便形成螺旋状走行的主动脉肺动脉隔(图24-3),将动脉干和心球分隔成肺动脉干和升主动脉,彼此相互缠绕。随着胚胎生长发育,肺动脉与右心室相通,主动脉与左心室相通。

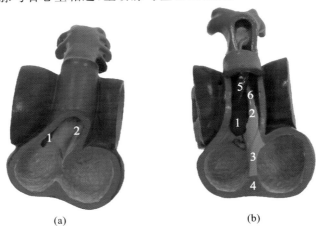

(a)　　　　　　　　　　(b)

图 24-3　动脉干与心球的分隔模型
1.右球嵴;2.左球嵴;3.膜性室间隔;4.肌性室间隔;5.右动脉干嵴;6.左动脉干嵴

案例分析 24-2

案例 24-2

患儿,李某,女,4个月。因哭闹时唇部发绀、呼吸急促入院,喜蹲踞位。检查可见:①心导管可自右心室进入主动脉。②右心室与肺动脉间有收缩期压力阶差。③右心室血氧含量高于右心房。④动脉血氧含量减低。⑤主动脉、左心室和右心室收缩压相近。

提问:1.请结合本章内容,阐明其可能具有什么先天性疾病。

2.这种先天性疾病的胚胎学基础是什么?

5.静脉窦及其相连静脉的演变　静脉窦最初开口于心房尾端的背面,其左、右两个角分别与同侧的总主静脉、卵黄静脉和脐静脉相连(图24-4)。以后,由于大量血液流入右角,右角逐渐变大,窦房孔右移。左角萎缩变小,其远端演变为左房斜静脉的根部,近端静脉演变为冠状窦。

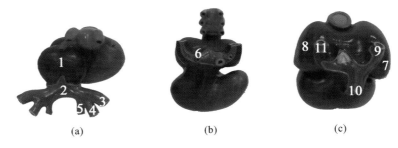

(a)　　　　　　　(b)　　　　　　　(c)

图 24-4　原始心房和静脉窦的演变模型(背面观)
1.原始心房;2.静脉窦;3.总主静脉;4.脐静脉;5.卵黄静脉;6.冠状窦;
7.右心房;8.左心房;9.上腔静脉;10.下腔静脉;11.左房斜静脉

三、胎儿血液循环及出生后的变化

(一)胎儿血液循环

来自胎盘的血液经脐静脉到达肝脏后,大部分经静脉导管直接注入下腔静脉,小部分经肝血窦入下腔静脉,再将血液送入右心房。由下腔静脉进入右心房的血液,除少量与来自上腔静脉的血液混合外,大部分通过卵圆孔进入左心房,与从肺静脉来的少量血液混合后进入左心室。

左心室的血液大部分经主动脉弓上的三大分支分布到头、颈和上肢,小部分血液流入降主动脉。从头、颈和上肢回流的静脉血经上腔静脉进入右心房,与下腔静脉来的小部分血液混合经右心房进入肺动脉,再经动脉导管注入降主动脉。由于胎儿肺无呼吸功能,仅很小一部分进入发育中的肺。降主动脉沿途发出分支,将血液运送至胎盘,与母体血液进行气体和物质交换后,再由脐静脉返回胎儿体内。

(二)胎儿出生后的血液循环变化

胎儿出生后胎盘循环中断,肺开始呼吸,血液循环遂发生一系列改变。脐静脉(腹腔内部分)闭锁为肝圆韧带;脐动脉大部分闭锁成为脐外侧韧带,远侧段保留成为膀胱上动脉;静脉导管闭锁成为静脉韧带;卵圆孔关闭;动脉导管闭锁。

四、心血管系统的常见畸形

1.房间隔缺损 常见的为卵圆孔未闭,由以下原因所致:①卵圆孔瓣出现许多穿孔;②卵圆孔瓣太小,不能完全遮盖卵圆孔;③卵圆孔过大;④卵圆孔过大伴卵圆孔瓣太小(图24-5(a))。

2.室间隔缺损 室间隔缺损常发生于膜部,多因心内膜垫组织扩展时不能与球嵴和肌部融合所致(图24-5(b))。

3.动脉干与心球分隔异常

(1)主动脉和肺动脉错位:动脉干和心球分隔时,主动脉肺动脉隔不按螺旋方向生长,形成的主动脉肺隔呈直板状。致使肺动脉与左心室相连,主动脉与右心室相连。

(2)主动脉或肺动脉狭窄:由于动脉干与心球不均等分隔,造成一侧动脉粗大,而另一侧动脉狭小,即肺动脉或主动脉狭窄。

(3)法洛四联症:由于主动脉肺动脉隔偏向肺动脉侧,致使肺动脉狭窄、主动脉粗大和室间隔膜部缺损,粗大的主动脉向右侧偏移而骑跨在室间隔缺损处。肺动脉狭窄使右心室排血受阻,造成右心室代偿性肥大。因此,法洛四联症包括4个缺陷:①肺动脉狭窄(或右心室出口处狭窄);②室间隔膜部缺损;③主动脉骑跨;④右心室肥大(图24-5(c))。

4.动脉导管未闭 可能是由于动脉导管过于粗大或出生后动脉导管的平滑肌未能收缩,致使肺动脉和主动脉相通(图24-5(d))。

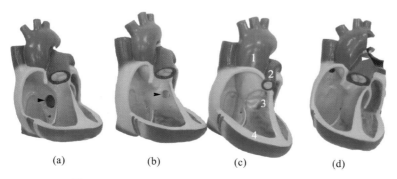

(a)　　　　(b)　　　　(c)　　　　(d)

图24-5 心血管系统发生的常见先天性畸形模型

(a)房间隔缺损;(b)室间隔缺损;(c)法洛四联症;(d)动脉导管未闭

1.主动脉骑跨;2.肺动脉狭窄;3.室间隔膜部缺损;4.右心室肥大

先天性心脏病病因及发病机理的研究进展

NOTE

小结

心血管系统约在胚胎第 3 周初发生,第 3 周末开始血液循环。

心脏发生于口咽膜头端的生心区。第 18～19 天时,围心腔腹侧形成生心板,演变为 1 对心管,逐渐合成为 1 条心管。心管内皮周围的间充质逐渐分化为心内膜的内皮下层、心肌膜及心外膜。由于心管各段生长速度不同,心球和心室形成 U 形弯曲,称球室袢,凸向右、腹和尾端。心房和静脉窦逐渐离开原始横膈,向左、背、头侧弯曲,此时的心脏外形呈 S 形。随后,心房形成左、右心房;心球尾段演变为原始右心室;原来的心室成为原始左心室;左、右心室之间的表面出现室间沟。同时,心脏内部进行分隔。第 4 周末,由背侧心内膜垫和腹侧心内膜垫,彼此对向生长、融合,将房室管分隔成左、右房室孔。由第一房间隔和第二房间隔将心房分割成左、右心房。由室间隔将左、右心室完全分隔。第 5 周时,由主动脉肺动脉隔,将动脉干和心球分隔成肺动脉干和升主动脉,肺动脉与右心室相通,主动脉与左心室相通。

胎儿出生,脐静脉闭锁、脐动脉大部分闭锁、静脉导管闭锁、卵圆孔关闭、动脉导管闭锁。

在循环系统发生中,如果卵圆孔未闭,则导致房间隔缺损。如果由于心内膜垫组织扩展时不能与球嵴和肌部融合,则形成室间隔膜部缺损,导致室间隔缺损。在动脉干与心球分隔时,如果主动脉肺动脉隔不按螺旋方向生长,则形成直板状的主动脉肺动脉隔,致使肺动脉与左心室相连,主动脉与右心室相连,导致主动脉和肺动脉错位;如果动脉干与心球不均等分隔,则造成一侧动脉粗大,而另一侧动脉狭小,导致主动脉或肺动脉狭窄;如果主动脉肺动脉隔偏向肺动脉侧,致使肺动脉狭窄、主动脉粗大和室间隔膜部缺损,粗大的主动脉向右侧偏移而骑跨在室间隔缺损处。肺动脉狭窄使右心室排血受阻,造成右心室代偿性肥大,导致法洛四联症。因此,法洛四联症包括 4 个缺陷:肺动脉狭窄(或右心室出口处狭窄)、室间隔膜部缺损、主动脉骑跨、右心室肥大;如果由于动脉导管过于粗大或出生后动脉导管的平滑肌未能收缩,致使肺动脉和主动脉相通,则导致动脉导管未闭。

能力测试

能力测试

1.通过观察模型,说明房间隔缺损的成因。

2.通过观察模型,说明室间隔缺损的成因。

3.通过观察模型,说明法洛四联症的成因。

4.通过观察模型,说明主动脉或肺动脉狭窄的成因。

推荐阅读文献

[1] 周莉,齐亚灵.组织学与胚胎学实验[M].武汉:华中科技大学出版社,2013.

[2] 邹仲之,李继承.组织学与胚胎学[M].8 版.北京:人民卫生出版社,2013.

参考文献

李永鹏,周修明,都鹏飞.先天性心脏病病因及发病机理的研究进展[J].安徽医学,2017,38(1):114-116.

(姜文华)

·第二篇·

开放性实验

第二十五章　石蜡切片、HE 染色 标本制备

【实验目的】

1.掌握石蜡切片制备的原理、基本方法和操作过程。

2.熟悉 HE 染色的基本过程和注意事项。

3.了解 HE 染色的基本原理。

【实验原理】

石蜡切片术是组织标本制备技术中最经典而常用的技术,是医学生必须学会的基本技能之一。标本制作过程包括取材、固定、脱水、透明、浸蜡、包埋、切片等步骤。最终是以石蜡代替组织内的水分,同时组织被包埋在石蜡块中,使组织保持一定的硬度,以利于切出较薄组织片。将切完的组织切片直接放到显微镜下不能看清器官内各种组织成分的形态和分布,因为这些未染色的组织反差很小或无反差,因此,为了研究器官内各种组织的形态和分布,必须对组织进行染色。染色方法很多,但最常用的染色方法是苏木精-伊红染色(Hematoxylin&Eosin staining),简称 HE 染色。其基本原理是:染色时酸性物质与碱性染料中的阳离子结合,碱性物质与酸性染料中的阴离子结合。苏木精为碱性染料,它主要将细胞核内染色质与细胞质内的核糖体染成紫蓝色;伊红是酸性染料,主要将细胞质和细胞外基质中的成分染成粉红色。易被碱性或酸性染料着色的性质分别称为嗜碱性和嗜酸性。能被碱性染料或酸性染料着色的物质分别称为嗜碱性物质和嗜酸性物质。

【仪器与试剂】

1.仪器与器材　旋转切片机、毛笔、染色缸、载玻片、盖玻片、烤箱、恒温箱、天平、酸度计、定时钟、解剖器械和普通光学显微镜。

2.试剂　乙醚、10%福尔马林溶液、乙醇、二甲苯、石蜡、苏木精、伊红、中性树胶、黏附剂。

3.染液配制

(1) Harris 苏木精染液配制:

10%苏木精(95%乙醇或无水乙醇)溶液	10 mL
10%钾矾水溶液	200 mL

先将钾矾用水溶解,然后将溶解的苏木精乙醇溶液倒入,继续加热煮沸 1 min,停火后缓慢加入氧化汞 0.5 g,再加热煮沸 1 min,速将三角烧杯放入冷水内冷却,欲使细胞核着色加强,可再加冰醋酸 6～10 mL。冷却后的苏木精染液过滤后置于棕色试剂瓶中备用。

(2)伊红染液配制:用蒸馏水配制 0.5%伊红染液。

【实验步骤】

用于组织化学、免疫组织化学的石蜡切片标本制备与常规 HE 染色的制片过程基本相同,下面以 HE 染色的石蜡切片为例叙述其步骤。

NOTE

1. 取材 将乙醚或氯仿棉球与小鼠同时密封于玻璃容器内，待小鼠完全麻醉后脱臼处死。处死小鼠要迅速、敏捷，避免动物因过度痛苦而产生组织细胞结构的改变。迅速解剖小鼠，取下所需组织，投入预先准备好的固定液中。取材时，需先熟悉动物脏器的解剖关系和器官组织的结构特点，取材应结合器官组织的结构特点和实验目的，选择合适的切面方向。取材部位要准确，直接选取病变部位或所需部位。所取组织的厚度应小于 1 cm。组织放入固定液前，一般可用温生理盐水洗去多余的血液或肠管中的内容物等，冲洗时不要损伤组织。

2. 固定 为防止组织和细胞发生自溶，最大程度保持组织的原有结构，利于制片，需对组织进行固定。所取组织立即投入固定液中。固定液种类繁多，如甲醛、多聚甲醛、乙醇、Bouin's液、AF 液等，固定液的使用因实验目的而定。尽量使用新配制的固定液。固定方式有灌流固定和浸泡固定两种。因实验目的不同而采用不同的固定方式，如在某些实验中需灌流固定。固定效果的好坏直接影响组织的染色情况，因此，要注意固定的时间、温度等条件。固定时间的长短可因组织大小、部位、性质、种类和固定液性质、温度等条件不同而改变。一般用10％福尔马林溶液在室温下浸泡固定24～48 h。

组织固定方式

3. 固定后修块 固定中的组织，因在取材过程中，组织柔软造成切口组织边缘的损伤或不平整，故在固定过程中需进一步修整，即修块。修整后重新放入固定液中继续固定。修块的时间选择在 6～12 h 后，所修组织的厚度应在 0.5 cm 左右。

4. 脱水 固定好的组织最终要使细胞内和细胞之间均渗入石蜡分子，使所制成的组织坚硬，以利于切出较薄的切片。但是，石蜡与水不相溶，故需将组织中的水分去除。脱水剂种类很多，如乙醇、丙酮等均是脱水剂。由于乙醇价格便宜，脱水速度快，故常用梯度乙醇溶液作为脱水剂。用梯度乙醇脱水，脱水时间的长短与组织大小、结构有关。以 0.5 cm 厚度的组织为例，脱水的一般过程为：70％乙醇溶液可长期保存组织；80％乙醇溶液也可以保存组织，但是，多用来常温过夜脱水（目的是调整脱水时间）；90％乙醇溶液脱水4～6 h；95％乙醇溶液脱水 4～6 h；100％乙醇Ⅰ脱水 2～3 h；100％乙醇Ⅱ脱水 2～3 h。

5. 透明 因乙醇与石蜡不相溶，所以，脱水后组织要用能够溶解石蜡的溶剂将组织中的乙醇置换，这一过程称为透明，透明所使用的溶剂为透明剂。透明剂种类繁多，如二甲苯、苯、丙酮等均为透明剂，但是，苯的毒性较大，丙酮价格较高，故很少使用。由于二甲苯毒性小、价格便宜、透明速度快，故经常使用的透明剂为二甲苯。二甲苯置换乙醇，其时间长短与组织大小、结构有关。上述组织透明的一般过程：二甲苯Ⅰ浸泡 15 min，二甲苯Ⅱ浸泡 15 min 或 15 min 以上（操作者可根据具体组织灵活掌握此步骤的时间）。透明的具体时间以组织刚好呈半透明状或完全浸透为准。

6. 浸蜡 透明好的组织要入熔融的石蜡中，使石蜡分子完全进入细胞内和细胞间。浸蜡前，准备三个熔蜡杯盛入融化的石蜡。每个杯中浸蜡 20～30 min。然后用此杯熔蜡包埋。较理想的浸蜡温度是石蜡刚熔化的温度。浸蜡成功与否与温度和时间有关。

浸蜡时间

7. 包埋 包埋时，先把熔融的蜡倒入包埋器中，迅速置入浸透石蜡的组织。置入前要分清组织的各个面，将所需断面朝下。包埋有腔的组织时，需平放或立放，以获得所需断面。

8. 修块 石蜡凝固后，组织便包封在石蜡内，这时需把包有组织的蜡块修成一定形状以便切片。可在适当的地方做上标记，便于日后辨认。修块时，组织周围留有 2～3 mm 宽的石蜡边。组织与蜡块边缘过近，切片时不易连片，距离过远则使刀片所切组织片的数量减少；并且要把各个面修平整，尤其是蜡块的上、下两个面一定要平行，以便于连续切片和保证切片的质量。

切片的厚度和载玻片的选择

9. 切片 将修好的蜡块装在切片机上，利用切片机修整蜡块的包埋面，使组织切面完全显现，即可进行连续切片。修蜡块切面时，左手轻轻以适当速度顺时针旋转蜡块推进旋轮，使蜡块以适当的速度快速推进；右手逆时针旋转切片旋轮，使蜡块表面被修整，直至组织切面完全暴露。切片时，左手持毛笔稍微旋转，右手摇动摇柄均匀切出连续蜡带。切片刀对组织的倾角以 6°～8°为宜。一般组织切片的厚度为 3～5 μm,或根据染色目的切成不同厚度。用毛笔轻托蜡带,用镊子捏住蜡带一端,将其光泽面向下铺于 40～42 ℃温水面上,待蜡片受热伸展平整后,即可用弯头镊子将蜡带分离成单个蜡片,再将事先已涂抹防脱片剂的载玻片垂直伸入水中,将载玻片提起,则蜡片即被捞起,用细针调整蜡片在载玻片上的位置(该步骤也可省略)。

10. HE 染色

(1)烤片:烤片的目的是将带有蜡的组织切片牢固地粘在载玻片上,以至于在染色过程中切片不易脱落。切片在 50～65 ℃的恒温箱中至少放置 2 h 才能达到此目的,用于染色的神经器官的切片则烤片时间更长,甚至可在 60 ℃温箱中过夜为好。

(2)脱蜡:为适于水溶性染色剂染色,必须去掉组织中的石蜡。常用的脱蜡剂为二甲苯,脱蜡时间通常为:二甲苯Ⅰ浸泡 10～15 min;二甲苯Ⅱ浸泡 10～15 min。染色时必须彻底脱蜡,否则会影响细胞着色。

(3)梯度乙醇水化:因为二甲苯与水不相溶,而乙醇分别与水及二甲苯相溶,故使用下行梯度乙醇使组织水化。水化时间通常为:100％乙醇Ⅰ浸泡 5～10 min,100％乙醇Ⅱ浸泡 5～10 min,95％乙醇浸泡 5 min,90％乙醇浸泡 1～2 min,80％乙醇浸泡 1～2 min,70％乙醇浸泡 1～2 min。

(4)水洗:将切片放入自来水中浸泡 5～10 min,使组织充分水化,并可洗去多余的乙醇。

(5)苏木精染色:水化后的切片直接放入苏木精液中 3～5 min,以使细胞核着色。

(6)蓝化:切片用自来水流水洗 5～10 min。一则可以洗去多余的苏木精液,二则可以使苏木精在弱碱性水中呈蓝色,该过程为蓝化。自来水为弱碱性,也可以采用弱碱性的氨水溶液蓝化。

(7)分化:在显微镜下观察切片中细胞核的着色程度。如果细胞质和细胞核仍不能区分,或细胞质着色,需把切片放入 1％盐酸乙醇中数秒,再重复蓝化过程,直至细胞质无蓝色为止,此过程为分化。分化后的切片再放入蒸馏水中 5～10 min。

(8)伊红染色:切片直接放入伊红液中 5～10 min,使其细胞质着色。切片入自来水片刻,洗去多余的染液。

(9)上行梯度乙醇脱水:70％乙醇片刻,80％乙醇片刻,90％乙醇 1～2 min,95％乙醇 5 min。当切片入 95％乙醇后,用显微镜观察标本的伊红染色程度,如伊红过染,则退回到 70％乙醇分化,再用显微镜观察,直到染色程度合适为止。若用显微镜镜检伊红染色程度合适后,入 100％乙醇Ⅰ、Ⅱ各 10 min。

(10)透明:切片入二甲苯Ⅰ、Ⅱ各浸泡 10～15 min。透明时间一定要充足,确保乙醇完全被置换出来,使组织片清澈透明。

(11)封片:透明后的切片,用绸布擦去多余的二甲苯,直接滴加中性树胶,压上盖玻片,即可镜检。封片利于镜下观察,并可以防止组织切片受潮,受磨损,利于长期保存。封片时需注意:滴加树胶要快,以免组织干燥影响观察效果;树胶不必太多,盖住组织即可;压盖玻片时,用镊子夹住盖玻片使其一端先接触树胶,再轻轻盖好,以防止出现气泡。

案例 25-1

有一张皮肤 HE 染色切片,切片所呈现的特点是:细胞核染色太深,核膜、核仁不清晰,皮肤上皮细胞部位有大量苏木精染液占据了细胞质的位置,细胞核与细胞质比例失调。

提问:1.根据上述描述,分析切片产生这种结果的原因。

2.结合切片试述可能的应对策略。

案例分析 25-1

【实验结果与分析】

细胞核染成紫蓝色,细胞质以及细胞外的胶原纤维等成分染成淡粉红色或淡红色,红蓝对

快速病理诊断

比鲜明。若苏木精染色过深,则细胞质和胶原纤维等成分也显蓝色。若苏木精染色过淡,则细胞核略带红色,对比不鲜明。

【注意事项】

（1）取材时,除了病变部位,还要取与病变相邻的组织。

（2）取材所用器械应锋利,且动作要快而轻,禁止来回切割,尽量保持组织细胞的原有形态。时间过长或机械损伤组织,均会影响组织切片的染色效果及改变组织细胞的正常形态。在满足实验要求的前提下,取材应力求小而薄。

（3）脱水和透明一定要充分,如不充分,不利于浸蜡,易使石蜡与组织之间形成夹层,给切片造成困难。脱水和透明的时间也不能过长,过长会使组织变得过硬,不便于浸蜡,且易引起切片时的脆裂。

小结

石蜡切片是组织学常规制片技术中应用最为广泛的方法。石蜡切片法包括取材、固定（24～48 h）、脱水（12～18 h）、透明（30 min）、浸蜡（60～90 min）、包埋、切片等步骤。为了有利于观察,切片需要染色,最常用的染色方法是苏木精-伊红染色（100～150 min）。苏木精为碱性染料,它主要使细胞核内染色质与细胞质内的核糖体染成紫蓝色;伊红是酸性染料,主要使细胞质和细胞外基质中的成分染成粉红色。从取材到封片的众多环节中需要注意很多细节问题,否则会直接影响观察效果。一般的组织从取材固定到封片制成标本需要数日,标本可以长期保存使用。

能力测试

能力测试

1.通过本次课学习,简述石蜡切片的制作过程。

2.通过本次课学习,简述 HE 染色的基本原理及操作过程。

3.简述石蜡切片、HE 染色标本制备中需要注意的事项。

推荐阅读文献

［1］ 李和,周莉.组织化学与免疫组织化学［M］.北京:人民卫生出版社,2008.

［2］ 邹仲之,李继承.组织学与胚胎学［M］.8 版.北京:人民卫生出版社,2013.

［3］ 孟运莲.现代组织学与细胞学技术［M］.武汉:武汉大学出版社,2004.

［4］ 马恒辉,周晓军.HE 染色常见问题与对策［J］.临床与实验病理学杂志,2008,24（4）:478-481.

（刘忠平）

第二十六章 免疫组织化学标本的制备(ABC法)

【实验目的】

1. 掌握免疫组织化学 ABC 法的基本原理和实验步骤。
2. 掌握免疫组织化学染色结果的图像分析方法。
3. 熟悉免疫组织化学染色的注意事项和要求。
4. 了解免疫组织化学染色在生命科学研究中的应用范围。

【实验原理】

免疫组织化学是用标记的特异性抗体与组织切片或细胞标本中某些化学成分相结合的原理,从而对该物质在组织中的分布和含量进行组织和细胞原位定性、定位或定量的研究方法。免疫组织化学技术有直接法和间接法两类,直接法是抗原与标记的抗体结合后,直接观察的方法;间接法是抗原与第一抗体(简称一抗)结合,第一抗体抗原复合物与相对应的、并且标记的第二抗体(简称二抗)结合,然后再行观察的方法。直接法虽然定位较间接法更为精细,但是容易出现显色不明显的情况。而间接法随着标记的第二抗体的商品化,实验结果重复性较好,所以,目前免疫组织化学均应用间接法。ABC 法是目前广泛使用的免疫组织化学的方法之一。其基本原理是根据抗原抗体反应和化学显色原理,组织切片或细胞标本中的抗原先和一抗结合,再利用一抗与标记生物素的二抗进行反应,用标记辣根过氧化物酶(HRP)或碱性磷酸酶(AKP)等的抗生物素(如链霉亲和素等)结合,然后通过呈色反应,在光学显微镜下可清晰看见细胞内发生的抗原抗体反应产物,从而能够在原位确定某些化学成分的分布和含量。

【仪器与试剂】

0.01 mol/L PBS、ABC 试剂盒、特异性抗体、染色缸、湿盒、加样器、吸管、加样器头、DAB 试剂盒、中性树胶、盖玻片、染色缸、振荡混匀器、柠檬酸盐缓冲液(pH 6.0)、微波炉、光学显微镜等。

【实验步骤】

(1) 常规切片脱蜡及水化:切片依次浸于二甲苯Ⅰ、Ⅱ中各 10~15 min,无水乙醇Ⅰ、Ⅱ各 3~5 min,95％乙醇、90％乙醇、80％乙醇、70％乙醇各 1~2 min,取出切片,置于蒸馏水中 3~5 min。

(2) 抗原修复:将盛有切片的柠檬酸盐缓冲液放置于微波炉内加热,使温度保持在 92~98 ℃之间,并持续 20 min。从微波炉内取出切片,室温冷却,0.01 mol/L PBS 洗 3 次,每次 3~5 min。该步可选做,并非每种抗原均需要修复。

(3) 封闭内源性过氧化物酶:在组织上滴加 3％ H_2O_2,室温下孵育 10~15 min。蒸馏水冲洗,0.01 mol/L PBS 浸泡 3 次,每次 3~5 min。

(4) 特异性一抗孵育:滴加一抗,4 ℃下过夜。0.01 mol/L PBS 冲洗 3 次,每次 3~5 min。

NOTE

（5）生物素化二抗孵育：滴加二抗，37 ℃孵育 30 min，PBS 冲洗 3 次，每次 5 min。

（6）加底物显色。

（7）苏木素复染核。

（8）常规脱水、透明：依次放入 70％～100％乙醇中脱水，每级 3～10 min；二甲苯Ⅰ、Ⅱ各 15 min。

（9）中性树胶封片。

【实验结果与分析】

ABC 染色方法应设置阳性对照、阴性对照、空白对照，以排除非特异性染色。要控制显色反应时间，以阳性反应着色最强为最佳。滴加抗体的量要适量，染色过程应在湿盒中进行，防止液体干涸。空白对照用 PBS 为一抗。ABC 法染色结果阳性部分呈棕褐色。

设立对照组

小结

免疫组织化学染色 ABC 法是在抗体上结合可呈色的化学物质，利用免疫学原理中抗原和抗体特异性的结合反应，把免疫反应的特异性和组织化学的可见性巧妙地结合起来，借助显微镜的显像和放大作用，在细胞、亚细胞水平检测目标抗原表现量及抗原所表现的位置，以达到对抗原物质定位、定性、半定量测定的目的。标本一般用石蜡切片或冰冻切片均可以。ABC 法染色结果阳性部分呈棕褐色。免疫组化染色切片经过脱水、透明和封片等可以长期保存。

能力测试

能力测试

1. 为什么需要阳性对照和阴性对照？
2. 如何合理安排阳性对照和阴性对照？

参考文献

［1］ 李和,周莉.组织化学与免疫组织化学［M］.北京:人民卫生出版社,2008.

［2］ 邹仲之,李继承.组织学与胚胎学［M］.8 版.北京:人民卫生出版社,2013.

（孟晓婷）

第二十七章 组织化学实验(钙-钴法显示碱性磷酸酶)

【实验目的】

通过对大鼠肾碱性磷酸酶定性和定位,掌握常用碱性磷酸酶的实验原理、实验方法、实验步骤和注意事项;熟悉酶组织化学实验适用的研究领域、基本要求和注意事项。了解不同切片标本所适用的组织化学方法。

【实验原理】

在碱性环境下,碱性磷酸酶将磷酸盐底物——β-甘油磷酸钠分解,产生的磷酸根与孵育液中的氯化钙反应,生成磷酸钙沉淀;加入硝酸钴,生成无色的磷酸钴;再加入硫化铵,生成棕黑色的硫化钴颗粒沉淀,即可在原位显示酶活性及定位。

有色沉淀的含义

案例 27-1

某研究生为了证明碱性磷酸酶在肾小球肾炎发病过程中的作用,采用钙-钴法显示碱性磷酸酶组织化学染色方法探讨碱性磷酸酶含量对肾小管功能的影响。染完切片后,他对结果进行显微摄影,将照片用 Image-Pro Plus 6.0 进行图像分析,所得数据用 SPSS 10.0 进行数理统计,随后他撰写文章证明碱性磷酸酶的含量对肾小球肾炎发病过程密切相关。

案例分析 27-1

提问:他的实验过程和结论是否正确? 为什么?

【仪器与试剂】

1.仪器 大鼠肾冰冻切片、湿盒、染色缸、烧杯、镊子、盖玻片、光学显微镜等。

2.主要试剂 β-甘油磷酸钠(3%)、巴比妥钠(2%)、氯化钙(2%)、硫酸镁(2%)、硝酸钴(2%)、硫化铵(0.5%)、苏木精染液、甘油明胶等。

3.试剂配制

孵育液配制:

① 将下列试剂按比例混匀。

β-甘油磷酸钠(3%)	2 mL
巴比妥钠(2%)	2 mL
氯化钙(2%)	3 mL
硫酸镁(2%)	2 mL
蒸馏水	1 mL

② 调 pH 值至 9.4。

③ 过滤后待用。

【实验步骤】

(1) 冰冻切片设对照组和实验组。对照组标本置蒸馏水中孵育;实验组标本置孵育液中

NOTE

孵育,37 ℃,5～10 min。

（2）流水洗 2 min。

（3）蒸馏水洗 2 min。

（4）入 2%硫酸钴,室温,5 min。

（5）流水洗 5 min。

（6）蒸馏水洗 2 min。

（7）入硫化铵(0.5%)。

（8）流水洗 5 min。

（9）蒸馏水洗 2 min。

（10）苏木精染色 15 min。

（11）入自来水 5 min。

（12）甘油明胶封片。

封片剂的种类
和应用

【实验结果与分析】

黑色沉淀仅于肾皮质显示,可见其近曲小管刷状缘处有黑色沉淀,显示此结构有碱性磷酸酶活性。细胞核被苏木精染成蓝色。对照组可去除底物（磷酸盐）,其结果将呈阴性。

【注意事项】

（1）切片一定使用冰冻切片。

（2）实验过程中切片不能干燥,要保持湿润。

（3）每次滴加试剂时,要去掉切片上的多余水滴。

---------------------- 小结 ----------------------

碱性磷酸酶催化底物所形成的反应物,与硝酸钴和硫化铵反应生成黑色的硫化钴颗粒,可间接反映碱性磷酸酶的活性。

---------------------- 能力测试 ----------------------

酶组织化学染色所形成的有色沉淀显示的是酶本身的含量还是酶催化底物所形成的反应物的含量？

能力测试

参考文献

李和,周莉.组织化学与免疫组织化学[M].北京:人民卫生出版社,2008.

（董智勇）

第二十八章　呼吸道上皮纤毛运动观察

【实验目的】

1.通过制作呼吸道上皮标本,观察呼吸道上皮纤毛定向摆动状况,掌握呼吸道上皮的纤毛运动特点。

2.熟悉纤毛运动标本制作方法和显微镜观察纤毛运动的使用方法和原理。

3.了解呼吸道上皮纤毛运动的意义。

【实验原理】

呼吸道的内表面覆盖假复层纤毛柱状上皮。柱状细胞的细胞膜和细胞质向游离面突出形成纤毛。纤毛的协调摆动可将黏附在上皮表面的分泌物、细菌、尘埃等物质排出。离体牛蛙口腔上腭黏膜表面有纤毛,在 37 ℃的 0.9％NaCl 溶液中,纤毛仍呈现活体时的摆动状况,它可以推动黏膜周围的血细胞等快速移动。由于制作该标本时不染色,所以,显微镜照射到标本的光束不能太强,因此,在使用显微镜观察时,应将光圈关闭,以增加标本图像的反差,就可以清晰地看到纤毛的运动。

【仪器与试剂】

普通光学显微镜、水浴箱、手术台、手术器械、0.9％NaCl 溶液等。

【实验步骤】

(1) 将中央有一长方形孔的滤纸铺在载玻片上,在滤纸上滴加 0.9％NaCl 溶液。

(2) 牛蛙一只,左手握住其背部,食指向下压其头部,将毁髓针自枕骨大孔处进入椎管,损毁脊髓,可见牛蛙四肢呈强直状,然后将针插入脑内而捣毁脑。牛蛙四肢完全松弛后,用手术剪将牛蛙上颌剪下,剪下一上腭黏膜平放在滤纸中央的矩形框内,再次滴加 0.9％NaCl 溶液。

(3) 小心盖上盖玻片(注意:不要产生气泡),光学显微镜下观察。观察时,要关闭显微镜光圈,寻找上腭黏膜边缘,可见黏膜上皮的快速摆动及其周围的血细胞快速移动。

【实验结果与分析】

在高倍镜下,纤毛在 0.9％NaCl 溶液中,呈现风吹麦浪般的摆动。

呼吸道内表面为假复层纤毛柱状上皮,柱状细胞游离面有纤毛,纤毛长 5～10 μm,直径 0.2～0.5 μm(图 28-1)。

纤毛有纵向排列的微管:中央是 2 条完整的微管,周围是 9 组成对的双联微管。基体为筒状结构,源于中心粒,结构与中心粒相同,由 9 组三联微管组成,纤毛的微管与基体的微管相连。动力蛋白是构成双联微管的主要成分,是具有 ATP 酶活性的高分子化合物,在 Ca^{2+}、Mg^{2+} 作用下,能将化学能转变为机械能,使纤毛的微管之间产生滑动,纤毛运动。纤毛基部的基体可控制和调节纤毛的活动。

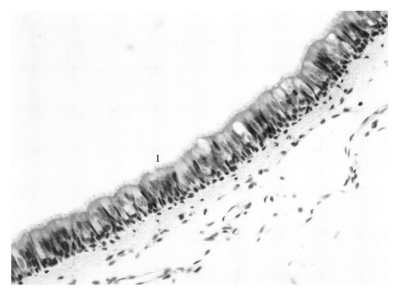

图 28-1　假复层纤毛柱状上皮
1.纤毛

小结

　　呼吸道的假复层纤毛柱状上皮由于纤毛的定向摆动,有利于黏液、灰尘、细菌等的排出,对呼吸道起清洁作用。纤毛的动力蛋白分解 ATP 使微管之间发生滑动,纤毛产生定向摆动。

能力测试

　　1.通过本次实验的观察,理解纤毛摆动的方式及意义。

　　2.根据纤毛的超微结构,解释纤毛摆动的原理。

推荐阅读文献

［1］　高英茂.组织学与胚胎学［M］.3 版.北京:高等教育出版社,2016.

［2］　李和,李继承.组织学与胚胎学［M］.3 版.北京:人民卫生出版社,2015.

［3］　周莉,齐亚灵.组织学与胚胎学实验［M］.武汉:华中科技大学出版社,2013.

［4］　刘艳平.细胞生物学［M］.长沙:湖南科学技术出版社,2008.

（邓香群）

第二十九章 口腔上皮细胞形态学观察

【实验目的】

通过学生自己动手制作口腔上皮的临时装片,使用两种不同的染液进行染色,观察口腔上皮的表层细胞形态,进一步加深对上皮组织基本结构的理解。使用图像处理软件进行细胞大小的测量,学习和掌握基本的科研方法和技能。

【实验原理】

口腔上皮为未角化的复层扁平上皮,基底层细胞增殖并向表层细胞移动,最终脱落。表层细胞连接松散,极易脱落,因此稍用外力,即可收集脱落的表层细胞。

稀碘染液和亚甲蓝染液染色既有物理的吸附作用,又有化学的亲和作用,各种细胞成分化学性质不同,对各种染料的亲和力也不一样,故他们可以使细胞核和细胞质着色,便于观察。吖啶橙染液是最经典、极灵敏的荧光染料,可对细胞中的 DNA 和 RNA 同时染色而显示不同颜色的荧光。经过稀碘染液、亚甲蓝(碱性染料)、吖啶橙(荧光素)染色后置于普通光学显微镜、荧光显微镜下即可观察细胞的形态结构。

【仪器与试剂】

1. 实验仪器和软件 普通光学显微镜、荧光显微镜、图像处理软件。

2. 实验用品和设备 载玻片、盖玻片、无菌棉签、一次性杯子、滴管、镊子、吸管、吸水纸、显微镜(普通光学显微镜和荧光显微镜)。

3. 实验试剂及配制 生理盐水、稀碘染液、亚甲蓝染液、吖啶橙染液。

(1)稀碘液:

①原碘液:称取分析纯结晶碘 11 g、分析纯碘化钾 22 g,用少量纯化水使碘完全溶解后,再加纯化水定容至 500 mL 储于棕色瓶内。

②稀碘染液:取原碘液 2 mL,加分析纯碘化钾 20 g,加纯化水溶解定容至 500 mL,储于棕色瓶内。

(2)亚甲蓝(美蓝)染液(吕氏碱性美蓝染液):

①溶液 A:美蓝 0.6 g 溶入 95% 乙醇 30 mL 制成美蓝乙醇饱和溶液(2%)。

②溶液 B:氢氧化钾 0.01 g 溶入蒸馏水 100 mL。

③溶液 A 和 B 混合即可配制成亚甲蓝染液。

(3)吖啶橙染液:

①pH 4.8 的磷酸盐缓冲液:称取 KH_2PO_4 粉末 9.08 g,溶入 1000 mL 蒸馏水制成。

②吖啶橙原液:称取吖啶橙 0.1 g,加入 100 mL pH 4.8 的磷酸盐缓冲液制成 0.1% 吖啶橙原液,4 ℃ 冰箱保存。

③吖啶橙染液:取原液 1 mL,加 9 mL pH 4.8 的磷酸盐缓冲液,制成 0.01% 吖啶橙染液。

NOTE

【实验步骤】

（1）在干净的载玻片（若不洁净则要洗涤和擦拭）中央借助滴管滴一滴生理盐水。

（2）被试者先用白开水漱口，实验者取一根无菌棉签在被试者口腔颊黏膜处稍用力擦拭，均匀涂在载玻片的生理盐水中，用镊子夹盖玻片盖在生理盐水上。

（3）在盖玻片的左侧用滴管滴加 1～2 滴染液，在右侧用吸水纸吸去液体。

（4）前两种染液染色 5 min 后，用自来水洗去染液，普通光学显微镜观察。后者直接用荧光显微镜观察。

（5）显微镜观察时，可用图像处理软件如第 36 章的 Image-Pro Plus 6 软件测量细胞的大小，算出平均值，选取典型视野拍照并保存图片。

【实验结果与分析】

普通光学显微镜观察：人口腔上皮脱落后的表层细胞散在分布或者相互嵌合；细胞边缘呈锯齿状，细胞体积较大，呈不规则形或者多边形；胞质着色浅；细胞核呈椭圆形，着色深，位于细胞中央。

荧光显微镜观察：细胞核呈橘红色，细胞质呈亮绿色。

诱导多功能干
细胞在口腔医
学的研究进展

小结

口腔上皮为未角化的复层扁平上皮，从基底到表面依次分为基底层细胞、中间层细胞和表层细胞。基底层细胞为一层立方形或矮柱状细胞，相当于干细胞，具有增殖分化功能，增殖分化的细胞不断向表层移动，逐渐变为中间层细胞、表层细胞，越靠近表层，细胞连接越松散，越易脱落。

口腔上皮的表层细胞在垂直切面呈扁平状，故为复层扁平上皮。但本实验观察到的是表层细胞的表面观（腔面观），呈不规则形或者多边形，细胞体积较大，相互嵌合，细胞边缘呈锯齿状；胞质着色浅，细胞核呈椭圆形，着色深，位于细胞中央。

能力测试

1. 人口腔上皮是什么类型上皮？为什么可以轻易获取此上皮的表层细胞？

2. 实验步骤可总结为"擦、滴、取、涂、盖、染、吸"七个字，每个字代表的意义是什么？实验过程中有哪些注意事项？

3. 三种染色液染色的原理是什么？除了吖啶橙染液还可以用什么染液来替代？

能力测试

参考文献

［1］ 邹仲之，李继承.组织学与胚胎学［M］.8 版.北京：人民卫生出版社，2013.

［2］ 周莉，齐亚灵.组织学与胚胎学实验［M］.武汉：华中科技大学出版社，2013.

［3］ 刘翠，郭希民，赵刚，等.诱导多功能干细胞在口腔医学的研究进展［J］.北京口腔医学，2015，23（4）：232-234.

（柴继侠）

第三十章　肥大细胞形态观察与
巨噬细胞吞噬实验

【实验目的】

1.通过本实验进一步加深对结缔组织中肥大细胞和巨噬细胞的分布、形态及功能的掌握，理解其对机体的作用及其意义。

2.熟悉巨噬细胞吞噬功能的原理及其基本过程。

3.了解小鼠的固定、腹腔注射给药和颈椎脱臼处死方法。

【实验原理】

肥大细胞来源于造血干细胞，经血液循环迁移至全身的结缔组织内，主要分布于皮下疏松结缔组织以及内脏黏膜处的血管、淋巴管和神经末梢周围，分化成熟后可生存数月。细胞表面有微绒毛及颗粒状隆起，胞质中充满粗大的嗜碱性颗粒，颗粒中含有组胺、肝素、白三烯和嗜酸性粒细胞趋化因子等生物活性物质。它是哺乳动物组胺的主要储藏地。当细胞受到物理损伤、化学物质、内源性介质作用时，这些生物活性物质释放到细胞外，发生脱颗粒。这些物质与中性红、美蓝、甲苯胺蓝等染料结合，使肥大细胞胞质中的水溶性、异染颗粒显示出来（被染组织显示与染料本身颜色不同的性质，称异染性）。如果在寄生虫、蠕虫感染出现应答情况下，肥大细胞的数量、局部分布及表型特征发生变化。肥大细胞具有弱吞噬性，参与机体的过敏反应、慢性炎症、宿主免疫反应及某些肿瘤疾病等。

巨噬细胞源自血液中的单核细胞，经血管壁迁入组织后进一步分化而成。该细胞分布广泛。因分布的器官不同，巨噬细胞具有不同的名称，形态和功能表现异质性。作为单核吞噬细胞系统的主要细胞，具有活跃的吞噬功能。吞噬作用是机体内普遍存在的一种非特异性免疫机制，能够消灭侵入机体的细菌、病毒、真菌及异物颗粒等，还可以消除细胞损伤后的组织细胞、变性的细胞间质和凋亡细胞。向实验动物腹腔注射染料（如台盼蓝、卡红），当染料进入机体后，巨噬细胞被激活，在趋化因子的作用下，巨噬细胞向染料处产生活跃的趋化运动，并伸出伪足将其包围形成吞噬体，并与初级溶酶体发生融合，即形成次级溶酶体，其中的水解酶将异物消化分解，不可分解的物质构成残余体。在光学显微镜下可以观察到吞噬了染料的巨噬细胞，常用该方法区别巨噬细胞和其他细胞，并显示巨噬细胞的吞噬功能。

【仪器与试剂】

1.实验动物　小白鼠 1 只（雄性或雌性，体重 20 ～ 22 g）。

2.实验器材　注射器、天平、烧杯、分离针、镊子、剪刀、手术刀、滤纸、蜡盘、染色缸、载物片、盖玻片、培养皿、石蜡、显微镜等。

3.实验试剂　1.5%台盼蓝生理盐水溶液、甲苯胺蓝染液、生理盐水、无水乙醇、二甲苯、4%中性甲醛固定液、苏木精染液、0.5%伊红染液、醛复红染液、0.1%核固红染液、中性树胶。

（1）1.5%台盼蓝生理盐水溶液配制方法：

台盼蓝染粉　　　　　　　　1.5 g

生理盐水   100 mL

（2）甲苯胺蓝染液配制方法：

苯胺油   2 mL

甲苯胺蓝   1 g

蒸馏水   50 mL

无水乙醇   50 mL

将苯胺油倒入蒸馏水，加热煮沸，混匀冷却（至 40～50 ℃），放入甲苯胺蓝，待溶后加无水乙醇，30 min 后即可使用，新鲜配制的甲苯胺蓝染色效果好，配好后室温存放。

（3）4％中性甲醛固定液配制方法：

40％甲醛溶液   100 mL

无水磷酸氢二钠   6.5 g

无水磷酸二氢钠   4.0 g

蒸馏水   900 mL

（4）醛复红染液配制方法：2.5 g 碱性品红加 70％乙醇 500 mL 溶解后，加浓盐酸和三聚乙醛各 5 mL，混匀，置室温 1～2 天，至蓝紫色即可使用。

（5）0.1％核固红染液配制方法：0.5 g 核固红加 5％硫酸铝水溶液 500 mL。

（6）0.5％伊红染液配制方法：2.5 g 伊红加 500 mL 80％乙醇，再加冰醋酸 2.5 mL。

【实验步骤】

1.动物模型制备   实验前 3～4 天开始腹腔注射 0.5～1 mL/20 g 体重的 1.5％台盼蓝生理盐水溶液，每隔 1 天注射一次，至耳部、四肢等皮肤颜色均呈蓝色为止。具体操作如下：左手持小白鼠，将腹部朝上，头部下倾，右手持注射器在下腹左侧或右侧（避开膀胱或肝脏）向头端穿刺，针头与皮肤呈 45°刺入腹腔（有落空感），注入药液（图 30-1（a））。特别注意针头切勿刺入过深或过于靠上，否则会损伤肝脏。

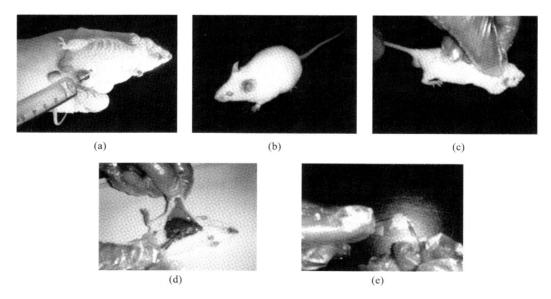

（a）   （b）   （c）

（d）   （e）

图 30-1 实验操作过程

（a）腹腔注射台盼蓝生理盐水溶液过程；（b）注射后的小白鼠；（c）颈椎脱臼法处死小白鼠；
（d）打开处死后小白鼠腹腔；（e）取材

2.蜡盘铺片法制作肠系膜铺片 将熔化均匀的石蜡倒入平放的培养皿底部,待其自然凝固后备用。采用颈椎脱臼法处死小白鼠(用右手抓住小白鼠尾巴,左手拿一把剪刀或镊子按住颈椎,右手用力向后牵拉即可)(图30-1(b)和(c)),腹部朝上放置在木板上,分别将肢端用大头针固定,用剪刀先在腹部剪一小口,然后沿着此开口分别向头端和两侧分别剪开皮肤与腹肌,使肠管暴露(图30-1(d)),将肠系膜于根部连同肠管剪切 2 mm×2 mm 置于蜡盘上并用大头针固定,用分离针轻轻铺展,使肠系膜呈扇形展平,用生理盐水洗去铺片血液。肠系膜标本分为 2 组,分别用于显示巨噬细胞和肥大细胞。

3.巨噬细胞染色

(1)肠系膜铺片晾干后,放入 4%中性甲醛固定液固定 1~2 天。

(2)自来水冲洗。

(3)入醛复红染色 40 min,0.1%核固红染液 30 min,0.5%伊红染液 15 min,各染色步骤间用自来水洗。

(4)铺片入 70%乙醇、80%乙醇、90%乙醇、95%乙醇、100%乙醇Ⅰ和100%乙醇Ⅱ脱水,每次脱水 10~15 min。

(5)脱水后的铺片入二甲苯透明,透明时间共 30~40 min。中性树胶封片。

4.甲苯胺蓝染色法显示肥大细胞

(1)将未固定的肠系膜铺片放入甲苯胺蓝染液 10 ~ 15 min。

(2)流水略冲洗,去除多余染料。

(3)用滤纸轻轻吸干残留水滴。

(4)用石炭酸-二甲苯(1∶3 或 1∶4)脱水并透明 1 ~ 2 min,滤纸再吸干。

(5)入二甲苯洗 2 ~ 3 次。

(6)完全透明后,将肠系膜沿根部切下铺于载玻片上,中性树胶封片。

5.光学显微镜观察 主要观察肥大细胞和巨噬细胞形态、结构。

【实验结果与分析】

1.肉眼观 铺片为蓝紫色,深浅不一。

2.低倍镜 选取肠系膜铺片薄厚均匀的视野,可见两种细胞,细胞常分布于小血管或呈粉染带状的胶原纤维附近。

3.高倍镜 仔细观察肥大细胞或巨噬细胞的光镜结构。

(1)肥大细胞:常单个或成堆分布在血管附近,细胞体积较大,呈圆形或卵圆形,细胞核呈淡蓝色或无色,染色浅,核小而圆,多位于细胞中央;细胞质内充满粗大、大小一致、密集的紫红色颗粒,并均匀分布于细胞核周围(图30-2)。

肥大细胞的异质性对染色结果的影响

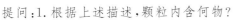 **案例 30-1**

经过甲苯胺蓝染色后的肠系膜铺片中,可见肥大细胞呈三五成群分布,细胞卵圆形,胞核不着色,胞质中充满了紫红色颗粒。

提问:1.根据上述描述,颗粒内含何物?

2.根据上述描述,若 HE 染色,标本为什么看不见这些细胞颗粒?

案例分析 30-1

(2)巨噬细胞:体积较大,形态多样,常呈卵圆形或不规则形,细胞表面常有许多形似毛刺样的小突起,细胞核较小,卵圆形,染成蓝紫色,细胞质内有数量不等、大小不一、分布不均的蓝色颗粒,即被巨噬细胞吞噬的染料颗粒(图30-3)。

NOTE

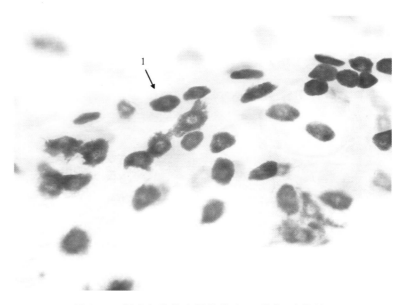

图 30-2　肥大细胞的光镜结构（HE 染色，高倍镜）

1.肥大细胞

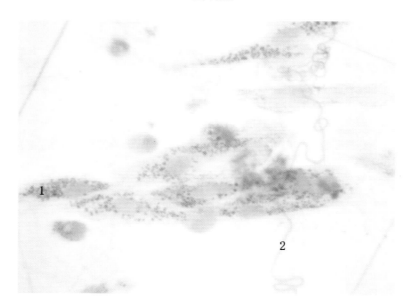

图 30-3　巨噬细胞的光镜结构

1.巨噬细胞；2.弹性纤维（HE 染色，高倍镜）

案例分析 30-2

案例 30-2

巨噬细胞体积较大，细胞质内有数个被吞噬的颗粒。

提问：根据上述描述，细胞内这些被吞噬的物质是如何被破坏、溶解、吸收和排出细胞外的？

巨噬细胞在法
医学中的意义

小结

通过腹腔注射给药和铺片的方法，观察小鼠肥大细胞和巨噬细胞的分布、形态、结构。光

NOTE

镜下可见肥大细胞常沿着小血管分布，细胞较大，圆形或卵圆形。核小而圆，染色深，位于中央；胞质充满粗大、嗜碱性的分泌颗粒；巨噬细胞形态多样，随功能状态而改变，功能活跃者，常伸出伪足，细胞核较小，圆形或肾形，染色深，胞质丰富，含有异物颗粒和空泡，常常利用巨噬细胞胞质内聚集染料的特点来区别巨噬细胞和其他细胞。肥大细胞和巨噬细胞的结构随着其对机体的作用而改变。若在寄生虫、蠕虫感染而出现应答情况下，肥大细胞的数量、局部分布及表型特征发生变化。肥大细胞具有弱吞噬性，参与机体的过敏反应、慢性炎症、宿主免疫反应及某些肿瘤疾病等；巨噬细胞作为单核吞噬细胞系统的主要细胞，具有活跃的吞噬功能。吞噬作用是机体内普遍存在的一种非特异性免疫机制，能够消灭侵入机体的细菌、病毒、真菌及异物颗粒等，还可以消除细胞损伤后的组织细胞、变性的细胞间质和凋亡细胞。

啮齿类动物的
肥大细胞的作用

能力测试

1. 肥大细胞脱颗粒时释放哪些物质？有何作用？
2. 结合巨噬细胞吞噬作用，阐述其参与免疫应答的过程。
3. 该实验操作过程应注意哪些细节？

能力测试

推荐阅读文献

〔1〕 周莉，齐亚灵.组织学与胚胎学实验〔M〕.武汉：华中科技大学出版社，2013.
〔2〕 邹仲之，李继承.组织学与胚胎学〔M〕.8 版.北京：人民卫生出版社，2013.

参考文献

〔1〕 肖淑华，刘阳阳，魏连海，等.肥大细胞的研究进展〔J〕.生理科学进展，2011，42（2）：104-107.
〔2〕 赵香汝，王家鑫，崔平.肥大细胞用甲苯胺蓝染色之体会〔J〕.中国组织化学与细胞化学杂志，2000，9（3）：359-359.
〔3〕 华慧敏，袁凤林，王超，等.兔跟腱愈合与肥大细胞关系观察〔J〕.中国兽医科技，1999，29（7）：30-31.
〔4〕 郑爱萍，龚志强，冯琼，等.巨噬细胞在损伤修复过程中的作用及其法医学意义〔J〕.中国法医学杂志，2007，22（1）：42-44.

（林冬静）

第三十一章 血涂片标本制作和 形态学观察

【实验目的】

通过学生自己制作标本，并观察外周血中各种成熟血细胞的数量和形态特点，从而进一步加深对血液与功能关系的理解。

【实验原理】

外周血是观察成熟血细胞形态学特征简单而有效的方法。染色方法为瑞氏（Wright）或吉姆萨（Giemsa）染色法。临床检验多用瑞氏染色，而教学和实验室多用吉姆萨染色。染色后，在显微镜下对血液的细胞成分进行分类和计算相对百分比，结合各种化学染色进行综合分析，对疾病做出形态学诊断或提出意见与建议。特别是对各种血液病的鉴别诊断，具有重要意义。

【仪器与试剂】

1.实验动物 血涂片中的血液取材于健康成人或有过敏史成人（更容易获得血液中嗜酸性和嗜碱性粒细胞）。

2.实验器材 载玻片，盖玻片，吸管，中、小号镊子，手术剪，玻璃棒，取血针（建议使用糖尿病患者自采血的采血针），烧杯，量筒，记号笔，棕色小口瓶，研钵。

3.实验试剂 37 ℃生理盐水，瑞氏染液或吉姆萨染液，磷酸盐缓冲液，酒精，甲醇，中性树胶，二甲苯，医用酒精棉球或碘酒棉球。

（1）瑞氏染液的配方：

瑞氏染料粉剂   0.1 g

甲醇   60 mL

将瑞氏染料粉剂放入洁净干燥的研钵中，滴加甲醇研磨至全溶，密封于棕色小口瓶内，放置 0.5～1 个月即可使用。

（2）吉姆萨染液的配方：

吉姆萨染料粉剂   0.75 g

甘油   50 mL

甲醇   50 mL

将吉姆萨染料粉剂放于甘油内搅拌均匀，放入 60 ℃ 温箱 24 h。取出冷却，加入甲醇混匀，即为原液，棕色玻璃瓶密封保存。应用时，取 5 mL 原液加入 1/15 mol/L 磷酸盐缓冲液（pH 6.4～6.8)50 mL 稀释成工作液。

4.载玻片处理 将载玻片先用微波清洗后，再经清洁液浸泡过夜，用流水反复冲洗，再经 95％酒精浸泡约 1 h，擦干备用。

【实验步骤】

1. 血涂片标本制作

（1）采血：用 75% 酒精棉球对将要取血的部位（指尖、耳垂）消毒，采血针刺破皮肤。第一滴血应该弃去不要，再挤出一滴血，滴在已消毒的载玻片上（图 31-1）。

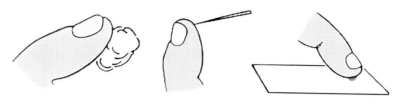

图 31-1 采血

（2）推片：左手平执载玻片，另取一载玻片作为推片，右手持推片从前方接近血滴，使血液沿推片边缘展开成适当的宽度，立即将推片与载玻片呈 30°～45°角，轻压推片边缘将血液推制成厚薄适宜的血涂片。

（3）干燥：将推好的血涂片在空气中干燥。天气寒冷或潮湿时，应于 37 ℃温箱中保温促干，以免细胞变形缩小（图 31-2）。

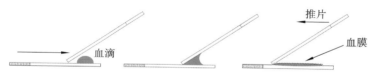

图 31-2 血涂片的制作

2. 染色

（1）将染液滴加在血涂片上，覆盖细胞，室温下瑞氏染液染色 1～3 min 或吉姆萨染液染色 5～10 min（白细胞数量多者染色时间应延长）。

（2）流水冲洗血涂片背面，去掉涂片上多余的染液。

（3）标本干燥后，中性树脂封片。

【实验结果与分析】

1. 血涂片的观察

（1）低倍镜：首先观察涂片制作和染色是否良好，细胞分布是否均匀。镜下可见许多小圆细胞，有的细胞中央可见蓝紫色细胞核，根据细胞核可估计白细胞数量增减情况。

（2）高倍镜：选择细胞分布均匀、不重叠、有蓝紫色细胞核的区域进行观察。同时观察红细胞、血小板的形态及其分布情况。

2. 白细胞分类计数 先用低倍镜选择细胞分布及染色良好的区域，再转换高倍镜下，以划"正"字的方式分别计数血涂片上任意视野中的各种白细胞。横向或纵向推移载玻片，连续计数 100～200 个白细胞，按其形态特征进行分类计数，求出各种白细胞所占比值。

每种白细胞的百分比＝每种白细胞的数量/所查白细胞的数量。

小结

外周血是观察成熟血细胞形态学特征简单而有效的方法，通过观察外周血中各种成熟血细胞的数量和形态特点，加深对血液与功能关系的理解。

NOTE

能力测试

能力测试

通过本次课阐述如何制作满意的血涂片。

推荐阅读文献

[1] 周莉,齐亚灵.组织学与胚胎学实验[M].武汉:华中科技大学出版社,2013.

[2] 邹仲之,李继承.组织学与胚胎学[M].8 版.北京:人民卫生出版社,2013.

（刘　颖）

第三十二章　淋巴细胞体外培养

【实验目的】

1. 通过淋巴细胞培养掌握细胞培养原理和掌握该技术的意义。
2. 熟悉细胞培养技术的基本操作。
3. 了解细胞培养注意事项。

【实验原理】

分离淋巴细胞的方法

细胞培养技术,即把人体或动物的活组织、活细胞在体外适宜条件下(无菌、一定温度、合适 pH 值及营养等)培养成活,应用显微镜或显微摄像系统观察组织或细胞的活动,或者通过给予各种不同条件,研究它们对细胞分裂、分化、结构和功能的影响。除应用一般显微镜观察细胞的生活状态和运动以外,还可以应用相差显微镜观察生活细胞的内部结构,或者利用倒置显微镜观察培养瓶内的生活细胞状态。细胞培养技术是现代医学研究的一项最基本的实验技术,几乎所有的实验室均与细胞培养有关。因此,了解细胞培养技术是非常必要的。

小鼠脾脏中除红细胞外,大部分是淋巴细胞,许多与免疫有关的实验均采用淋巴细胞作为材料,因此,淋巴细胞培养是学习细胞培养技术既简单又实用的好方法。

小鼠脾脏单细胞悬液含有大量淋巴细胞,其中 B 淋巴细胞占 70%,T 淋巴细胞占 30%。这些细胞几乎均处于 G_1 期/G_0 期,一般情况下不再分裂。若在培养液中加入植物凝血素,如刀豆蛋白 A(ConA)或细菌内毒素脂多糖(LPS),B 淋巴细胞或 T 淋巴细胞受刺激转化为淋巴母细胞,随后开始有丝分裂,再经过短期培养,则可获得大量有丝分裂期细胞。本方法已广泛应用于基础医学和临床医学研究。

【仪器与试剂】

1. 仪器　二氧化碳培养箱、温箱、恒温水浴箱、倒置相差显微镜、普通光学显微镜、超净工作台、离心机、天平、冰箱、高压灭菌锅、灭菌滤器及抽滤瓶、真空泵、血细胞计数器、定时器、培养板或培养瓶、培养皿、吸管、可调式加样器(各种规格)、试管和离心管、烧杯、量筒、储液瓶、清洁液缸、各种规格毛刷、各种规格的吸头、剪刀、镊子、试管架、吸管筒、包装纸、酒精灯、记号笔。

2. 试剂

(1) 合成培养基:本实验常用 IMDM 培养基,其他还有 DMEM、RPMI-1640、F12 等,基本成分是各种氨基酸、多种维生素、无机盐、葡萄糖、缓冲液和酸碱指示剂。也可根据需要选用不同的培养基,大部分培养基均需过滤除菌,分装后 4℃ 保存备用。

(2) 小牛血清:血清内含有各种营养物质和生长因子。新购买的血清,于 56 ℃ 水浴中放置 30 min,以灭活补体,小瓶分装,-20 ℃ 保存备用。

(3) 细胞培养用水:细胞培养最好用盛在洁净玻璃和石英器皿中的三次蒸馏水(简称三蒸水)。

(4) 抗生素:培养液中一般均需加入一定量的抗生素,最常用的是青霉素、链霉素,两者常同时加入,使终浓度分别为 100 U/mL 和 100 μg/mL。

NOTE

（5）消化液：胰蛋白酶是酶消化法制备单细胞悬液的最常用酶，一般用平衡盐溶液配制酶溶液，使终浓度为 0.25%，室温或 37 ℃消化组织碎块约 15 min，胰酶处理后加入含有血清的培养液即可终止消化作用。由于本实验采用机械消化法，无须配制消化液。

（6）平衡盐溶液：常见平衡盐溶液组成如表 32-1 所示。

表 32-1　常见平衡盐溶液组成　　　　　　　　　　　　　　　　　单位：g/L

	PBS	Hank's 液	D-Hank's 液
NaCl	8.00	8.00	8.00
KCl	0.20	0.40	0.40
$CaCl_2$		0.14	
$MgSO_4 \cdot 7H_2O$		0.20	
$Na_2HPO_4 \cdot H_2O$	1.56	0.06	0.06
KH_2PO_4	0.20	0.06	0.06
$NaHCO_3$		0.35	0.35
葡萄糖		1.00	
酚红		0.02	0.02

PBS 表示磷酸盐缓冲液（phosphate buffer saline）。

（7）刀豆蛋白 A（ConA）：由于不同厂家的产品存在纯度和质量的差异，在正式实验前需要摸索合适的浓度。

（8）脂多糖（LPS）：由于不同厂家的产品存在纯度和质量的差异，在正式实验前需要摸索合适的浓度。

【培养器材的处理与准备】

培养用的培养瓶、培养皿、离心管、吸管及培养板等都需要进行严格的洗涤和灭菌方可使用。

1. 玻璃器皿的处理

（1）洗刷：玻璃器皿用洗涤剂水浸泡后，用毛刷仔细刷洗或用超声清洗器洗，然后用流水冲至无洗涤剂残留即可。

（2）清洁液浸泡：洗刷后的玻璃器皿用硫酸和重铬酸盐配制的清洁液浸泡 1～2 天，然后用流水冲洗或反复冲洗至少 5 次，再用一蒸水冲洗 3 次，三蒸水冲洗 3 次，烘干后备用。

（3）包装及高压灭菌：吸管、培养瓶等均需包装后高压灭菌。

2. 橡胶制品的处理　　胶塞、胶帽等橡胶制品，可先用洗涤剂在超声清洗器中洗涤后再用流水冲洗，直至无洗涤剂残留即可用一蒸水冲洗 2 次，三蒸水再冲洗 2 次，烘干、高压灭菌后使用。

【细胞培养的基本要领和要求】

1. 无菌操作

（1）培养前准备：对每次培养所需物品和所需时间要计划合理，做好充分准备，安排实验程序。

（2）超净台的消毒：紫外线消毒 30 min。

（3）洗手、着装：穿好手术衣，戴好手术帽，戴上手术口罩，然后洗手，程序与术前洗手相同。操作时避免交谈，以防呼吸气流造成污染。

（4）火焰消毒：在操作过程中安装吸管帽、开启和封闭瓶口等时，均需在酒精灯附近进行。

2. 取材　根据不同需要，组织可来自动物和人体，取材后最好立即培养。如不能培养时，可将组织放入培养液中于 4 ℃ 保存，存放时间不超过 24 h。

3. 组织分离　取到组织后先用平衡盐溶液洗去血污，然后用眼科剪将组织剪成小块，体积为 0.5～1 mm³，用机械分离法或酶消化法制成单细胞悬液。

4. 细胞计数　经上述方法得到的细胞悬液需计数和检查其活力，然后进行培养。

（1）活体染色：用 0.4％ 台盼蓝生理盐水溶液染色后，死细胞染成均匀蓝色，活细胞不着色。

（2）细胞计数（图 32-1）：用血细胞计数板计数。根据细胞数做一定稀释，并加一定量台盼蓝生理盐水溶液充分混匀后滴于细胞计数板上，显微镜下观察计数板的细胞，并计数四个角大格内没有着色的细胞，其中，压网格线者只计算网格上线和左线内的细胞数，然后根据下列公式计算出细胞数：细胞数＝（四大格细胞总数/4）×10⁴×稀释倍数。

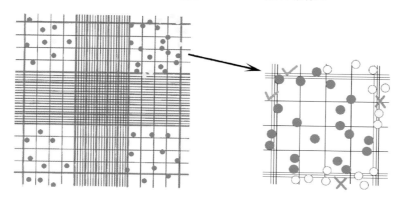

图 32-1　细胞计数

5. 接种培养　将细胞接种到培养瓶或培养板内，接种数量要适度，一般接种量在（1～10）×10⁵ 个/mL 培养液的范围内。

【实验步骤】

（1）麻醉后，脱臼处死小鼠，放入 70％ 酒精溶液中消毒，移至超净工作台。

（2）在无菌条件下剪开小鼠腹壁，即看到腹膜下脾脏。取出脾脏立即放入 Hank's 液中洗，洗后将其放入小培养皿中。剪掉其表面的结缔组织，把脾脏剪成 2～3 mm 小块（图 32-2），放到毛玻璃载玻片上研磨。研磨后，用 Hank's 液冲洗载玻片上的脾组织，其中，脾的结缔组织贴在载玻片上，脾细胞被 Hank's 液冲入培养皿中，从而制成脾细胞悬液。

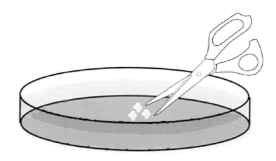

图 32-2　剪碎组织

（3）为把细胞悬液中细胞以外的成分去除，将脾细胞悬液经细网过滤到 10 mL 离心管中，以 1000 r/min 转速离心 6 min。

(4) 弃上清液,将 10 mL IMDM 液加入离心管,混合均匀(图 32-3)。

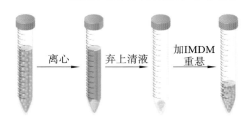

离心 → 弃上清液 → 加IMDM 重悬 →

图 32-3 细胞分离

(5) 细胞计数:为计数准确,可从 10 mL 细胞悬液中取出 0.1 mL,加 0.9 mL 3% 冰醋酸溶液,可使红细胞破裂。

(6) 把细胞浓度稀释到 5×10^6 个/mL,接种于培养板或培养瓶后,加入适量 IMDM 培养液(其中含有 15% 小牛血清、100 U/mL 青霉素、100 μg/mL 链霉素、25 μg/mL 脂多糖或 5 μg/mL 刀豆蛋白)。

(7) 将培养板或培养瓶置于 37 ℃、5% CO_2 和饱和湿度的温箱内进行培养。

(8) 3～4 天换液一次,每天在倒置相差显微镜下观察细胞生长情况,并做记录。

【实验结果与分析】

1. 实验观察 在培养第三天时,可见细胞变大、细胞质扩大、出现空泡、核仁明显、染色质疏松、淋巴细胞转变成母细胞,并可见细胞分裂象。

2. 实验结果分析及实验报告 重点分析小鼠脾脏中的淋巴细胞为什么在加入植物凝血素后发生母细胞化,观察其形态结构是否有相应变化。利用此方法获得大量有丝分裂细胞有何用途？同时,总结在首次细胞培养实验操作中的体会和注意事项。

-- **小结** --

细胞培养技术是把活组织、活细胞在体外适宜条件下培养成活,观察组织或细胞的活动,或者通过给予各种不同条件,研究它们对细胞分裂、分化、结构和功能的影响。

-- **能力测试** --

能力测试

通过本次课阐述常规细胞培养的要求。

推荐阅读文献

[1] 周莉,齐亚灵.组织学与胚胎学实验[M].武汉:华中科技大学出版社,2013.

[2] 邹仲之,李继承.组织学与胚胎学[M].8 版.北京:人民卫生出版社,2013.

(刘 颖)

第三十三章　毛细血管形态学观察

【实验目的】

1.掌握毛细血管形态学观测的方法。通过免疫组织化学染色技术,对血管特异性表达的血管性血友病因子(von Willebrand factor,vWF)进行染色,从而观测毛细血管在组织中的分布。

2.进一步熟悉免疫组织化学染色技术在生物医学中的应用。

【实验原理】

vWF 特异性表达于血管内皮细胞,通过免疫组织化学技术特染 vWF,可以特异性标记血管内皮细胞,以区分毛细血管与毛细淋巴管。

【仪器与试剂】

1.实验器械和仪器　外科手术器械、烧杯、量筒、注射器、电子天平、石蜡切片机、摊片机、烤片机、光学显微镜、微波炉、温箱、烤箱。

2.实验药品及试剂　DAB 显色试剂盒;0.01 mol/L PBS 缓冲液(8 g NaCl、0.2 g KCl、1.42 g Na_2HPO_4、0.27 g KH_2PO_4,溶于 1000 mL 蒸馏水);柠檬酸盐缓冲液(柠檬酸三钠 3 g、柠檬酸 0.4 g 溶于 1000 mL 蒸馏水);H_2O_2(3%);乙醚。

第一抗体:抗血管性血友病因子单克隆抗体。

【实验步骤】

1.实验动物取材　Wistar 大鼠乙醚麻醉,脱臼。取大鼠皮肤及皮下组织,行常规石蜡包埋、切片,切片厚度为 5 μm。

2.免疫组织化学染色

(1)常规切片脱蜡及水化:切片依次浸于二甲苯Ⅰ、Ⅱ中各 10~15 min;取出切片入 100%乙醇Ⅰ、100%乙醇Ⅱ,每次各 5~10 min;切片入 95%乙醇、90%乙醇、80%乙醇、70%乙醇,每次各 1~2 min;切片入水 5 min,中间换液 2~3 次。取出切片置于蒸馏水中。

(2)抗原修复:将切片浸于 pH 6.0 的柠檬酸盐缓冲液中,然后将盛放该缓冲液的容器置微波炉内加热,使温度保持在 92~98 ℃之间,持续 20 min。从微波炉内取出切片,冷却至室温,0.01 mol/L PBS 洗 3 次,每次 5 min。

(3)封闭内源性过氧化物酶:在组织上滴加 3% H_2O_2,室温孵育 15 min。蒸馏水冲洗,0.01 mol/L PBS洗 3 次,每次 5 min。

(4)一抗孵育:滴加 vWF 单克隆抗体,4 ℃过夜。0.01 mol/L PBS 洗 3 次,每次 5 min。

(5)二抗孵育:滴加二抗,37 ℃孵育 30 min,0.01 mol/L PBS 洗 3 次,每次 5 min。

(6)滴加 DAB 显色。

(7)苏木素复染核:滴加苏木素 10~60 s,自来水洗 5~10 min。

(8)常规脱水、透明:依次放入 70%~100%乙醇中脱水,每级乙醇各 2~5 min;二甲苯

Ⅰ、Ⅱ各 10～15 min。

（9）中性树胶封片。

【实验结果与分析】

选择皮下组织中脂肪组织丰富的区域,观察脂肪细胞周围间质区域内的血管,这一部位的血管多为毛细血管。血管内皮细胞被染成棕褐色,好的视野下可以观察到棕褐色内皮细胞围成狭小的管腔。

【注意事项】

（1）在选择抗体时一定要注意动物种属的匹配。

（2）染色过程中切片一定不能干燥。

（3）滴加抗体时一定要将切片标本上的水去掉,以免稀释抗体浓度。

（4）水化后必须彻底去除乙醇分子,以免使抗体活性受损。

（5）染色必须在湿盒中进行。

小结

血管性血友病因子(von Willebrand factor,vWF)在血管特异性表达,通过抗 vWF 免疫组织化学染色,血管内皮细胞呈棕褐色,反映了毛细血管在组织中的分布。

能力测试

能力测试

1. 为什么在免疫组织化学染色过程中需要封闭内源性过氧化物酶? 封闭方法是什么?

2. 如果染色结束后,切片中见不到任何阳性信号,请分析导致这种结果的可能原因。

参考文献

［1］ 李和,周莉.组织化学与免疫组织化学［M］.北京:人民卫生出版社,2008.

［2］ 邹仲之,李继承.组织学与胚胎学［M］.8 版.北京:人民卫生出版社,2013.

（董智勇）

第三十四章 鸡胚标本制备和形态学观察

【实验目的】

1. 掌握人类胚胎发育过程中三胚层分化。
2. 熟悉人类胚体形成过程。
3. 通过学生自己动手制备鸡胚标本,了解 2～3 日龄鸡胚发育的结构变化。

【实验原理】

2～3 日龄鸡胚相当于人胚 4～5 周的发育,人胚 4～5 周三胚层分化与胚体形成。如 4 周时,人胚头部两侧的间充质增生,神经管形成,体节 3～29 对,腮弓 1～2 对,眼鼻耳原基出现,脐带与胎盘形成,随着头褶的形成,口咽膜折到腹部,胚体逐渐形成筒形,前神经孔逐渐闭合,神经管头端封闭,之后神经管头端迅速膨大形成脑泡,脑泡周围的间充质增生形成额鼻突,肢芽出现,手板明显。食管很短,在食管尾端前肠出现一梭形膨大的胃原基,中肠形成一条与胚全长轴平行的直管,由背系膜固定于腹后壁,肠的腹系膜退化消失。前肠末端腹侧壁的上皮增生形成肝憩室,向外突出形成的囊状突起是肝与胆的原基和胰芽。5 周时,胚体向腹侧弯曲,形成 5 对柱状突起,称腮弓。

【仪器与试剂】

1.实验动物 于养鸡场购买受精率较高的鸡种蛋。将卵用温水洗净,轻轻擦干,用记号笔标明产卵和孵育时间,平放于木盘上,置温度为 37～38 ℃、湿度为 50%～70% 的温箱内孵育,每天通风 1～2 次,同时将鸡卵翻转 90°,孵育 2～3 日。

2.实验器材 生物解剖镜、培养皿、剪刀、镊子。

3.实验试剂 Ringer 氏液。

Ringer 氏液配制方法:

20% 氯化钠	32.5 mL
10% 氯化钾	1.4 mL
10% 氯化钙	1.2 mL
5% 碳酸氢钠	4.0 mL
1% 磷酸二氢钠	1.0 mL
葡萄糖(可加)	2 g
蒸馏水加至	1000 mL

【实验步骤】

(1) 实验台上铺一张纸,摆 3 个培养皿(以下称培养皿Ⅰ、Ⅱ、Ⅲ),眼科剪刀和镊子各 2 把,鸡卵 1 个。

(2) 将 40 ℃ Ringer 氏液缓慢地倒入培养皿Ⅰ、Ⅱ,液面高约 2 mm。

NOTE

（3）取鸡卵，破开气室（气室多位于种蛋较粗大的一侧）一端的蛋壳，将卵内容物倒入培养皿Ⅰ，从中寻找胚胎。如果胚胎与鸡卵壳附着在一起，则将它们一起放入培养皿Ⅰ中，然后用镊子剥离。将胚胎移至培养皿Ⅱ，注意不要将卵黄搅乱。

（4）用镊子轻轻地将培养皿Ⅱ中胚胎周围的羊膜等除去。

（5）将培养皿Ⅲ中注入适量 Ringer 氏液（液面高约 2 mm），用镊子将胚胎移至培养皿Ⅲ。

（6）解剖镜下观察培养皿Ⅲ中的胚胎形态（图 34-1）。

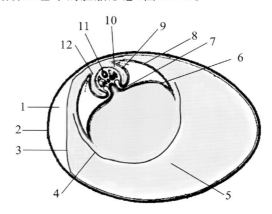

图 34-1　鸡胚纵切模式图（孵化 3 天）

1.气室；2.蛋壳；3.壳膜；4.卵黄膜；5.蛋清；6.卵黄囊膜；7.卵黄柄；8.绒毛膜；
9.羊膜；10.羊膜腔；11.胚体；12.侧羊膜褶

【实验结果与分析】

（1）镜下观察内容：脑泡（各部分名称）、耳板、神经管、体节、心脏、大血管、腮弓、肠管，具体结构参看第二十二章颜面形成与消化、呼吸系统的发生，第二十四章心血管系统的发生。

（2）用镊子和玻璃解剖针解剖，并将下列结构摘出：心脏、体节、神经管、脊索、中肾。

（3）摘出的脊索让实验指导教师检验确认。

案例分析 34-1

鸡胚体外培养的孵化率降低的原因

衣原体、支原体感染对胚胎发育的影响

人癌鸡胚移植瘤及血管生成模型建立的影响因素

案例 34-1

打开气室，找到鸡胚后，观察脑泡、耳板、神经管、体节、心脏、大血管、腮弓、肠管的形态结构，显微摄影（有条件的话）并用镊子和玻璃解剖针分离并摘出心脏、体节、神经管、脊索、中肾。

提问：1.根据上述结构的观察，描述人胚此时期内脑泡、耳板、神经管、体节、心脏、大血管、腮弓、肠管的结构。

2.根据上述结构观察，描述人胚原始心房和心室分隔的过程。

小结

通过 2～3 日龄鸡胚的发育标本的制备和形态学观察，尤其是对脑泡、耳板、神经管、体节、心脏、大血管、腮弓、肠管、神经管、脊索、中肾结构的观察，进一步加深对人胚三胚层分化与胚体形成的理解。2～3 日龄鸡胚相当于人胚发育 4～5 周，掌握人胚该时期内的重要器官及其结构演变过程，如二胚层胚盘的形成、三胚层胚盘的形成及初步分化，这将有助于在未来工作中能够利用胚胎学知识对孕妇进行孕期指导和进行胚胎发育基础的研究。

能力测试

能力测试

1. 结合人胚早期发育过程,阐述二胚层胚盘及相关结构的形成。
2. 根据胚层的形成,阐述第三周三胚层胚盘形成过程。
3. 简述脑的发生过程。

推荐阅读文献

[1] 周莉,齐亚灵.组织学与胚胎学实验[M].武汉:华中科技大学出版社,2013.
[2] 邹仲之,李继承.组织学与胚胎学[M].8版.北京:人民卫生出版社,2013.

参考文献

[1] 郝志明,马文芝,祁茂铜,等.鸡胚体外培养影响因素的研究[J].天津农学院学报,2005,12(1):31-33.

[2] 蒋旻珈,黄小玲.支原体、衣原体感染对胚胎生长发育的影响[J].江苏预防医学,2017(3):326-327.

[3] 班立丽,张慧,李玛琳.人癌鸡胚移植瘤及血管生成模型建立的影响因素[J].实验动物科学与管理,2006,23(4):45-47.

[4] MILLER W J, KAYTON M L, PATTON A,et al. A novel technique for quantifying changes in vascular density,endothelial cell proliferation and protein expression in response to modulators of angiogenesis using the chick chorioallantoic membrane (CAM) assay[J].Journal of translational medicine,2004,2(1):4.

(林冬静)

第三十五章　胎盘形态学观察

【实验目的】

1. 通过本次课观察,掌握人类胎盘的组成、胎盘屏障和胎盘的功能。
2. 熟悉石蜡切片、HE 染色技术。
3. 了解大鼠配种方法。

【实验原理】

胎盘属于胚胎附属结构,不参与胚胎本体形成。胎儿经滋养层从子宫蜕膜中吸取营养,随后利用绒毛膜、卵黄囊膜、尿囊膜等作为母-胎之间物质交换的媒介组织,从绒毛间隙中吸取营养,最后经过脐带从胎盘中获取营养。伴随妊娠进展,胎盘早期游离绒毛表面积逐渐增大,血管合体细胞膜明显增多,这些绒毛逐渐成熟形成晚期绒毛,绒毛数目增多,表面积增大,血管数目增多,为母-胎之间气血交换的形态学基础,满足了胎儿生长发育的需要。包括人类在内的多数哺乳类动物的胎盘为绒毛膜尿囊胎盘,主要包括尿囊和绒毛膜。啮齿类动物胎盘由子宫基蜕膜和绒毛膜相连接区域构成,呈圆形或椭圆形盘状,分为胎儿部(羊膜和丛密绒毛膜)和母体部(基蜕膜和胎盘隔),在母-胎血液之间形成胎盘屏障,完全由胎儿侧的 6 层结构组成,即绒毛合体滋养层、细胞滋养层及其基膜、薄层结缔组织、毛细血管内皮细胞及基膜。滋养层细胞侵蚀子宫内膜的血管内皮细胞,胎盘的绒毛小叶直接浸浴在母体血液中,分娩时,绒毛膜及其相连接的子宫蜕膜一同脱落。啮齿类动物胎盘中母-胎血流方向完全逆向流动,这种血流形式的物质被动交换效率最高,母胎间物质交换的梯度最大,因此不需要太大的胎盘。胎盘对胚体起到保护、营养、呼吸和排泄作用,还具有内分泌、免疫和造血等功能。

【仪器与试剂】

1. 实验仪器　旋转切片机,烤箱,温箱,恒温水浴箱。

2. 实验动物　取健康成年 Wistar 大鼠或 SD 大鼠,雌雄鼠比例为 2∶1,体重 250 g±10 g。于 16:00 以后合笼,次日清晨检查雌鼠阴道分泌物,并涂片镜检,发现阴栓或在光镜下发现精子,记为妊娠第 0.5 天,并计算胎龄,直至妊娠第 19 或 20 天时取材。

3. 实验器材　手术剪、眼科镊、手术刀、切片刀、广口瓶(100 mL)、托盘、载玻片,盖玻片。

4. 实验试剂　乙醚、甲醛、乙醇、二甲苯、石蜡、苏木精染液、伊红染液、0.01 mol/L 磷酸盐缓冲液(PBS)、盐酸、蛋白甘油、树胶。

0.01 mol/L PBS(pH 7.2～7.6)的配制方法:

(1) 配方 1:

$Na_2HPO_4 \cdot 12H_2O$	14.5 g
$NaH_2PO_4 \cdot 2H_2O$	1.48 g
NaCl	42.5 g
蒸馏水	5000 mL

NOTE

（2）配方2：

A液：

0.2 mol/L NaH₂PO₄·12H₂O	31.2 g
双蒸水	1000 mL

0.2 mol/L NaH_2PO_4·$12H_2O$ 31.2 g

双蒸水   1000 mL

B液：

0.2 mol/L Na_2HPO_4·$12H_2O$ 71.63 g

双蒸水   1000 mL

取 19 mL A 液、81 mL B 液，充分混合即为 0.2 mol/L PB(pH 7.4～7.5)；取 0.2 mol/L PB 50 mL、NaCl 8.5～9 g(约 0.15 mol/L)，加双蒸水至 1000 mL，即为 0.01 mol/L PBS(pH 7.2～7.6)。

【实验步骤】

（1）取材与固定：取孕鼠，乙醚麻醉后处死，置入托盘，用手术刀和手术剪剖开大鼠两侧腹壁，可见孕有胎鼠的子宫。

（2）用手术剪剪开子宫，看到带有胎盘的羊膜囊，打开羊膜囊，取出胎鼠，可见胎鼠脐带与盘状的胎盘相连，剥离胎盘。

（3）手术剪断开脐带，将胎盘用 0.01 mol/L PBS 冲洗，然后置入 10% 中性甲醛固定液中固定，12 h 后将胎盘纵切成两部分，更换固定液，使用相同固定液继续固定 12 h。

（4）对胎盘行常规石蜡包埋、切片，切片厚度为 5 μm，常规苏木精-伊红染色(HE 染色)。具体实验步骤同第二十五章石蜡切片、HE 染色标本制备。

【实验结果与分析】

将制备好的胎盘 HE 染色切片置于显微镜下观察。首先依据形态特点分清胎儿面和子宫面，重点观察绒毛结构。肉眼观、低倍镜和高倍镜结构参考第二十一章中胎盘内容。

案例 35-1

有一张胎盘 HE 染色切片，切片所呈现的内容是：一侧光滑、平坦，镜下结构由表及里可见单层扁平上皮、较厚的结缔组织和一层连续的嗜酸性染色的薄层均质状结构，内有圆形深染的细胞核。另一侧表面凹凸不平，可见少量的细胞核散在分布，体积小且染色深，大量的细胞质成分染色浅，还可见粗大的血管。

提问：1. 根据上述描述，判断该切片的切片方向。

2. 根据上述描述，判断切片的大致部位。

案例分析 35-1

小结

通过 HE 染色技术和石蜡切片技术，观察孕鼠胎盘的组织学结构，重点观察绒毛结构。进一步加深对胎盘形态及功能的理解。本次实验进一步帮助同学们概述人类胎盘的组成、胎盘屏障以及胎盘的功能。

人类胎盘是由胎儿的丛密绒毛膜与母体的基蜕膜共同构成的圆盘状结构，是进行物质交换、营养、代谢、分泌激素和屏障外来微生物或毒素侵入、保证胎儿正常发育的重要器官。胎盘由胎儿部和母体部两部分组成。胎儿部有胎儿面和母体面两部分。胎儿面被覆羊膜，母体面为丛密绒毛膜。母体部由基蜕膜构成。胎盘内有母体和胎儿两套血液循环，两者的血液在各自的封闭管道内循环，互不混合，但能进行物质交换。母体的动脉血从子宫螺旋动脉的开口流

胎盘功能影响
胎儿发育

胎盘基质金属
蛋白酶组织抑
制因子的表达

NOTE

入绒毛间隙,在此与绒毛内毛细血管的胎儿血进行物质交换后,经子宫静脉回流。胎儿的静脉血经过脐动脉的分支流入绒毛内毛细血管,与绒毛间隙内的母体血进行物质交换后,成为动脉血经脐静脉回流入胎儿体内。将母体血与胎儿血隔开,又能进行选择性物质交换所通过的结构,称胎盘屏障。胎盘屏障是控制母体与胎儿间的物质流通结构,也是药物由母体进入胎儿的流通结构,可减少药物或毒物的胎儿宫内暴露。药物进入母体后,透过胎盘屏障的药物成分须经脐静脉进入胎儿体内,对胎儿的生长发育产生直接影响,而未透过胎盘屏障的药物成分对胎儿的影响可能较小。胎盘有物质交换、屏障作用和内分泌等重要功能。

能力测试

能力测试

1.通过本次课内容,阐述人类胎盘的结构和功能。

2.通过本次课内容,说明人类胎盘的血液循环特点。

3.结合本次课内容,说一说孕妇用药需要慎重的原因。

推荐阅读文献

[1] 周莉,齐亚灵.组织学与胚胎学实验[M].武汉:华中科技大学出版社,2013.

[2] 邹仲之,李继承.组织学与胚胎学[M].8版.北京:人民卫生出版社,2013.

[3] 李向红,马海燕,李红,等.不同孕期铅暴露对大鼠妊娠结局及胎盘 TIMP-1 表达的影响[J].中国妇幼保健,2009,24(34):4894-4897.

[4] GARMEY J C, DAY R N, DAY K H, et al. Mechanisms of regulation of ovarian sterol metabolism by insulin-like growth factor type Ⅱ: in vitro studies with swine granulosa cells[J]. Endocrinology, 1993, 133(2):800-808.

(林冬静)

第三十六章　Image-Pro Plus 6.0(IPP6) 的用途和基本使用方法

【实验目的】

1. 了解 Image-Pro Plus 6.0 在生命科学中的应用范围和基本用途，为今后的科研活动打下良好的基础。

2. 掌握 Image-Pro Plus 6.0 的基本使用方法。

3. 掌握 Image-Pro Plus 6.0 测试中的一些基本概念。

【实验原理】

(1) Image-Pro Plus 6.0 所提供的测试工具：软件能够进行点、线、面积和角度等方面的测量。提供了多种测量参数，如目标的面积、周长、长短径、平均灰度、积分光密度、绝对光密度、核质比等参数，这些参数的显示有多种形式，如数据的列表、直方图、位点图和频谱图等。

在图像分析过程中，软件可以根据用户的设置对目标进行分割、统计、归类和测试等操作，并自动编号，显示各个测量目标的各项参数。

(2) Image-Pro Plus 6.0 的测试与测试单位：软件在测试过程的基本过程就是 AOI 和测量。测量的参数包括面积、平均半径、周长、光密度等。参数的单位通常是像素，但是，如果将像素与具有标准长度的线段相结合的话，则所测试的结果也就具有了单位。如：光学显微镜下的长度单位为微米(μm)，面积为平方微米(μm^2)等。

【仪器与标本】

Image-Pro Plus 简介

1. **仪器与软件**　计算机、数码照相机或 CCD 相机、三目可见光光学显微镜、三目荧光显微镜、共聚焦扫描显微镜、摄像机、Image-Pro Plus 6.0 软件、移动硬盘或 U 盘。

2. **标本或照片**　免疫组织化学切片、免疫荧光组织化学切片标本，HE 染色切片标本，组织化学切片标本，PCR 或 Western blot 电泳凝胶扫描照片等。

【实验步骤】

1. **拍摄显微照片**　将切片放置在显微镜载物台，选择合适区域进行显微摄影，照片采用 JPEG 格式存储，将所拍摄的照片用移动硬盘或 U 盘导入计算机。

2. **安装和认识 Image-Pro Plus 6.0**　按照软件安装说明将 Image-Pro Plus 6.0 安装到欲进行图像分析的计算机，打开 Image-Pro Plus 6.0，勾选对话框中 complete，并按 OK 键进入软件主界面(图 36-1)。

3. **加载欲测试的照片**　按软件主界面的 File 键，单击菜单中的 open，将欲测试的照片载入 IPP6 中(图 36-2)。

4. **对图片进行矫正和处理**　所加载的图片可能存在一些问题，比如：图片背景有些杂色，图片反差不好等。这些问题的存在将使分析结果出现偏差，影响将来的数据分析。为了避免过大的误差影响图像分析数据的统计分析，所以，要对图片进行修正和处理。当然，有的人希

NOTE

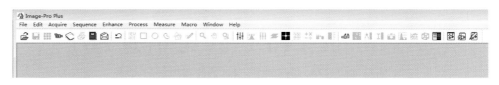

图 36-1　Image-Pro Plus 6.0 的界面

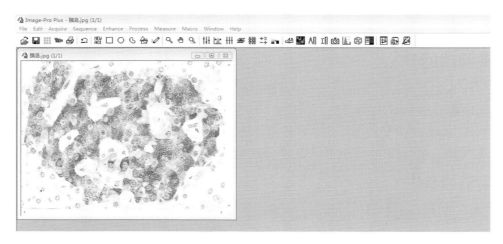

图 36-2　加载待测照片

望用 photoshop 软件进行图片修正,但是,用 photoshop 进行图片修正,对于图片的数据将产生极大的且不平等的误差,对于将来的统计分析和论文发表都将产生很大影响,因为经过 photoshop 修正的图片通常会被认为是造假,所以,欲进行图像分析的实验图片不能用 photoshop 校正或修正,而要使用 Image-Pro Plus 6.0 进行校正为妥。大多数显微摄影图片存在的问题是背景有颜色,少数是图片反差不好。

(1)对图片背景的校正:CCD 相机拍的照片,有的时候会亮度不均,但是,这种差异肉眼是不易分辨的,这种图片对于光密度的分析(或灰度分析)的影响较大,所以首先要进行背景亮度的校正。通常,照片四周的亮度低于照片中央的亮度。

按 Measure,找到菜单中 Count/Size,弹出 Count/Size 对话框(图 36-3,图 36-4);点击 Select Colors,弹出 Segmentation 对话框(图 36-5),点击 Histogram Based 按钮,获得具有曲线的一个窗口(图 36-6),再点击右上方的具有 RGB 或 HIS 的下拉菜单,选取 HSI,按 H 的按钮,然后,将 HIS 曲线框的最右边线段向左侧拖动到 HIS 曲线框右下边红色条带的边缘(图 36-7);然后,再点击 I 按钮,将 HIS 曲线框的最右边线段向左侧滑动至下边红色条带的边缘,

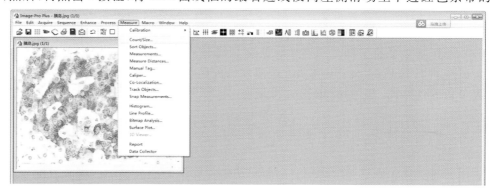

图 36-3　图片背景校正(1)

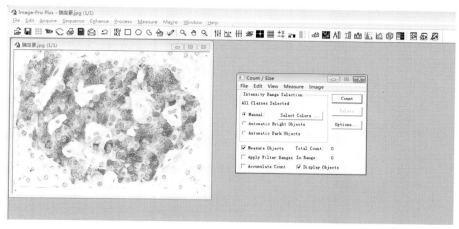

图 36-4 图片背景校正(2)

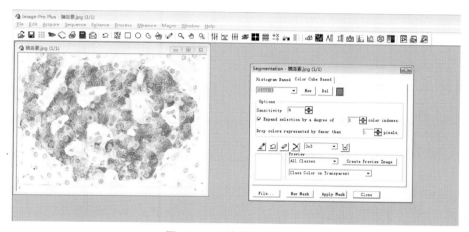

图 36-5 图片背景校正(3)

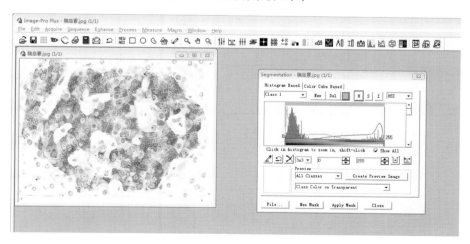

图 36-6 图片背景校正(4)

此时,图片中欲测试的目标均已经被选择,且图片光线也均匀(图 36-8)。同时打开一张空白的照片(该照片要是在显微摄影之前拍摄的空白图片),按照上述方法确定背景照片和待测照片具有相同的不均匀的光强度,然后进行下列操作,从而校正不均匀光强度,使光强度均匀,从而减少误差。首先激活待测照片,并将空白照片留在待测照片的下方,然后按 Process 键,点击菜单中的 Background Correction(图 36-9),弹出 Background Correction 对话框(图 36-10),在

NOTE

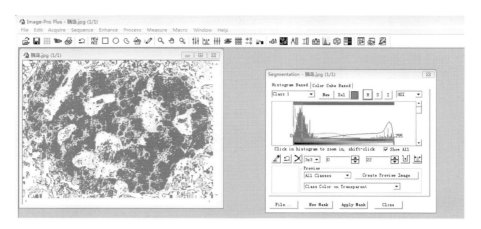

图 36-7　图片背景校正（5）

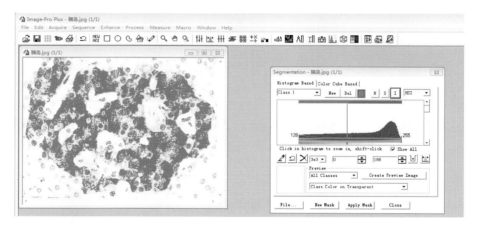

图 36-8　图片背景校正（6）

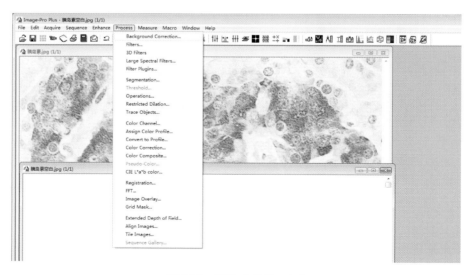

图 36-9　图片背景校正（7）

Background Image 框中选择"背景照片.jpg",在 Destination 对话框中选 New Image,同时勾选 Background Subtraction,在 Black Level 对话框中选 0 值(图 36-11),然后点击 OK(图36-12),然后,点击 Close(图 36-13)。按 Process 菜单,点击 Segmentation(图 36-14),按 HIS 中的 I 键,可以看到待测图片的光强度已经均匀了(图 36-15),按 Close 关闭对话框(图 36-16)。

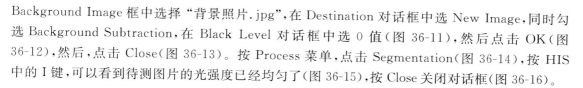

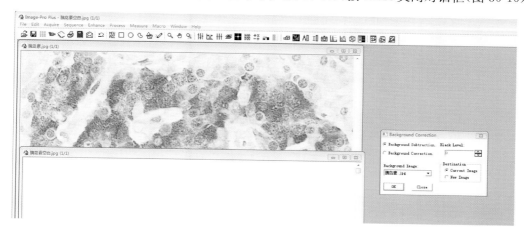

图 36-10 图片背景校正(8)

图 36-11 图片背景校正(9)

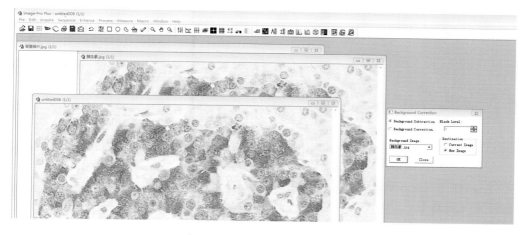

图 36-12 图片背景校正(10)

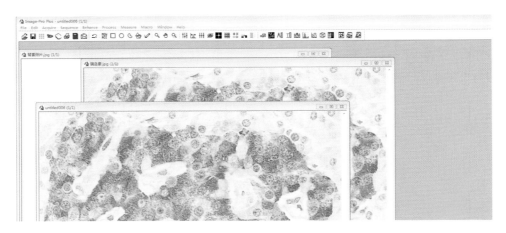

图 36-13　图片背景校正(11)

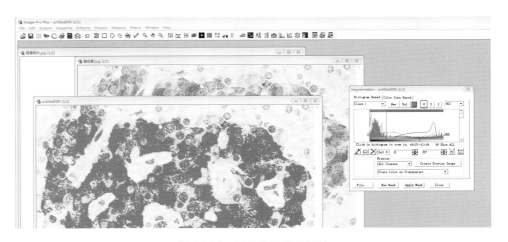

图 36-14　图片背景校正(12)

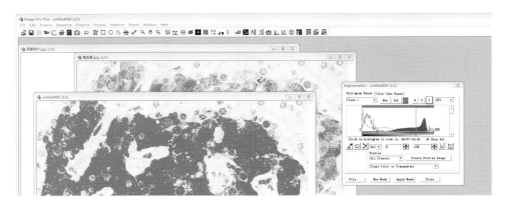

图 36-15　图片背景校正(13)

(2)图片灰度或光密度校正:在组织学切片的制作过程中,不同切片的染色结果可能会有一些差异,这种差异将很大程度上影响光密度测定的结果和统计学分析的结论,因此,图片光密度的校正非常重要。

打开待测照片,按 Measure,单击 Calibration,在其右侧菜单中点击 Intensity,弹出 Intensity Calibration 对话框(图 36-17),点击对话框中的 New 键,建立了一个名为 Intensity Cal 0 的校正像,然后选择 Std. Optical Density,在其上方的窗口中出现一个光密度和灰度值

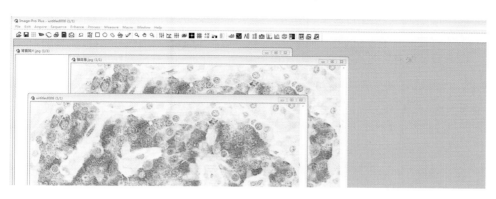

图 36-16　图片背景校正(14)

的曲线,坐标的 Y 轴为光密度,X 轴为灰度。灰度为 0 时,光密度值为 2;灰度为 255 时,光密度值为 0。要校正的目标是:光密度为 0 时,照片空白点的灰度值(图 36-18)。

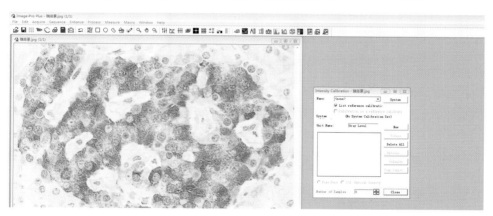

图 36-17　图片灰度校正(1)

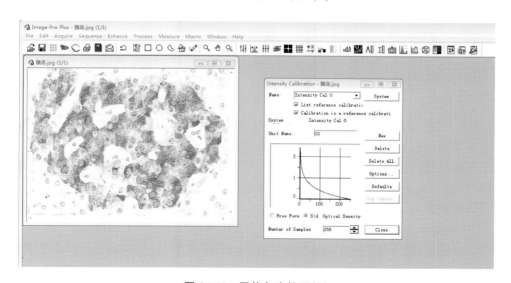

图 36-18　图片灰度校正(2)

　　点击对话框的 Options,弹出 Optical Density Calibration 对话框(图 36-19),点击 Incident Level 框的 Image,弹出 Incident Level 对话框(图 36-20),然后点击图片空白处,从而获得该处的灰度值,点击 OK,关闭此对话框,回到 Optical Density Calibration 对话框,设置 Black Level 值为 0。再次重复上述操作,分别点击照片中央和周边的空白处,获得照片中央与周边的灰度值。若发现照片中央或周边的灰度值相差不多，可以忽略，然后点击 OK，回到 Optical Density Calibration 对话框。对话框的曲线显示了灰度值和光密度的关系，其中的灰度值为空白处的灰度值。将此数字保存，同一批照片的校正值都是一样的，测量结果应用同一灰度值即可。

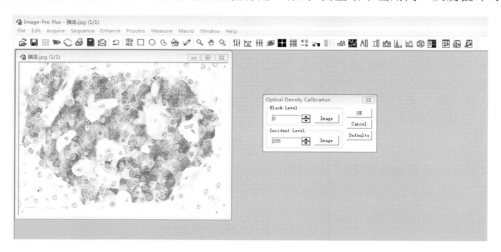

图 36-19　图片灰度校正(3)

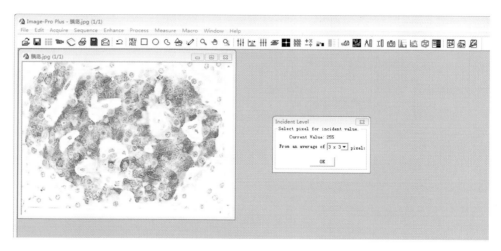

图 36-20　图片灰度校正(4)

（3）标尺校正：通常情况下，软件测试的单位是像素，而不是具体的长度或面积单位，在一些测试中需要标出长度或面积的单位，因此，这时要进行标尺校正。

打开已知长度的标尺图像（图 36-21）（标尺可以是直尺、已知的长度线段，也可以是显微镜下的微标尺，微标尺是刻在载玻片上的一把微小尺子，是专门用于显微镜的长度校准工具）。标尺校正的过程如下：

点击 Measure 菜单中的 Calibration，单击其中的 Spatial Calibration，弹出 Spatial Calibration 对话框（图 36-22），单击对话框中的 New，对话框会自动命名（该命名为标尺校正文件）。点击 Unit 下拉菜单中的长度单位 microns（微米）（该操作的含义是：确认一下，一个像素单位实际对应的长度是多少微米）（图 36-23）。单击 Units/pixel 对话框中的 Image 按钮，弹出 Scaling 对话框（图 36-24），在标定窗口中输入标定值，同时，标尺照片上出现一个"工"字形图案。鼠标点一下"工"字条，光标变为手掌形，将"工"字条拖到标尺上方，鼠标接近"工"字条时，变为"十"字形，拖动"工"字条与标尺线对齐，点击 OK，就定标于当前图片上（图 36-25）。点击 OK 后，关闭 Image 对话框，回到 Spatial Calibration 窗口。点击 Apply 按钮，定标完成。

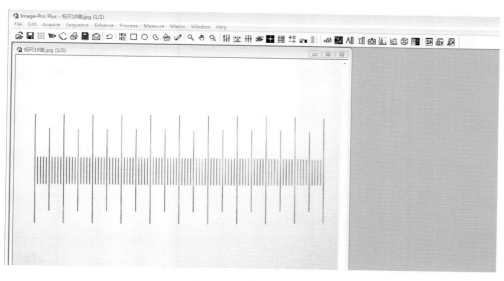

图 36-21　标尺校正(1)

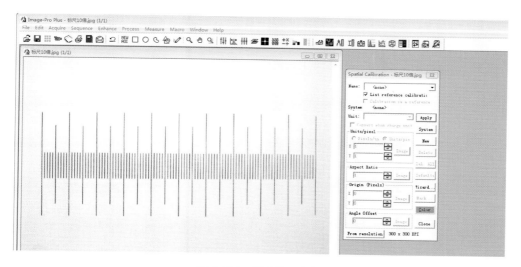

图 36-22　标尺校正(2)

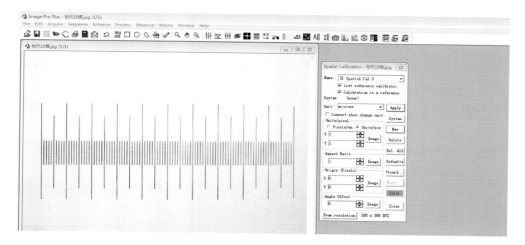

图 36-23　标尺校正(3)

NOTE

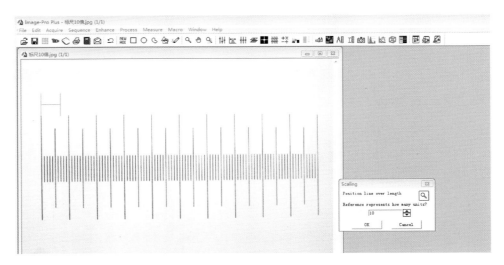

图36-24 标尺校正(4)

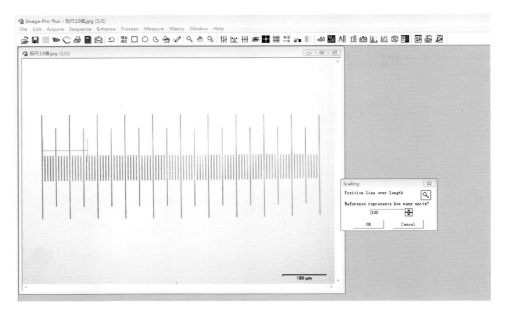

图36-25 标尺校正(5)

在同一台显微镜上拍摄的相同放大倍数的长度单位是相同的。测量这些照片时可以应用该长度定标。测量时,只要应用该定标文件即可。

(4) 确定测试目标:图像分析的过程本质上就是AOI并测试的过程。合适的AOI是根据实验目的而进行的目标确定。

AOI实际是确定被测目标的边界,这一工作是测量最关键的一步。确定图形边界的方法主要看所测图形的形状,如果是规则的形态,可以用圆形、椭圆形或矩形等规则的边界线,但是,大多数图形为不规则形。对于这一类图形边界的确认,有四种方法可用,第一种是鼠标描绘法,即用鼠标手工绘制;第二种是吸管法;第三种是魔棒法,该法同photoshop的处理方法一样;第四种是分色法,即HIS法。下面分别介绍这四种方法的AOI。

① 鼠标描绘法AOI:点击"Irregular(不规则)AOI"按钮(图36-26),出现Trace-Click on对话框(图36-27),将鼠标拖到测试目标旁,单击左键,沿着测试目标边界移动,待画完测试目标边界后,单击右键,结束施画边界(图36-28)。

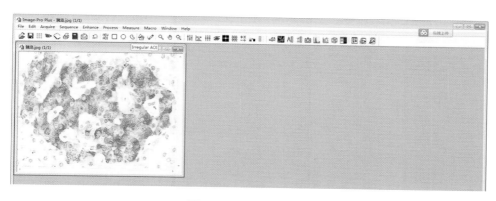

图 36-26　鼠标 AOI(1)

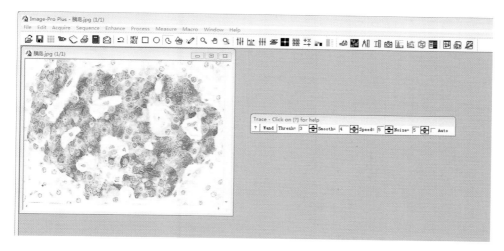

图 36-27　鼠标 AOI(2)

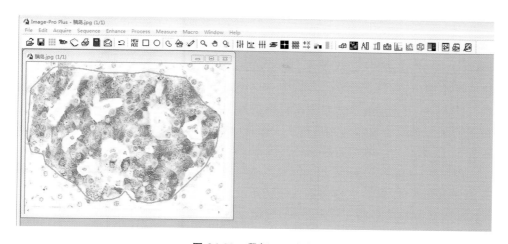

图 36-28　鼠标 AOI(3)

②　吸管法 AOI：单击 Measure 菜单的 Count/Size，弹出 Count/Size 对话框，选择 Manual，单击 Select Colors，选择吸管，单击待测物即可。

③　魔棒法 AOI：单击"Irregular（不规则）AOI"按钮，出现 Trace-Click on 对话框（图 36-27），点击对话框中的 Wand 键，Trace-Click on 对话框变为 Magic Wand-Click on 对话框（图 36-29、图 36-30），当鼠标离开对话框时，出现了魔棒的图标，用魔棒点击图片中所要测试的内容，如：免疫组化的阳性物、细胞核、组织化学的阳性物、免疫荧光的阳性荧光区域，则图片

均可出现相应的红色标记，这些红色的标记为标记色，也是要测试的目标内容。

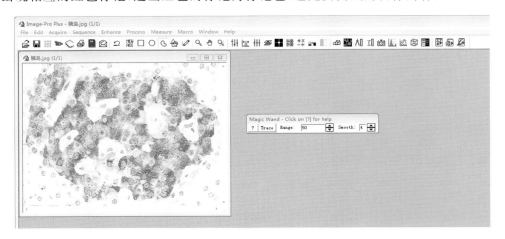

图 36-29　魔棒法 AOI(1)

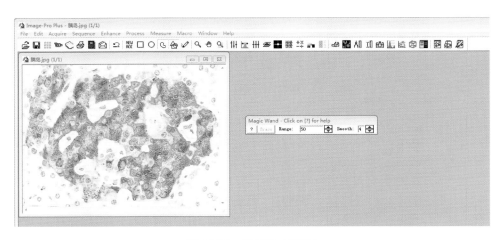

图 36-30　魔棒法 AOI(2)

④ 分色法 AOI：单击 Process 菜单，按 Segmentation 键，弹出 Segmentation 对话框，可见对话框中有一个窗口，窗口中是一个不同色调的曲线和两侧可以拖动的线段。在右侧的下拉菜单中找到 HIS，按下 H 键，根据要测试目标的颜色，拖动两侧的线段到适当的位置（可见要测试的位置均刚好被红色覆盖）；然后按下 I 键，再拖动窗口中的两侧线段，直到合适位置为止（参见图片背景校正）。在 Preview 对话框中，选择 Current Class 和 Class Color on Transparent，点击 Create Preview Image 获得预览图片。经过设置的图片参数可以保存下来，以利于其他同批图片的测试，这样能够使测试条件同一化，有利于今后的测试。保存的方法如下：按 Segmentation 对话框的左下 File 键，弹出 Load & Save File 对话框，按 Save File 键，将此图片参数保存。

5. 测试与结果导出

（1）测试：点击 Measure 菜单的 Count/Size，获得 Count/Size 对话框，点击该对话框的 Measure，获得 Select Measurements 对话框，在对话框左侧的 Measurements 栏中选择所需要的检测项目，如选择 Area，单击后在右侧的框中出现 Area，然后点击右下的 OK 键，则对话框消失，即测试项目设置完成。在 Count/Size 对话框中点击 Count 进行测试。测试结果和统计结果可在该对话框中的 View 中看到。点击 View 中的 Measurement Data 和 Statistics，则可见检测结果和统计结果。

NOTE

（2）测试结果的查看与导出：①测试结果查看：点击 Count/Size 对话框的 View 菜单，点击 Measurement Data，弹出测试结果数据框；点击 View 菜单的 Statistics，弹出测试结果统计数据框。②测试结果导出：点击 Count/Size 的 File 菜单中的 Export Data，生成一个 Excel，该表格位于计算机屏幕的工作栏，将该表格保存即可。

小结

Image-Pro Plus 6.0 软件是专门的图像分析软件，其功能强大，用途广泛。使用时，首先加载欲测试图片，然后进行测试。测试时首先进行图片背景校正、灰度或光密度校正和标尺校正，然后选择感兴趣的区域（即 AOI）。待 AOI 后，选择合适的测试参数进行测试。将获取的测试结果转存于 EXCEL 或 SPSS 中，并进行统计学分析。

1.图片背景校正的过程 Measure → Count/Size → Select Colors → Histogram Based → RGB 或 HIS 的下拉菜单，选取 HSI，按 H 的按钮 → 将 HIS 曲线框的最右边线段向左侧拖动到 HIS 曲线框右下边红色条带的边缘 → 再点击 I 按钮，将 HIS 曲线框的最右边线段向左侧滑动至下边红色条带的边缘 → 按照上述方法确定背景照片和待测照片具有相同的不均匀的光强度 → 激活待测照片，并将空白照片留在待测照片的下方→Process 键 → Background Correction → 在 Background Image 框中选择"背景照片.jpg" → 在 Destination 对话框中选 New Image → 勾选 Background Subtraction → 在 Black Level 对话框中选 0 值 → OK → Close → Process → Segmentation → 按 HIS 中的 I 键 → Close。

2.灰度或光密度校正过程 Measure → Calibration → Intensity → New 键 → Std. Optical Density → Options → 点击 Incident Level 框的 Image → 然后点击图片空白处 → OK → 设置 Black Level 值为 0 → 再次重复上述操作，分别点击照片中央和周边的空白处，获得照片中央与周边的灰度值。若发现照片中央或周边的灰度值相差不多，可以忽略 → OK → 将此灰度值保存，同一批照片的校正值都是一样的，测量结果应用同一灰度值即可。

3.标尺校正过程 打开已知长度的标尺图像 → Measure → Calibration → Spatial Calibration → New → 点击 Unit 下拉菜单中的长度单位 microns（微米）→ Image → 在标定窗口中输入标定值，同时，标尺照片上出现一个"工"字形图案 → 鼠标点一下"工"字条，光标变为手掌形 → 将"工"字条拖到标尺上方，鼠标接近"工"字条时，变为"十"字形 → 拖动"工"字条与标尺线对齐 → OK → Apply 按钮，定标完成。

4.AOI 过程 AOI 过程有四种方法，它们分别是鼠标描绘法、吸管法、魔棒法和分色法。具体操作过程如下：

（1）鼠标描绘法：点击"Irregular（不规则）AOI"按钮 → Trace-Click on 对话框 → 将鼠标拖到测试目标旁，单击左键，沿着测试目标边界移动，待画完测试目标边界后 → 单击右键，结束施画边界。

（2）吸管法 AOI：单击 Measure → Count/Size → 选择 Manual → 单击 Select Colors → 选择吸管 → 单击待测物即可。

（3）魔棒法 AOI：单击"Irregular（不规则）AOI"按钮 → Trace-Click on 对话框 → 点击对话框中的 Wand 键 → 用魔棒点击图片中所要测试的内容，即要测试的目标内容。

（4）分色法 AOI：单击 Process 菜单→ 按 Segmentation 键 → 在右侧的下拉菜单中找到 HIS，按下 H 键 → 根据要测试目标的颜色，拖动两侧的线段到适当的位置（可见要测试的位置均刚好被红色覆盖）→ 点击 I 键 → 再拖动窗口中的两侧线段，直到合适位置为止 → Preview 对话框 → 选择 Current Class 和 Class Color on Transparent → 点击 Create Preview Image 获得预览图片。经过设置的图片参数可以保存下来，以利于其他同批图片的测试，这样

NOTE

能够使测试条件同一化，有利于今后的测试。保存的方法如下：按 Segmentation 对话框的左下 File 键，弹出 Load & Save File 对话框，按 Save File 键，将此图片参数保存。

5.测试　点击 Measure → Count/Size → Measure → 获得 Select Measurements 对话框→选择 Measurements 栏中所需要的检测项目 → OK 键 → 点击 Count 进行测试。测试结果和统计结果可在该对话框中的 View 中看到。点击 View 中的 Measurement Data 和 Statistics，则可见检测结果和统计结果。

6.查看测试结果　点击 Count/Size 对话框的 View 菜单 → Measurement Data，弹出测试结果数据框；点击 View 菜单的 Statistics，弹出测试结果统计数据框。

7.导出测试结果　点击 Count/Size 的 File 菜单中的 Export Data，生成一个 Excel，该表格位于计算机屏幕的工作栏，将该表格保存即可。

能力测试

能力测试

1.应用 Image-Pro Plus 6.0 软件测试不同器官的小动脉、小静脉和毛细血管的直径。

2.应用 Image-Pro Plus 6.0 软件测试免疫组织化学切片中的抗原表达量。

3.应用 Image-Pro Plus 6.0 软件测试胰岛中 B 细胞的核质比与胰岛素分泌之间的关系。

推荐阅读文献

王兵,周越.不同图像分析软件定量计算肌纤维类型数量及面积[J].北京体育大学学报，2012,35(5):46-49.

（郝利铭）

· 第三篇 ·

综合性实验

第三十七章　四氯化碳致大鼠肝脏组织结构变化

【实验目的】

通过制备大鼠四氯化碳慢性肝脏损伤模型并制作 HE 和 Masson 染色切片,观察大鼠受损肝脏组织结构的变化,进一步加深对正常和病变肝脏组织结构的掌握。

【实验原理】

四氯化碳属于肝毒物质。由于肝内血液循环的特点,在长期摄入四氯化碳后,肝小叶不同部位的肝细胞发生不同程度的变性、坏死,肝内的贮脂细胞和门管区内的成纤维细胞均产生大量的胶原,使肝脏发生纤维化,随着染毒时间的延长,肝内形成大量的假小叶。

【仪器与试剂】

1. 实验动物　清洁级 Wistar 或 SD 健康成年雄性大鼠(体重 200～250 g)。

2. 实验仪器　灌胃针、注射器、镊子、手术剪、手术刀、切片机、染色缸、载玻片、盖玻片、光学显微镜。

3. 实验试剂　四氯化碳、橄榄油、10%福尔马林溶液、酒精、石蜡、苏木精、伊红、Masson 试剂盒、二甲苯、中性树胶。

【实验步骤】

1. 动物分组　分 3 组,空白对照组、阴性对照组、四氯化碳染毒慢性肝脏损伤模型组(简称:模型组),各 10 只。适应性饲养 2 天后开始实验。

2. 动物模型制备　模型组大鼠每周 3 次按照 2 mL/kg 剂量腹腔注射四氯化碳与橄榄油的混合溶液(四氯化碳:橄榄油=1:4)。阴性对照组每周 3 次按照 2 mL/kg 剂量腹腔注射橄榄油。空白对照组不做处理。连续 6 周。

3. 组织学切片制备　最后一次处理 48 h 后,脊髓拉断法处死,快速取出肝脏,切成(0.5×1×1) cm³的组织块置于 10%福尔马林溶液固定 3 天。常规脱水,透明,石蜡包埋;石蜡切片机切片,切片厚 5 μm;HE 染色和 Masson 染色(按照试剂盒操作过程进行染色);光学显微镜下观察。

【实验结果与分析】

1. 空白对照组和阴性对照组肝组织结构观察　两组结构无差别。肝小叶结构清晰,肝细胞索排列整齐,肝细胞无变性、坏死,肝血窦无扩张淤血,门管区无炎症细胞浸润(图 37-1)。

2. 模型组肝组织结构观察　肝小叶界限模糊,有的被破坏甚至改建为假小叶。肝细胞索排列紊乱,肝细胞发生脂肪变性、坏死,门管区及中央静脉周围有纤维结缔组织增生并伴有炎症细胞浸润(图 37-2)。

3. 结果分析　通过上述肝纤维化动物模型的制备并利用 HE 染色和 Masson 染色方法,

动物实验设立对照组的方法和意义

NOTE

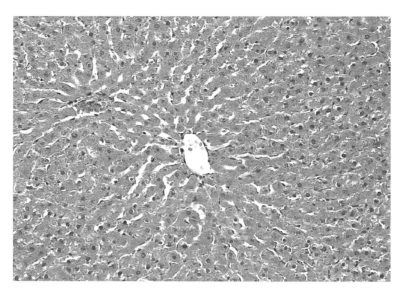

图 37-1　对照组肝组织（HE 染色，高倍镜）

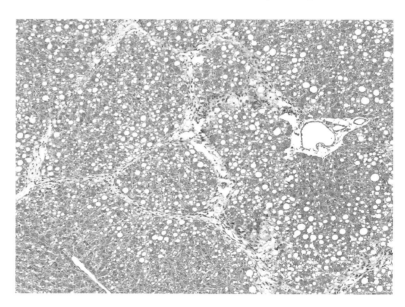

图 37-2　模型组肝组织（Masson 染色，高倍镜）

很好地显示了四氯化碳致肝纤维化甚至肝硬化的形态学变化过程，适合于临床对肝纤维化、肝硬化的研究。

【实验总结】

四氯化碳慢性肝损伤模型建立及肝组织结构观察是本章学习重点。采用四氯化碳腹腔注射方法，造模期 6 周；脊髓拉断法处死；10％福尔马林溶液固定肝脏；石蜡切片，HE 染色和 Masson 染色；光学显微镜下观察。结果显示受损肝脏发生纤维化甚至硬化。

案例分析 37-1

案例 37-1

有一张四氯化碳慢性损伤的肝脏 HE 染色切片，切片所呈现的内容是：肝小叶结构不清晰，某些部位有损坏，肝细胞排列紊乱，细胞发生脂肪变性、坏死等病理变化。

NOTE

提问:1.根据上述描述,总结正常与受损的肝小叶及肝细胞组织结构对比分析方法。

2.在此案例的损伤早期,肝细胞变性是从肝小叶周边开始还是从中央开始?

能力测试

1.通过本次课所学知识,阐述四氯化碳慢性肝损伤模型的具体造模方法。

2.通过本次课所学知识,比较正常肝脏和病变肝脏组织学结构的区别。

3.通过本次课所学知识,分析:在慢性肝病早期,肝细胞的变性首先发生于肝小叶内的哪个部位? 其变化趋势是怎样的?

能力测试

推荐阅读文献

[1] 周莉,齐亚灵.组织学与胚胎学实验[M].武汉:华中科技大学出版社,2013.

[2] 邹仲之,李继承.组织学与胚胎学[M].8 版.北京:人民卫生出版社,2013.

[3] 施新猷.现代医学实验动物学[M].北京:人民军医出版社,2000.

[4] 刘超群,陈静,黄雪松,等.大蒜多糖对慢性酒精中毒小鼠肝损伤的保护作用[J].吉林大学学报(医学版),2012,38(1):23-27.

[5] 孙侠,黄小琼,钟海潮,等.四氯化碳、酒精与四氯化碳联合、胆管结扎致 SD 大鼠肝纤维化病理学比较[J].中国比较医学杂志,2012,22(3):36-39.

（田洪艳）

第三十八章　长期严重缺碘使大鼠甲状腺组织结构变化

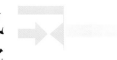

【实验目的】

1. 通过长期严重缺碘大鼠模型，分析碘对大鼠甲状腺结构和功能的影响。
2. 掌握甲状腺素合成的途径和调控机制。
3. 理解细胞结构和功能与细胞环境之间的关系。

【实验原理】

甲状腺素是由甲状腺滤泡上皮合成与分泌的。滤泡上皮细胞先从间质中摄取由血管运输而来的氨基酸，在粗面内质网合成甲状腺素球蛋白的前体，继而在高尔基复合体加糖并浓缩形成分泌颗粒，再以胞吐方式排放到滤泡腔中储存。滤泡上皮细胞同时摄取碘离子，经过氧化物酶作用而活化，再释放入滤泡腔与甲状腺球蛋白前体结合形成甲状腺球蛋白。当机体需要合成甲状腺素时，滤泡上皮细胞从滤泡腔吸收碘化甲状腺球蛋白形成胶质小泡，并与溶酶体融合。甲状腺球蛋白被水解形成 T3 和 T4（即甲状腺素）。

由于滤泡上皮细胞只能重吸收碘化的甲状腺球蛋白，当机体处于缺碘状态时，滤泡上皮细胞不能实现对甲状腺球蛋白的重吸收，从而造成甲状腺合成甲状腺激素的数量下降；而机体内甲状腺激素水平降低，会促使下丘脑释放促甲状腺激素释放激素，刺激脑垂体释放较多的促甲状腺激素作用于甲状腺，结果甲状腺滤泡增生、功能活跃以吸收更多碘，维持机体的需要。

长期的碘缺乏导致甲状腺发生代偿性增生肿大。

【仪器与试剂】

（1）实验仪器：控温加热装置、恒温水浴箱、布氏漏斗、手术器械、染色缸、光学显微镜。
（2）实验试剂：福尔马林、乙醚、梯度乙醇、二甲苯，梯度碘液。

梯度碘液：配置碘酸钾溶液，浓度分别为 0 μg/L，50 μg/L，100 μg/L，150 μg/L，200 μg/L，250 μg/L，300 μg/L，形成梯度碘液。

【实验步骤】

1. 实验动物与分组　选用体重在 80～100 g 健康 Wistar 大鼠或 SD 大鼠，随机分为缺碘组和适碘组，雌雄各半。均饲以无碘盐饲料，缺碘组饮用去离子水（含碘化钾 0 μg/L）；适碘组饮用含碘化钾水（配以梯度碘液：50 μg/L，100 μg/L，150 μg/L，200 μg/L，250 μg/L，300 μg/L）。

2. 实验动物饲养　实验动物雌雄分别饲养，每笼 5～6 只。每千克缺碘饲料含黄豆 40%、玉米 30%、小麦 30%、甲硫氨酸 3 g、赖氨酸 1 g，含无机盐合剂、水溶性维生素、脂溶性维生素等成分。

3. 实验方法

（1）甲状腺绝对和相对重量：饲养三个月后，取缺碘组和适碘组大鼠各 10 只，取甲状腺。分别称量大鼠体重和甲状腺重量，计算其脏体比。

NOTE

（2）甲状腺组织形态学观察：称重后，将甲状腺用 10% 中性甲醛固定，常规石蜡包埋，切片，切片厚 5 μm。HE 染色，光学显微镜下观察并显微摄影。

（3）图像分析和统计学分析：将显微摄影的照片用 Image-Pro Plus 6.0 进行图像分析，分别测试滤泡的直径、胶状物的直径、细胞的高度和胶状物的灰度。

将所有测试结果用 EXCEL 或 SPSS 软件进行 t 检验、方差分析及相关性分析等。

【实验结果与分析】

（1）甲状腺绝对和相对重量：缺碘组甲状腺绝对和相对重量明显高于适碘组。

（2）尿碘测定：喂养三个月后，缺碘组大鼠的尿碘水平明显低于适碘组。

（3）甲状腺组织形态学变化：

①肉眼观：缺碘组与适碘组相比，甲状腺明显充血肿大，质软，呈暗红色。

②光镜观察：缺碘组与适碘组相比，滤泡增生，体积变小，滤泡腔变小，腔内胶质显著减少或缺如；滤泡上皮细胞增生肥大，呈高柱状或立方状，排列不规则，间质明显增生，血管增多并扩张。

甲状腺生成
及其调控

能力测试

1. 试述甲状腺素在甲状腺的合成过程。

2. 试述甲状腺分泌甲状腺素的调控机制。

能力测试

小结

由于滤泡上皮细胞只能重吸收碘化的甲状腺球蛋白，当机体处于缺碘状态时，滤泡上皮细胞不能实现对甲状腺球蛋白的重吸收，造成甲状腺合成甲状腺激素的数量下降；而机体内甲状腺激素水平降低，会促使下丘脑释放促甲状腺激素释放激素，刺激脑垂体释放较多的促甲状腺激素作用于甲状腺，促进甲状腺滤泡增生、功能活跃以吸收更多碘，维持机体的需要。显微镜下观察缺碘组大鼠甲状腺滤泡增生，体积变小，滤泡腔变小，腔内胶质显著减少或缺如；滤泡上皮细胞增生肥大，呈高柱状或立方状，排列不规则，间质明显增生，血管增多并扩张。长期的碘缺乏导致甲状腺发生代偿性增生、肿大。

参考文献

［1］ 周莉，齐亚灵.组织学与胚胎学实验［M］.武汉：华中科技大学出版社，2013.

［2］ 邹仲之，李继承.组织学与胚胎学［M］.8 版.北京：人民卫生出版社，2013.

［3］ 方喜业.医学实验动物学［M］.北京：人民卫生出版社，1995.

（孟晓婷）

第三十九章　大鼠胰腺胚胎发育中A细胞、B细胞和D细胞的组织结构变化

【实验目的】

1.采用免疫组织化学方法,分别显示胰岛A细胞、胰岛B细胞和胰岛D细胞在胰岛中的表达部位和形态结构,掌握三种细胞在胰发育过程中的分布特征和形态结构。

2.掌握免疫组织化学的染色技术。

3.熟悉大鼠受孕的方法。

4.了解大鼠胰发育的时间。

【实验原理】

（1）利用胰岛内A细胞特异性分泌胰高血糖素,B细胞特异性分泌胰岛素,以及D细胞特异性分泌生长抑素的性质,通过免疫组织化学特异性显示胰岛A细胞、B细胞和D细胞在胰岛中的分布和结构特点。

（2）利用Image-Pro Plus 6.0软件测试胰岛内分泌的细胞激素的含量。

【仪器与试剂】

1.实验器械和仪器　外科手术器械、烧杯、量筒、注射器、电子天平、石蜡切片机、摊片机、烤片机、光学显微镜、微波炉、温箱、CCD相机或数码相机。

2.实验药品及试剂　PBS缓冲液（8 g NaCl、0.2 g KCl、1.42 g Na_2HPO_4、0.27 g KH_2PO_4,溶于1000 mL蒸馏水）;柠檬酸盐缓冲液（柠檬酸三钠3 g,柠檬酸0.4 g,溶于1000 mL蒸馏水）;H_2O_2(3%);乙醚。

抗体:抗胰高血糖素单克隆抗体,抗胰岛素单克隆抗体,抗生长抑素单克隆抗体。

【实验步骤】

1.取材、固定包埋与切片　选取Wistar孕鼠,根据阴道栓检测结果,确定受精时间,分别取孕12.5天、15.5天和18.5天的孕鼠。取胎鼠胰腺,常规石蜡切片标本制作,切片厚度为5 μm。

2.免疫组织化学染色

（1）常规切片脱蜡及水化:切片浸于二甲苯Ⅰ、Ⅱ中各5 min;取出切片行梯度乙醇水化各3 min;取出切片置于蒸馏水中。

（2）抗原修复:将切片在柠檬酸盐缓冲液中进行抗原修复,置微波炉内加热,使温度保持在92～98 ℃之间并持续20 min。从微波炉内取出切片,室温冷却,PBS洗3次,每次5 min。

（3）封闭内源性过氧化物酶:在组织上滴加3% H_2O_2,室温孵育15 min。蒸馏水冲洗,PBS浸泡3次,每次5 min。

（4）一抗孵育:滴加一抗,分别为抗胰高血糖素单克隆抗体检测A细胞表达,抗胰岛素单

大鼠受孕检测方法

大鼠性周期阴道涂片分泌物变化

阴道栓检测方法

克隆抗体检测 B 细胞表达,抗生长抑素单克隆抗体检测 D 细胞表达,4 ℃过夜。PBS 冲洗 3 次,每次 5 min。

(5) 二抗孵育:滴加二抗,37 ℃孵育 30 min,PBS 冲洗 3 次,每次 5 min。

(6) 滴加显色剂 DAB 显色。

(7) 苏木素复染核。

(8) 常规脱水、透明:依次放入 70%～100%乙醇中脱水,每级 3 min;二甲苯Ⅰ、Ⅱ各 5 min。

(9) 中性树胶封片。

【实验结果与分析】

胰岛内不同内分泌细胞的颗粒呈棕褐色。

小结

胰岛的细胞组成包括 A 细胞、B 细胞、D 细胞和 PP 细胞。A 细胞分泌胰高血糖素,B 细胞分泌胰岛素,D 细胞分泌生长抑素。本实验利用胰岛内 A 细胞特异性分泌胰高血糖素,B 细胞特异性分泌胰岛素,以及 D 细胞特异性分泌生长抑素的性质,通过免疫组织化学特异性显示 A 细胞、B 细胞和 D 细胞在胰岛中的分布和结构特点;再应用 Image-Pro Plus 6.0 软件测试胰岛内分泌细胞激素的含量,可以比较清楚地判断 A 细胞、B 细胞和 D 细胞在胰岛发育过程中的表达。

能力测试

为研究大脑发育过程中各类神经元在不同发育阶段的迁移规律,要进行不同时间节段的胎鼠大脑取材。如何进行较为准确的胎龄计算?

能力测试

参考文献

[1] 周莉,齐亚灵.组织学与胚胎学实验[M].武汉:华中科技大学出版社,2013.

[2] 邹仲之,李继承.组织学与胚胎学[M].8 版.北京:人民卫生出版社,2013.

[3] 方喜业.医学实验动物学[M].北京:人民卫生出版社,1995.

(董智勇)